张仲景理法方药临床应用

王振亮　著

中国中医药出版社
·北　京·

图书在版编目(CIP)数据

张仲景理法方药临床应用 / 王振亮著.—北京:
中国中医药出版社, 2018.4 (2018.9重印)
ISBN 978-7-5132-4693-4

Ⅰ.①张… Ⅱ.①王… Ⅲ.①伤寒杂病论—方剂—临
床应用 Ⅳ.①R222.16

中国版本图书馆 CIP 数据核字(2017)第 310253 号

中国中医药出版社出版
北京市朝阳区北三环东路 28 号易亨大厦 16 层
邮政编码 100013
传真 010-64405750
廊坊市三友印务装订有限公司印刷
各地新华书店经销

开本 880×1230 1/32 印张 10.5 字数 253 千字
2018 年 4 月第 1 版 2018 年 9 月第 2 次印刷
书号 ISBN 978-7-5132-4693-4

定价 45.00 元
网址 www.cptcm.com

社 长 热 线 010-64405720
购 书 热 线 010-89535836
维 权 打 假 010-64405753

微信服务号 zgzyycbs
微商城网址 https://kdt.im/LIdUGr
官 方 微 博 http://e.weibo.com/cptcm
天猫旗舰店网址 https://zgzyycbs.tmall.com

如有印装质量问题请与本社出版部联系(010-64405510)
版权专有 侵权必究

内容提要

《伤寒杂病论》为东汉末年著名医学家张仲景所撰，历史的长河将其割裂成《伤寒论》和《金匮要略》二书，并被奉为中医学的经典著作，唐宋以降，一直为学习中医必读之书。但因其成书年代久远，其言精而奥，其法简而详，对初学者来讲，甚难得其要领而入其门。中医临床实践证明，掌握仲景学术“活”的灵魂，在其理法指导下灵活机变，熟其理、明其法、晰其方、用其药，药配其方，方随其法，法遵其理，“随手拈来，便是一方”，这是提高临床疗效的根本保证。本着这一宗旨，笔者根据自己三十余年的临床和教学体会，并撷历代先贤名家在仲景学术理法方药运用方面的成就，著成《张仲景理法方药临床应用》一书。

全书分为四章。第一章“理”，阐述了张仲景治疗实践的理论。第二章“法”，分为六经辨证原则和脏腑辨证原则，主要总结分析仲景六经病辨治和脏腑病相关辨治的方法。第三章“方”，以解表、清热、和解、通下、利水祛湿、温里、逐水、补益、祛痰、理血、固涩、涌吐、外治等法为纲，各方证治法为目，分门别类对仲景的组方思路进行仔细的剖析。第四章“药”，总结分析了仲景用药的习惯和规律。

本书是以《伤寒论》和《金匮要略》原著为基础,揭示张仲景论述医理的思维方式,确立治法的逻辑过程,组织方剂的灵活思路,临床遣药的独到经验,可以作为中医院校学生和中医临床工作者的重要参考。

前 言

茫茫夜空星汉灿烂，一如浩瀚历史长河中的圣哲先贤，在构成时代轨迹的同时，也将自己镶嵌进了历史的标本之中。作为中医学理论指导实践的拓荒者，张仲景无疑是其中一颗耀眼的星辰。他系统总结继承了汉代以前的医学成就，结合自己的临床实践，著成了我国第一部融理、法、方、药、煎、服、护、养于一体的辨证论治的专著——《伤寒杂病论》。该书的诞生既是对公元2世纪以前中国医药学理论与经验的总结，又是对中医学术理论的再创造。他使中医学完成了从纯粹思辨理论向理论指导实践的蜕变，确立的收集症状、分析病情、归纳证候、拟定治法、遣药组方不但为治疗外感热病提出了纲领性的法则，也为中医临床各科找出了诊疗疾病的规律，成为指导后世医家临床实践的圭臬，开启了中医学绚丽的篇章，并以其严谨性、灵活性、实用性成为世界医学领域的重要组成部分。

作为一部医学巨著，《伤寒杂病论》在唐代以前一直以传抄形式流传于世，宋代成立校正医书局后才专门刊行了《伤寒论》和《金匮要略》，从此《伤寒杂病论》一分为二，并确立了其在中医学中的经典地位。

以下是历代医学对张仲景及其著作的评价。

晋代陶弘景："惟张仲景一部，最为众方之祖。"

唐代孙思邈："伤寒热病，自古有之，名医俊哲，多所防御，至于仲景，特有神功。"

宋代许叔微："不读仲景书，犹为儒不知有孔子六经也。"

金代成无己："自古诸方历岁漫远，难以考辨，惟仲景之方，众方之祖，医帙中特为枢要，乃大圣之作也。"

金代李东垣："仲景药为万世法，号群方之祖，治杂病若神。后世医者，宗《内经》法，学仲景心，可以为师矣。"

明代徐熔："《金匮玉函要略》《伤寒论》皆仲景祖神农、法伊尹、体箕子而作也。唐宋以来，如孙思邈、葛稚川、朱奉议、王朝奉辈，其余名医虽多，皆不出仲景书。又《汤液本草》，于孙、葛、朱、王外，添王叔和、范汪、胡洽、钱仲阳、成无己、陈无择云，其议论方定，增减变易，千状万态，无有一毫不出于仲景者。洁古张元素、其子张璧、东垣李明之，皆祖张仲景汤液。"

清代费伯雄："仲景立方之祖，医中之圣，《伤寒》《金匮》诸书，开启屯蒙，学者当奉为金科玉律。”

日本医家喜多村直宽：“医之有《伤寒论》，犹如儒家之‘语孟’。”

……

新中国成立之后，随着中医药高等院校的建立，《伤寒论》和《金匮要略》成为在校医学生必读的课本。

综上所述，张仲景以降的近两千年历程，祖国医学基本是沿着《伤寒杂病论》的理论体系发展的。毫不夸张地说，没有《伤寒杂病论》，就没有现在的中医学。

目前，中医界对回归经典倍加重视，中医人对仲景学术临床应用的青睐，中医药高等院校对经典教学尤其是《伤寒论》和《金匮要略》的看重，学生更愿意接受地道的中医本体临床著作的研习，进一步凸显了仲景著作的权威和重要。能明晰经典本旨，掌握精神奥秘，就找到了打开中医学宝库的钥匙。遗憾的是，《伤寒论》和《金匮要略》因年代久远，词蹇语拗，言简义幽，流传讹误，字错句脱，令研习者很难得其精要，更多的是望而却步。鉴于此，笔者根据37年的学习、临床和教学体会，并撷历代先贤名家在仲景学术理法方药方面的成就，撰成《张仲景理法方药临床应用》一书。全书分为四章，第一章“理”，它是张仲景治疗实践的理论概括，也是中医临床必须遵循的指导性原则。第二章“法”，主要揭示张仲景治病的大法，以解表、清热、和解、通下、利水祛湿、温里、逐水、补益、祛痰、理血、固涩、涌吐、外治等法为纲，各方证治法为目，分门别类对治法方药进行仔细剖析。第三章“方”，从类方的角度，系统梳理了仲景方剂配伍的思维方法。第四章“药”，从药症对应、药机对应、性味配伍、相反相成等方面揭示仲景用药的规律。

由于水平所限，本书舛误漏万之处，还望读者批评指正，以便共同为弘扬仲景学术做出应有的贡献。同时，我要感谢中国中医药出版社，尤其要衷心感谢单宝枝老师的鼎力帮助，才保证了拙作的顺利出版。感谢中医学的先贤和当代同道，他们为我提供了撰写的素材。感谢所有帮助我的人！

王振亮

2017 年 12 月 28 日

目　录

第一章　理

第二章　法

第三章 方

第四章 药

第一章 理

“理”是指导实践的前提和基础。张仲景的《伤寒杂病论》将东汉以前单纯思辨式的理论和经验式的用药有机结合，形成了理法方药一线贯穿的、系统化的辨证论治体系。从此，中医学的“理”，走向了能够指导临床实践的康庄大道。中医学以辨证论治的思想为武器，从此迈入了世界医学的殿堂。

第一节 治病原则——随证治之

“随证治之”出自《伤寒论》第16条：“太阳病三日，已发汗，若吐、若下、若温针，仍不解者，此为坏病，桂枝不中与之也。观其脉证，知犯何逆，随证治之。”原意为太阳病误治失治，疾病发生了质的改变，治疗已非桂枝汤所宜，当斟酌病情，根据具体表现，辨清病机，针对病机进行施治。尽管仲景此处的“随证治之”是在为“坏病”立治则，但该准则适用于所有疾病的治疗。因为中医临证辨疾，无不是以四诊合参，收集患者症状为治疗的前提，在全面分析患者临床表现之后，判断病因病机，确立治法方药的。从这个意义上说，“随证治之”乃中医临床治病之大法。

“随证治之”是仲景学术的重要闪光点。如同为饮证，仲景将其分为四类——痰饮、悬饮、溢饮、支饮。若其人素体盛壮，最近却见消瘦，腹中肠鸣，为痰饮停于脾胃；咳嗽时牵引胸胁疼痛，为悬饮留于胸胁；汗不出，四肢疼痛沉重，为溢饮归于四肢；咳喘不能平卧，短气，身体肿胀，为支饮着于心肺。症状不同，病名也就各异。由于饮证易于流动，变化多端，同一种饮证也会有多种临床表现。比如支饮，有用泽泻汤治“心下有支饮，其人苦冒眩”者，有用葶苈大枣泻肺汤治“支饮不得息”者，有用厚朴大黄汤治“支饮胸满”者。之所以如此，乃“证”不同之故，从“随证治之”原则来看，当然治法也就具有差异性。这充分体现了中医学具体问题具体分析、具体解决的活的灵魂，赋予了中医学强大的生命力。

第二节　治病目的——阴阳自和

《伤寒论》第 58 条曰：“凡病，若发汗，若吐，若下，若亡血，亡津液，阴阳自和者，必自愈。”指出了一切疾病，凡见阴阳自和，是疾病向愈的特征。而阴阳自和，是通过调节机体的阴阳来调整脏腑、气血和经络的功能，使机体达到协调平和的状态。

阴阳自和的标志应是脉静，身凉，神清，思维、纳食及二便正常。这是正复邪退，气血和调，脾胃功能正常的表现。《伤寒论·辨脉法》云：“问曰：病有不战、不汗出而解者，何也？答曰：其脉自微，此以曾经发汗、若吐、若下、若亡血，以内无津液，此阴阳自和，必自愈，故不战、不汗出而解也。”由于人体体质不同，故机体祛邪病解的方式也不一样。《伤寒论》第 4 条中有“伤寒一日，太阳受之，脉若静者为不传”，是太阳病初期，机体通过调节机体阴阳而截断疾病的发展。第59条“大下之后，复发汗，小便不利者，亡津液故也。勿治之，得小便利，必自愈”，则是阴阳自和而愈的具体例证。太阳病本应先用发汗，现大下后，复发其汗，显然是汗下失序，损伤津液，以致小便不利。此时切勿妄投通利之剂，以重伤津液，更虚其虚，故告人“勿治之”，必待机体自我调节的能力，促使机体阴阳之气在新的条件下，趋于新的平衡统一，如是“阴平阳秘”而病可愈。

所谓“自和”，是指机体有自卫与调节功能而言。其在生理情况下表现为对外界环境的适应和保持体内环境的和谐与稳定，在病理状态下表现为抗病能力或自愈的趋向。机体通过调节自身的自和功能，采用多种途径祛除人体的致病因素，从而修复损伤，使病痊愈。仲景所言的“阴阳自和者，必自愈”，充分体现了机体在疾病的动态变化中恢复动态平衡的功能对疾病痊愈的重要性。因此，平调阴阳就必然成为中医治病的总原则，而平调阴阳又是以调动机体自我调节能力为基础的。所以张仲景治疗思想中始终贯彻以人为本，扶阳气，存阴液，保胃气等基本精神也就不足为怪了。

张仲景在《伤寒论》中从两方面论述了如何才能做到“阴阳自和”。其一是通过机体的自我调节功能达到阴阳之间的相对平衡。如第49条“脉浮数者，法当汗出而愈，若下之，身重，心悸者，不可发汗，当自汗出乃解。所以然者，尺中脉微，此里虚，须表里实，津液自和，便自汗出愈”，该用汗法而反用下法，虽然机体有一定的损害，但尚能调节，故自汗而愈；第59条汗下失序损伤津液而致小便不利，仲景指出“勿治之，得小便利，必自愈”和第71条汗出太过损伤津液而致口渴、烦躁不得眠，亦只需少量频服汤水，以补充水液，“令胃气和则愈”等都是例证。其二是借助药物的治疗作用，使机体阴阳达到平衡状态，例如太阳病的解肌祛风、阳明病的清热养阴、少阳病的和解表里、太阴病的温脾止泻、少阴病的育阴清热、厥阴病之清上温下等。如何知道阴阳是否得到了自和？仲景也给出了具体的判断方法，即通过观察机体的整体情况，如阳明病篇中“发汗多，若重发汗者，亡其阳，谵语，脉短者死；脉自和者不死”，把握全身阴阳状态，从而做出预后判断。再如厥阴病篇“伤寒病，厥五日，热亦五日，设六日当复厥，不厥者自愈。厥终不过五日，以热五日，故知自愈”，通过对厥热时间长短的分析，以判断阳气的来复。这里虽然说的是自愈，但前提仍然是阴阳的平衡。

综上所述，“阴阳自和”是仲景遵《黄帝内经》（以下简称《内经》）之旨，以病之本在于阴阳不和，推及病之愈由于“阴阳自和”。其中强调一个“自”字，突出说明无论治病用何法、何方、何药，必须以调动机体自我调节的能力为目的，这当是仲景对《内经》生理病理观的一大发展，也是中医治疗学的基本思想和辨证论治的准则。

第三节　治 病 手 段

一、扶正祛邪(包括扶阳气存阴液)

扶正祛邪是中医的一个基本治疗原则。仲景治疗疾病的精髓在于扶正祛邪，通过扶正加强祛邪的能力，祛邪又有助于扶正的进行。根据疾病所处阶段不同，坚持扶正祛邪的治疗原则，重建人体的平衡，达到“阴平阳秘”“阴阳自和”的状态，而扶阳气、存津液的基本精神始终贯穿于各种处治措施之中。

三阳病正盛邪实，治疗以祛邪为主，但不同的病情又当施以不同的祛邪方法。例如太阳病在表，一般使用汗法，但根据中风、伤寒的不同，汗法又分为发汗解表、解肌祛风两种治疗方法。再结合具体证情，在发汗解表法中又可分为麻黄汤辛温发汗法、葛根汤辛温发汗兼生津舒脉法、大青龙汤辛温峻汗兼清热法、小青龙汤辛温发汗兼温化水饮法以及辛温小发汗等具体治法。在解肌祛风法中也可分为桂枝加葛根汤解肌祛风兼生津舒脉法、桂枝加厚朴杏子汤的解肌祛风兼宣降肺气法、桂枝加附子汤解肌祛风兼扶阳摄阴法、桂枝新加汤的解肌祛风兼益气养营法等。阳明病是里、热、实证，有气热证和燥结证之分。前者用清法，清法又可分清宣郁热法、辛寒清热法、辛寒清热兼益气养阴法、清热滋阴利水法等；后者用下法，下法又可分轻下、缓下、峻下、润下等具体治法，仲景也非常重视中病即止，不可药过伤正，如承气汤"若更衣者勿服之"。邪入少阳，枢机不利，为半表半里证，其治疗以和法为主，根据具体情况，可以和法兼解表、和法兼下里实、和法兼温化水饮等具体方法。三阴病多属里、虚、寒证，治法以扶正为主。例如太阴病属脾虚寒湿证，治法以温中散寒燥湿为主。少阴病多属心肾虚衰、气血不足，但有寒化、热化之分，寒化证宜扶阳抑阴，热化证宜育阴清热。厥阴病病情复杂，治法亦相应随之变化，如热者宜清下，寒者宜温补，寒热错杂者宜寒温并用。总之，伤寒是感邪为患，变化较多，治伤寒当以祛邪为主，邪去则正安。

《金匮要略》所治内伤杂病多是本脏自病，传变较少，治疗时常以扶正为主，扶正亦即祛邪，所以仲景说"补不足，损有余"。因脾为后天，乃气血生化之源；肾是先天，藏元阴元阳，故扶正中尤其重视滋补脾肾。但同时也不忽视祛邪的一面，如《金匮要略·血痹虚劳病脉证并治》篇中用于治疗"虚劳诸不足，风气百疾"的薯蓣丸，祛邪寓于扶正之中，方中以薯蓣（山药）为主，专理脾胃，以人参、茯苓、白术、大豆黄卷、干姜、大枣、甘草、神曲以除湿益气；当归、芍药、川芎、熟地黄、阿胶、麦冬以养血滋阴；柴胡、防风、桂枝以升邪散热；桔梗、杏仁、白蔹以下气开郁，散其邪热，开其逆郁，而气血平顺，补益得纳。若以邪实为主时，在袪邪时又要照顾正气。如同《金匮要略·血痹虚劳病脉证并治》篇第18条“五劳虚极羸瘦，腹满不能饮食……肌肤甲错，两目黯黑，缓中补虚，大黄䗪虫丸主之”。仲景以大黄、干漆、土鳖虫、水蛭、桃仁等活血化瘀，少佐熟地黄、芍药、甘草等补虚，使瘀血去，新血生，诸证皆愈。再如仲景运用峻剂时，多从小量开始，逐渐增加，如用乌头赤石脂丸治疗胸痹重证、大乌头煎袪寒止痛等皆然，都是为了避免袪邪伤正。

扶正的手段是“扶阳气，存阴液”。扶阳气、存阴液的理论和法则是《伤寒论》的重要组成部分，它不仅包括治疗方面的内容，且与生理、病理、诊断等方面都有密切的联系。阳气的功能在于温煦机体，卫外御邪，兴奋精神，并促进机体新陈代谢，推动脏腑组织器官的功能活动等。阴液的功能主要是促进人体的滋润、濡养、内守和宁静。阳气和阴液既是机体的成分，亦是维持人体生命活动的物质基础。《伤寒论》扶阳气、存阴液，充分体现了以患者为本的治疗思想。

扶阳气是根据“寒者热之”“虚则补之”的原则，以甘温辛热的药物为主，治疗阳气虚损证的一种方法，《伤寒论》扶阳气的治法很多，有扶阳解表、温中解表、温经解表、温里攻下、温经散寒除湿宣痹、温中袪寒、温通心阳、温经散寒、回阳救逆、扶阳益阴等（详见治法方药诸章）。扶阳气是为了鼓荡全身阳气，提高生理代偿功能，增强抗病能力，抑制阴邪的偏盛，使机体阳虚阴盛的状态逐渐趋于阴阳平和。

《伤寒论》虽重点论述寒邪为病，但毕竟是讨论广义伤寒之书，也就是包括了风、温、热、燥等阳邪为患的内容，阳邪易伤阴津，再加上寒邪入里，可以化热化燥和误治、失治等耗伤阴津的因素，故热化伤津证也是重点论述的内容，存阴液诸法亦为大论的主法。如太阳病的桂枝汤证(第12条),方中辛温的桂枝、生姜配甘草以辛甘发散治卫强;酸苦微寒的芍药,伍以甘草、大枣,则酸甘合化,更有生津化阴之功,三物合用,敛阴和营以治阴弱。其药后啜热稀粥者,意在取水谷之精助胃气、补水液。阳明病热证用清法,如白虎汤之类,或阳明实证用下法,如三承气汤之类,其治疗原则不出"清下实热,保存津液"八字。少阳病主方小柴胡汤,仲景解释其方药的作用是"上焦得通,津液得下,胃气因和,身濈然汗出而解"(第230条),即是方为和解少阳、宣展枢机之剂,有使上焦气津流布,津液得下,三焦通畅,气津运行无阻之功。太阴病主方理中汤,其加减法云"腹中痛者,加人参,足前成四两半"(第386条),则是针对吐利耗伤气津、内脏失于濡养的虚痛而言,重用人参取其偏重生津,且可益气健脾。少阴病阴虚阳亢证,用黄连阿胶汤主治,在泻火药中配伍滋阴之品,方以黄连、黄芩之苦,清心泻火;阿胶、芍药、鸡子黄滋肾阴、养心血、安心神,且能防黄连、黄芩苦寒化燥。厥阴病血虚寒凝致厥证,用当归四逆汤主治,方中以当归、芍药养血和营为主药,配伍桂枝、细辛温经散寒,甘草、大枣补中益气,通草通行血脉而成养血通脉、温经散寒之剂。以上六经证治主方都注意到了"存津液"这一重要环节。在重危的"六急下证"中,若出现"目中不了了、睛不和"(第252条)、"发热汗多"(第253条)、"腹满痛"(第254条)、"口燥咽干"(第321条)、"自利清水,色纯青,心下必痛,口干燥"(第321条)、"腹胀不大便"(第322条)等证,是由于燥实阻结于肠道,燥热严重耗伤津液所致,必须给予紧急处理,急救的根本方法是急以祛除燥实,因为燥实是津伤的根源,而祛除燥实最有力的措施莫过于用大承气汤急下以釜底抽薪,这就是所谓的"急下存阴"法。在疾病的后期,阴津重度耗竭者,可出现下利因无物可下而利止、无尿、直视、谵语、脉短、脉不至等阴津耗竭之候，也可出现手足躁扰、捻衣摸床、时瘛疭等阴虚风动之象，此时尚可通过观察大小便、脉象、神志等情况，测知阴津之存亡，判断病情之轻重，决定患者之死生。例如“小便利者，其人可治”（第111条）、“不大便，脉反微涩者，里虚也，为难治”（第214条）、“脉弦者生，涩者死”（第212条）、“直视谵语，喘满者死，下利者亦死”（第210条）、“谵语脉短者死，脉自和者不死”（第211条）、“利不止，厥逆无脉……服汤脉暴出者死；微续者生”（第315条）等，无不说明阴津耗伤对热病预后的重要影响，由此亦可进一步推知保存津液的重要意义。

《伤寒论》中除了应用生津养阴药物以滋养阴津外，更重要的是把保存津液的思想贯彻在整个辨证施治之中，故保阴液的治法很多，有桂枝汤的辛散之中寓以敛阴，白虎汤类方的辛寒苦甘并用意在清热育阴，三承气汤类的苦寒攻下意即存阴，麻子仁丸的甘润生津，黄连阿胶汤的降火滋阴，猪苓汤之类利水育阴，芍药甘草汤之类的柔肝复阴，炙甘草的通阳补阴，桂枝加附子汤之类补阳摄阴，四逆加人参汤的复阳之内寓以救阴，茯苓四逆汤的回阳益阴等（详见治法方药诸章）。保津液是为了保存人体最重要的维持生命活动的物质基础——胃津和肾液，提高抗病能力，抑制阳邪的偏盛，使机体阴虚阳亢的状态逐渐趋于阴阳平和。

扶阳气与存阴液的思想是并行不悖的。因为疾病的发生发展在一定的条件下是可以互相转化的，阳可以损及阴，阴亦可能损及阳。如阴竭而阴不敛阳，阳无所依附而散越，则由亡阴导致亡阳；阳亡而阴无以化生而告竭，则由亡阳导致亡阴。因而在这种意义上，救阴即可以回阳，扶阳即可以救阴，阴阳互根，如影随形，所以扶阳气与存阴液不仅在《伤寒论》中具有不同指导意义，还应注意它们互相之间的转化和联系。

二、四因制宜

1. **因人制宜**　人体有年龄、性别和体质的不同，虽患同一种病证，在治疗时药味的选择、药量的轻重都必须区别对待，这就叫“因人制宜”。例如同样外感风寒，腠理致密、无汗脉紧者，《伤寒论》用麻黄汤辛温发汗；而腠理开泄、有汗脉缓者，则宜用桂枝汤解肌祛风。但这亦仅就一般体质而言，《伤寒论》还指出，“酒客病（湿热内蕴者患太阳中风），不可与桂枝汤，得之则呕，以酒客不喜甘故也”，虽有太阳中风之证，但由于湿热内蕴，若继用温热，会加重湿热之证，“咽喉干燥者”“淋家”“疮家”“衄家”“亡血家”“汗家”以及素有胃寒等特殊体质者患太阳伤寒，也不可妄用麻黄汤发汗。诚如尤在泾所言，“顾人之气有虚实之殊，脏腑有阴阳之差，或素有痰饮痞气，以及咽燥淋疮汗衄之疾，或适当房室金刃亡血产后之余，虽同为伤寒之候，不得竟从麻桂之法矣”（《伤寒贯珠集》）。在太阴病篇中有“太阴为病，脉弱，其人续自便利，设当行大黄、芍药者，宜减之。以其人胃气弱，易动故也”，则在告诫我们，由于体质与病理变化密切相关，患病后机体的反应、病证的性质都会随之呈现出差异，故平素胃弱患者要注意顾护其脾胃之气，寒凉、攻下的大黄、芍药要禁用或少用。又如在药物的剂量上，虽患同一种病证，体质强弱不同，也须要区别对待。四逆汤证的用法中，“强人可大附子一枚”（第323条），以及十枣汤证的用法中，“强人服一钱匕，羸人服半钱”（第152条）等都是例证。

2. **因时制宜**　四时气候的变化，对人体的生理功能及病理变化都有一定的影响。根据不同时令变化的特点，考虑治疗用药的原则，称为“因时制宜”。《伤寒论·伤寒例》说“春气温和，夏气暑热，秋气清凉，冬气冰列，此则四时正气之序也”，指出了自然界四时气候的周期性变化。人生活在大自然中，必须与春生、夏长、秋收、冬藏的节律相适应。所以《伤寒论·伤寒例》强调：“冬时严寒，万物深藏，君子固密，则不伤于寒。”不仅人的生理活动随着自然界的变化而产生相应的节律，病理活动也受自然界的影响而产生相应的节律性。如果天气异常，必然会影响人体。《金匮要略》在论述这个问题时说：“有未至而至，有至而不至，有至而不去，有至而太过……少阳之时，阳始生，天得温和。”季节气候和外感病的关系较为密切，气候正常则发病者少，气候异常则发病者多。仲景还常常结合时间来考察病理情况的发展转化及预后。例如“病有发热恶寒者，发于阳也。无热恶寒者，发于阴也。发于阳，七日愈。发于阴，六日愈”。而阳明病“日晡所潮热”的原因，就是下午 3～5 时阳明经气旺盛之时，抗邪有力，故表现出热势定时升高。又如干姜附子汤证出现“昼日烦躁不得眠，夜而安静”(第 61 条)，也因为汗下使阳气大伤，虚阳被盛阴所逼，欲争不能，欲罢不甘，昼日得天阳之助，能与阴争，故昼日烦躁不得眠；入夜不能得天阳之助，无力与阴争，故夜而安静。再如《伤寒论》“六经病欲解时”都与天阳的活动有关，说明天阳的进退关系着六经病的进退。基于上述，仲景对疾病的治疗十分重视时间因素。如悬饮证服用十枣汤时，强调“平旦服”(第 152 条)；服用麻黄连翘赤小豆汤，要求“分温三服，半日服尽”(第 262 条)；服用理中丸则要求“日三四、夜二服”(第 386 条)；对“时发热，自汗出而不愈者”，用桂枝汤要求“先其时(指发热自汗发作之前)发汗”(第 54 条)；用蜀漆散治疗疟疾，要求“未发前以浆水服半钱”(《金匮要略·疟病脉证并治》)等都体现了在治疗上对时间因素的注意。

3. **因地制宜**　根据不同地区的地理特点，考虑治疗用药的原则，称为“因地制宜”。因为不同的地区，由于地势有高下，气候条件及生活环境各异，人的生理活动和病变特点也不尽相同，故仲景提出“土地温凉，高下不同”的因地制宜观点，治疗用药就应根据当地的不同地理环境及生活习惯有所变化。对同一种疾病，由于患者居住的地区不同，而采取不同的治法。这就是《内经》所谓的“异法方宜”的原则。经方在千百年的传承和运用中，广大医家都是遵循这一治疗思想的。如西北地高气寒，外感多见风寒表证，治宜辛温解表；东南地低气温，外感多见风热表证，治宜辛凉解表；即使同属风寒外感，在寒冷地带，多使用麻黄、桂枝一类辛温药物，用量也大，而在温热地带，往往只用紫苏叶、荆芥一类微温药物也能达到治疗目的。又如西南云、贵、川三省医家喜用辛热的附子，且用量亦较重，则为山多而气候温热，且多雨湿，病多风寒湿的缘故。

因地制宜的核心理念是天人合一。仲景强调辨证论治时从整体入手，重视天人合一，把辨证论治与整体观念充分地结合起来，从人与自然的整体关系中认识疾病，进而全方位分析疾病，选择最适宜患者的治疗方法。

4. **因脏腑之性而治**　仲景在《伤寒杂病论》中早就有了比三因制宜更深层次的论述，这就是“因脏腑之性而治”，后世医家也都在自觉不自觉地运用该思想。“因脏腑之性而治”的提出，最早见于《素问·脏气法时论》，该篇认为人的五脏之气象法于四时，并载明了五脏特性和治疗疾病的药物性味：“肝苦急，急食甘以缓之……心苦缓，急食酸以收之……脾苦湿，急食苦以燥之……肺苦气上逆，急食苦以泻之……肾苦燥，急食辛以润之。”又言：“肝欲散，急食辛以散之，用辛补之，酸泻之……心欲软，急食咸以软之，用咸补之，甘泻之……脾欲缓，急食甘以缓之，用苦泻之，甘补之……肺欲收，急食酸以收之，用酸补之，辛泻之……肾欲坚，急食苦以坚之，用苦补之，咸泻之。”这可谓“因脏腑之性而治”的萌芽。而仲景在继承上述思想的基础上，进行了淋漓尽致的阐发和运用，如《金匮要略·脏腑经络先后病脉证》谓：“五脏病各有所得者愈，五脏病各有所恶，各随其所不喜者为病。”五脏结构各异，特点不同，功能有别，发病后出现的症状自然千差万别。各脏对药物的性味、饮食的味道、居处的环境也就有不同的喜恶，甚至气候和季节变化对具体脏器也有不同的影响。如果根据五脏不同的生理特点和病理变化满足“其所得”，则能助脏气祛邪，促使疾病向愈。这就是“五脏病各有所得者愈”。反之，如果五脏得到的是其所恶，是其所不喜欢的药味、饮食、气候、环境，甚至颜色，就会损其功能，伤其气机，伐其正气，助其病邪。于是无病之脏可能发病，有病之脏势必加重。这就是“五脏病各有所恶，各随其所不喜者为病”。仲景于此已明确指出，临床治病必须顺应脏腑之性，远离脏腑之恶，“随其所得”——“因脏腑之性”而治。同时，仲景还就“因脏腑之性而治”提出了具体“攻邪”的原则，“夫诸病在脏，欲攻之，当随其所得而攻之”（《金匮要略·脏腑经络先后病脉证》）。因脏腑功能失常，其性偏颇，病理产物由然形成，故治疗也要“随其所得”。正如尤在泾在《金匮要略心典》中所谓：“无形之邪，入结于脏，必有所据，水、血、痰、食，皆邪数也。”例如口渴之症，若口渴甚，喜凉饮而不解渴，兼见多食善饥，大便偏干，舌红苔黄，脉滑而数，为阳明里热，宜白虎加人参汤清其热；若口渴喜饮，入口则吐，兼见小便不利，苔白脉浮，则为太阳膀胱气化不利，水饮内停，宜五苓散化气行水，通调水道；若出现口渴，小便不利，咳嗽，呕吐，心烦，夜寐不安，舌红少苔，脉浮而细，乃阴伤有热，水气不利，治宜猪苓汤清热滋阴利水。虽然同为渴症，但由于“所得”的不同，故其治疗方法大异。

仲景因脏腑之性而治，注重以下几方面。

1. **注重脏腑的上下部位**　《伤寒论》第97条谓："血弱气尽，腠理开，邪气因入，与正气相搏，结于胁下……脏腑相连，其痛必下，邪高痛下，故使呕也，小柴胡汤主之。"讲的是少阳枢机不利，肝胆横逆克伐脾胃之证。肝胆部位较高，脾胃部位在下而脾又主大腹，木乘中土，脾络不和而胃气上逆，故而呕逆腹痛。与小柴胡汤以治之。方取人参、大枣、甘草培补中焦，黄芩、半夏降其逆火，柴胡、生姜升其清阳，以能引肝气上达则木不郁，从胃中清达肝胆之气。因肝胆脾胃脏腑之性而治，故病可瘥。清代医家吴鞠通在《温病条辨》里的论述"治上焦如羽，非轻不举；治中焦如衡，非平不安；治下焦如权，非重不沉"，就是"因脏腑之性而治"，注重脏腑上下部位的典型代表。

2. **注重脏腑本身的阴阳属性**　对一脏而言，如肝体阴而用阳。藏血谓之阴，疏泄而喜条达功能谓之阳，这不仅体现肝脏阴阳和谐的生理特点，也揭示了肝体得阴柔濡养是其功用刚阳疏达升发的基本保证。在这种阴阳关系中，肝体的阴柔为之基，疏泄条达为之用。仲景组方治疗肝脏疾病，也不难看到因肝之性而用药的特征。如《伤寒论》治疗厥阴病血虚寒凝的当归四逆汤，以当归、芍药、甘草、大枣补肝之体，而以桂枝、细辛通阳益肝之用，加通草以利血脉，通阴和阳。后世医家对此在治肝方药上有进一步发挥，如《西溪书屋夜话录》中谓："一法曰补肝阴，地黄、白芍、乌梅；一法曰补肝阳，肉桂、川椒、从蓉；一法曰补肝血，当归、川断、牛膝、川芎；一法曰补肝气，天麻、白术、菊花、生姜、细辛、杜仲、羊肝。"

3. **注重脏腑的功能特性**　肺主气而司呼吸，开张收敛有度，保证了人体内外气体的正常交换，维持了生命的存在，故在治疗肺脏疾病时也必须注意其这一功能，表现在具体的遣方用药上就是要敛散同施。如射干麻黄汤、小青龙汤、厚朴麻黄汤、苓甘五味姜辛汤等类方，皆以辛散之细辛、干姜与酸敛的五味子相伍。干姜、细辛配五味子，干姜、细辛温肺化饮，五味子敛肺止咳，合而用之，既可除痰饮之因，又可治喘咳之证；且干姜、细辛配五味子，一散一收，散不伤正，收不留邪，是互纠偏弊。恰如张锡纯所说："肺脏具有阖辟之机，治肺之药，过于散则有碍于阖，过于敛则有碍于辟。"故三药合用，散中有收，开中有合，敛散结合，标本兼顾，对寒饮咳喘取效甚捷。他如历代医家治疗用药上之肝柔、肺润、脾运等的侧重，是对仲景因脏腑之性而治的活学活用。

4. *注重脏腑之间的相互关系* 对相表里的脏腑而言，如中焦脾胃，脾喜燥恶湿属阴，胃喜润恶燥属阳，脾主升而胃主降。胃为阳土则阴易伤而阳易旺，故临床少有胃阳虚之病证而胃阴不足多发；脾为阴土则阳易损而阴寒多，故临床少有脾阳亢盛而脾气、脾阳虚损之证常见。中焦之治自当以补脾益气、温运脾阳、和胃降逆为法。如半夏泻心汤，以人参、干姜、甘草、大枣补脾助运，半夏和胃降逆，黄芩、黄连燥湿坚阴。全方配伍又为辛开苦降之剂，复其升降之职。再如《金匮要略》里的枳术汤，一以白术健运脾气以升清，一以枳实通降胃腑而泄浊，一升一降，使升降复常，纳运协调，则疾病自消。后世李东垣常常使用柴胡、天麻、羌活、防风等配合枳实、厚朴、泽泻、茯苓、黄连、黄柏，升清阳而鼓舞脾气上行，除湿邪而降泄浊气，理气机而消除阴火，终使升降得宜而恢复机体健康。李东垣开甘温除热之先河，实为对仲景学术的继承和发展。

三、因势利导

因势利导，是根据疾病发展变化的趋势与病邪所在的不同部位，因其势而就近利导，使之排出体外，以达到正气不伤或正气少伤为目的的治疗原则。《素问·阴阳应象大论》谓："病之起始也，可刺而已；其盛，可待衰而已。故因其轻而扬之，因其重而减之，因其衰而彰之……其高者，因而越之；其下者，引而竭之；中满者，泻之于内；其有邪者，渍形以为汗；其在皮者，汗而发之；其慓悍者，按而收之；其实者，散而泻之。"其中所论许多治法包含有避轻就实、就近去邪的因势利导法则。而因势利导法则的成功运用则在《伤寒论》《金匮要略》中得到了充分的体现，兹述于次。

1. **病之起始，可刺而已**　即疾病初起之时，若通过针刺以散邪，则病可愈也。《伤寒论·辨太阳病脉证并治》云："太阳病，初服桂枝汤，反烦不解者，先刺风池、风府，却与桂枝汤则愈。"（第24条）本是太阳中风，服用桂枝汤，为对证之举，按常规情况应遍身漐漐微似汗出而解。今服桂枝汤后，反烦不解，此非误治，乃因服桂枝汤后，正气得药力所助，欲祛邪外出，但力尚不足，正邪相争，邪郁不解，属太阳中风之较重证者。故治疗之法，当先刺风池、风府，疏通经络以泄邪，然后再服桂枝汤以解肌表。此等治法，即"病之始起也，可刺而已"之意，亦含顺势之治。《伤寒论》中还有"太阳与少阳并病，头项强痛，或眩冒，时如结胸，心下痞硬者，当刺大椎第一间、肺俞、肝俞，慎不可发汗；发汗则谵语，脉弦，五日谵语不止，当刺期门"（第142条）和"太阳少阳并病，心下硬，颈项强而眩者，当刺大椎、肺俞、肝俞，慎勿下之（第171条）"的论述，提到了太阳少阳并病时，对汗法和下法都非常谨慎，通过针刺大椎、肺俞、肝俞，调理内外枢机，则可达到治疗疾病的目的。

2. **其盛，可待衰而已**　即疾病盛时，必待其衰，顺势而治，以免毁伤真气。《伤寒论·辨太阳病脉证并治》云："病人脏无他病，时发热自汗出而不愈者，此卫气不和也。先其时发汗则愈，宜桂枝汤"。（第54条）脏无他病，里无病也。时发热自汗，则有时不发热无汗可知。而不愈者，是其病不在里而在表，不在营而在卫矣。先其时发汗则愈者，即于不热无汗之时，而先用药取汗，则邪去卫和而愈。否则汗液方泄而复用发汗，恐致如水流漓，徒损正气，遗患无穷矣。是“先其时发汗”，即为“其盛可待衰而已”，《金匮要略》中治疗牝疟的蜀漆散方，方后有云“未发前，以浆水服半钱，温疟加蜀漆半分。临发时服，一钱匕”，亦犹《内经》所谓“方其盛时必毁，因其衰也，事必大昌”(《素问·疟论》)。

3. **其高者，因而越之** 即病邪在上者，要因势利导，使其从上发越，包括涌吐法及针刺法等。《伤寒论·辨太阳病脉证并治》谓：“病如桂枝证，头不痛，项不强，寸脉微浮，胸中痞硬，气上冲咽喉不得息者，此为胸有寒也。当吐之，宜瓜蒂散。”(第166条)《金匮要略·腹满寒疝宿食病脉证治》曰：“宿食在上脘，当吐之，宜瓜蒂散。”前者反映痰饮停滞胸膈，气机不畅，有上越之势；后者说明宿食停滞在胃的上脘，胸闷泛恶欲吐，是正气祛邪外出的表现，故当用同一吐法，使在上之邪“越之”而去。三物白散治太阳病寒实结胸证，方后注云“病在膈上必吐”也是告诫若邪气偏上，通过服用三物白散出现涌吐之状，为祛邪的一种反应。对于病邪在上的治疗，仲景除用吐法外，还有外用纳药鼻中的方法。如《金匮要略·痉湿暍病脉证治》云：“湿家病身疼发热，面黄而喘，头痛鼻塞而烦，其脉大，自能饮食，腹中和无病，病在头中寒湿，故鼻塞，内药鼻中则愈。”此条病因寒湿在上，湿邪犯表，阳为湿郁，肺气不畅，而“腹中和无病”，是湿邪尚未传里，故只需纳药鼻中，以宣泄上焦寒湿，使肺气通利，病即可除。纳药鼻中，仲景未云何药，历来注家多主张用瓜蒂散搐鼻，或以绵裹塞鼻中，令出黄水宣泄寒湿。有人用鹅不食草纳鼻或采用辛香开发之味作嗅剂。如《证治准绳》辛夷散(辛夷、细辛、藁本、白芷、川芎、升麻、防风、甘草、木通、苍耳子)等，亦有疗效。

4. **其下者，引而竭之**　其下者，引而竭之，《内经知要·卷下》谓"下者，病在下焦。竭者，下也，引其气液就下也，通利二便是也。"是所谓"其下者，引而竭之"即谓邪在下者，要用通泄的方法顺势引其邪气排出于(下窍)体外。《金匮要略·消渴小便不利淋病脉证并治》云："脉浮，小便不利，微热消渴者，宜利小便、发汗，五苓散主之。"《金匮要略·痰饮咳嗽病脉证并治》说："假令瘦人脐下悸，吐涎沫而癫眩，此水也，五苓散主之。"前者是蓄水证外邪入里，水蓄于内，而有脉浮、小便不利、微热消渴等，后者因痰饮病水饮结于下焦，而有脐下悸、吐涎沫、头眩等，但同属水在下焦，故皆用五苓散化气行水。水气下行，则诸症可随之消失。《伤寒论》中许多攻下之剂，既包括泻胃肠中燥屎来治疗阳明腑实的三承气汤，也包含通过泻下逐瘀法来治疗瘀热结于膀胱的桃核承气汤、抵当汤。其他如猪苓汤、牡蛎泽泻散等，均有"其下者，引而竭之"之义。

5. **邪在皮毛，汗出发之**　此可统太阳诸发汗方而言。就其大的原则言，如《伤寒论·辨太阳病脉证并治》云："本发汗，而复下之，此为逆也。若先发汗，治不为逆。本先下之，而反汗之，为逆。若先下之，治不为逆。"(第90条)又云："太阳病，外证未解，不可下也，下之为逆。欲解外者，宜桂枝汤。"(第44条)"太阳病，下之后，其气上冲者，可与桂枝汤，方用前法；若不上冲者，不得与之。"(第15条)是表证为外邪侵袭，正气抗邪于表，病势向上向外，则治宜顺其病势，汗而发之。若盲目攻下，即属逆治。六经病有表证，病势均向上向外时，皆可使用汗法，因势利导之。但在具体治疗时又要具体问题具体分析，依各经之病理特点而采取相宜的措施。如阳明的津亏、三阴的里虚等等，治疗时则须顾护到津亏里虚的一面，不可一概而论。

6. **中满者，泻之于内** “中满者，泻之于内”，“中满”是指心下胀满痞塞，由于中焦气机枢转不利而出现此症，故用调理中焦气机之法来消除痞塞胀满。如《伤寒论·辨太阳病脉证并治》谓：“结胸者，项亦强，如柔痉状，下之则和，宜大陷胸丸。”（第131条）“伤寒六七日，结胸热实，脉沉而紧，心下痛，按之石硬者，大陷胸汤主之。”（第135条）此二条皆为热实结胸证，但前者因水热互结，势偏于上，津液凝聚，失于滋润，故见颈项强急、俯仰不能自如，以及热迫津泄而见汗出或头汗出，其如“柔痉状”，治用大陷胸丸（大黄、葶苈子、芒硝、杏仁）缓泻上焦水热之结，庶水去热散，则项强转柔，故曰“下之则和”。后者因热与水互结于胸膈，形成“结胸热实”，气血阻滞，故有心下痛、按之石硬等症，则用大陷胸汤，以甘遂泻逐胸腹积水，大黄泻热荡实，芒硝软坚破结，共奏泻热逐水破结之功。另如厚朴生姜半夏甘草人参汤的降气消胀、三承气汤的泻下燥实等，皆有“中满者泻之于内”义。

另外，仲景根据痞满寒热虚实的不同，创制半夏泻心汤、生姜泻心汤、甘草泻心汤、大黄黄连泻心汤、附子泻心汤等方，辛开苦降调畅上下，也为疗中满泻之于内的体现。

7. **其实者，散而泻之** 实者，实证也。实证有表里之分，表实亦散，里实宜泻，表里俱实者，表里同治。如《伤寒论·辨太阳病脉证并治》云：“太阳中风，脉浮紧，发热，恶寒，身疼痛，不汗出而烦躁者，大青龙汤主之。”（第38条）此系太阳伤寒兼有里热之证。盖风寒外束，邪郁肌表，则发热恶寒，身疼痛，无汗，脉浮紧；里有邪热，外无宣泄出路，则突出的烦躁，是表寒里热，表里俱实。治用大青龙汤，以麻黄汤重用麻黄加生姜，辛温发汗，以散表寒；石膏辛寒，以清里热；大枣和中，以资汗源。此方为表里双解剂，服药后以汗出邪解取效，犹如龙升雨降，郁热顿除，故仲景喻以大青龙而命方名，亦因势利导之治也。

总而言之，因势利导的法则，于《伤寒论》《金匮要略》中应用颇广。除上所述，书中还有不少例子。如《金匮要略·痉湿暍病脉证治》所载的栝楼桂枝汤、葛根汤和大承气汤，三方均治痉病，但由于病邪所在的部位不同，据因势利导的原则，对于病邪在表的，用葛根汤、栝楼桂枝汤以透表达邪，使病从外而解；对于病邪在里的，则用大承气汤攻下通腑，使病从里而除。又如《金匮要略·水气病脉证并治》所述水肿的治则："诸有水者，腰以下肿，当利其小便；腰以上肿，当发汗乃愈。"说明腰以下肿者，其病在下在里属阴，当用利小便的方法，使潴留于下部的在里之水从小便排出；腰以上肿者，其病在表在上属阳，当用发汗的方法，使潴留于上部的在表之水从汗液排泄。又如对呕吐的治疗，《金匮要略·呕吐哕下利病脉证治》认为"病人欲吐者，不可下之"，所谓欲吐，表明病邪在上，且意味着正气有祛邪外出之势。据此可用吐法，正合因势利导义。若用攻下之法，则有悖于疾病的发展趋势，或致正虚邪陷，反而加重病情。

另有学者认为，《伤寒论》之少阳病，病位在半表半里，正邪相搏于其间，病势无明显的趋向或具有双向性时，如从太阳转属的少阳柴胡证，即应采用和解的方法治疗。小柴胡汤扶正与祛邪并举，在扶正的基础上促使邪气外解，从这个意义上言，和解法也属因势利导的范畴。如在阳明病和厥阴病转出少阳时，使用小柴胡汤，即为典型的顺势而治。

四、先后缓急

表里先后缓急，主要适用于辨治错综复杂的病证，是《伤寒杂病论》在疾病表里同病时，因发病有先后、病候有轻重、病势有缓急等病机复杂、证候多变的情况下而厘定的治疗原则，其中又包含有治表、治里、先治、后治、缓治、急治、并治、独治等种种不同。《伤寒论·辨太阳病脉证并治》云："本发汗，而复下之，此为逆也。若先发汗，治不为逆。本先下之，而反汗之为逆。若先下之，治不为逆。"（第90条）六经病证，多由初犯太阳之表，而后及其里，故其治疗大法，则先治其表，后治其里。此与《内经》"先治其本"（《素问·标本病传论》）的含义类似。但在疾病特殊的情况下，亦有先里后表的治法，此则与"急则治其标"的治则略同。本条虽是汗下先后的治疗原则，实则说明表里先后缓急的治疗大法。

1. **表里同病，里证不重，先表后里** 一般情况下，外感病初犯太阳，只需表散则邪可从外而解，若迁延日久或治不得法，邪气就会由表入里，根据《素问·标本病传论》先病为本、后病为标的理论，则当先治其表，后治其里。尤其是在表里同病，里为实热证时，先表后里更为治疗常法。《伤寒论·辨太阳病脉证并治》云："太阳病，外证未解，不可下也，下之为逆，欲解外者，宜桂枝汤。"（第44条）是病证在表，治当汗解；里实之证，治当攻下。今表证未解，宜先用桂枝汤解表，而不可滥用攻下之法，否则就会出现"利遂不止"，若出现"喘而汗出者"，宜用葛根黄芩黄连汤解其表里。太阳与阳明合病或并病，在表证未解时，不仅禁用下法，而且还禁用清法。如第170条说："伤寒脉浮，发热无汗，其表不解，不可与白虎汤。渴欲饮水，无表证者，白虎加人参汤主之。"说明伤寒脉浮，发热无汗，证属太阳伤寒，法当发汗解表；若兼内热，亦当宗发表清里两解之法，不可误用白虎汤。否则寒凉冷伏，徒损中阳，促使表邪内陷，造成变证。故"其表不解"既昭示"先病为本"，宜先解表，又郑重提出此为白虎汤及其类证之禁例。再者，太阳与其他里实热证同病，若表邪势盛时，亦当先表后里。如"太阳病不解，热结膀胱，其人如狂……其外不解者，尚未可攻，当先解其外；外解已，但少腹急结者，乃可攻之，宜桃核承气汤。”（第106条）此为太阳表邪化热入里，与瘀血结于下焦，蓄血证轻，表证未解，故应先解其外。外邪已解，蓄血证在，即可用桃核承气汤攻下瘀热。

若不遵其法先治其里，就会伤及正气致使变证丛生，如悬饮兼表，“太阳中风，下利呕逆，表解者，乃可攻之。其人漐漐汗出，发作有时，头痛，心下痞硬满，引胁下痛，干呕短气，汗出不恶寒者，此表解里未和也，十枣汤主之”（第152条）。此为外有表邪，里停水饮，表里同病。爰例当先解表，表解之后，方可攻逐水饮，切不可先后失序，致生变证。再如第164条“……心下痞，恶寒者……不可攻痞，当先解表，表解乃可攻痞，解表宜桂枝汤，攻痞宜大黄黄连泻心汤”，乃热痞兼表，治法当先解表，后治里，表解乃可攻痞。否则，先行攻痞，不仅有郁遏表邪之弊，而且会引表邪内陷。再如“太阳病，外证未除，而数下之，遂协热而利，利下不止，心下痞硬，表里不解者，桂枝人参汤主之”，表证未解，数用下法就会徒伤中阳，直入太阴。故表里同病，汗下先后，秩序井然，先后失序，涉人生死，不可不慎。诚仲景所言：“结胸证，其脉浮大者，不可下，下之则死。”（第132条。以上条文，凡未注明出处者，均见于《伤寒论·辨太阳病脉证并治》篇）盖结胸为邪结胸中，属上焦之分，若寸脉浮，关脉沉者，为病在里，则可下之；若脉浮大，心下虽结，但表邪尚多，未全结也。误用下法，必重虚其里，外邪复聚，难以遏制，而必死矣。

2. ***表里同病，里证重急，先里后表***　同样表病，其发病原因、机理略同，而其续发证候即里证有属虚寒性质者，据脏腑为本，肌表为标，正气为本，邪气为标之理，则治法又有先里后表之原则。如《伤寒论·辨太阳病脉证并治》云：“伤寒，医下之，续得下利，清谷不止，身疼痛者，急当救里；后身疼痛，清便自调者，急当救表。

救里宜四逆汤，救表宜桂枝汤。”（第 91 条）“太阳病，外证未除，而数下之，遂协热而利，利下不止，心下痞硬，表里不解者，桂枝人参汤主之。”（第 163 条）以上两者，同为表证误下而表证不解，下利不止。但前者“下利清谷不止”是脾肾阳虚程度较重，阳气有欲脱之势，火不燠土，已属少阴虚寒重证。虽有表证，亦当先救其里，后解其表，是里急治里之治法。后者下利不止，心下痞硬，是下后脾阳受伤，不能转输水谷，运化精微所致，病情略轻而病势稍缓，故主用桂枝人参汤温里解表。此法虽偏治于里，但仍属表里两解之治法。尤其是第 91 条，仲景还将其郑重写进《金匮要略》首篇。如“问曰：病有急当救里救表者，何谓也？师曰：病，医下之，续得下利清谷不止，身体疼痛者，急当救里；后身体疼痛，清便自调者，急当救表也。”（《金匮要略・脏腑经络先后病脉证》）类似于第 91 条的条文还有第 92、第 372 条、第 364 条，可以互参。由此可见，表里同病，里为虚寒证时，先里后表为治法之常。然亦有表里同病，里为虚寒证不急不显，而先治其表者。如《伤寒论・辨太阴病脉证并治》谓：“太阴病，脉浮者，可发汗，宜桂枝汤。”（第 276 条）此则属例外情况，不可不知。

又有表里同病，里实之证较为重急，亦可采用先治其里、后治其表的权宜之法，此即“急则治其标”也。如《伤寒论・辨太阳病脉证并治》谓：“太阳病六七日，表证仍在，脉微而沉，反不结胸，其人发狂者，以热在下焦，少腹当硬满，小便自利者，下血乃愈。所以然者，以太阳随经，瘀热在里故也，抵当汤主之。”（第 124 条），本证表证仍在，但蓄血里证危笃，邪气内陷里热里实证较重，见少腹硬满，其人发狂，故虽舍表就里而以抵当汤峻下逐瘀。

3. **表里同病，相对均衡，表里同治** 临床发病，往往表里证都有，而权衡其证候轻重大致相等者，此当采用同治之法。如《伤寒论·辨太阳病脉证并治》云:"伤寒六七日,发热微恶寒,支节烦疼,微呕,心下支结,外证未去者,柴胡桂枝汤主之。"(第146条)是伤寒病过六七日,邪气已入少阳,而太阳外证未罢。发热,微恶寒,肢节烦疼,为太阳桂枝证;微呕,心下支结,乃少阳柴胡证。太少同病,证亦轻微,表里不解,故用小剂量柴胡桂枝汤之复方,调和营卫,以解太阳之表;和解枢机,以治少阳之里,两阳双解。又如《伤寒论·辨少阴病脉证并治》谓:"少阴病,始得之,反发热,脉沉者,麻黄细辛附子汤主之。"(第301条)此为少阴兼表,太阳少阴同病。少阴病,是里虚寒证,一般不发热,今始得之,而有发热,故谓之"反发热",以别于单纯太阳表证。太阳病,脉必浮,现在脉不浮而沉,沉脉主里,乃少阴里虚寒证确据。脉证合参,知是少阴兼表证。其虽是少阴为主,然里虚尚不太甚,故治当表里同治,用麻黄、细辛解其表邪,附子温补肾阳,从而达到温经解表的作用。

再者,表里同治之法,有根据证情而侧重于表者,亦有倾向于里者,则治法亦相对有所差等。前者如《伤寒论·辨太阳病脉证并治》谓:"太阳中风,脉浮紧,发热恶寒,身疼痛,不汗出而烦躁者,大青龙汤主之。"(第38条)此为表寒里热证。其寒湿于表,阳郁于里,产生内热而引起神志不安,以"不汗出而烦躁"为主证。因表证偏重,故治法表里双解而偏重于表,用大青龙汤。方即麻黄汤倍麻黄,减杏仁,合生姜、大枣以解表寒,用石膏以清内热。后者如桂枝人参汤,亦属解表温里、表里同治之法,则是温里为主。已于前述。

4. ***病有标本,势有缓急,治分先后***　大致而言,《伤寒杂病论》所论病证,病候有标本之分,病势有缓急之殊,治法有先后之异。如前面所述各条。然考病势最为严重而急者,愚谓无过于中满,大小便不利等数者而已。故仲景列举此类证候,以明治法当急其所急,而应缓其所缓者。如《伤寒论·辨少阴病脉证并治》云:"少阴病，六七日，腹胀不大便者，急下之，宜大承气汤。”（第322条）“少阴病，自利清水，色纯青，心下必痛，口干燥者，急下之，宜在承气汤。”（第321条）少阴津液干涸，本不应下，但因腑实证急，故又宜急下。又如《伤寒论·辨厥阴病脉证并治》谓：“伤寒哕而腹满，视其前后，知何部不利，利之则愈。”（第380条）此条腹满是实热积于中，哕逆是胃气逆于上。如大便不通，当用通下结热法，如小便不利，则用导水通利法，皆是实热重证治法。以上所举为实热重证。若虚寒危急之证，亦有不乏其利。如“下利，腹胀满……先温其里……温里宜四逆汤”（第372条），此与“下利清谷，不可攻表，汗出必胀满”（第364条，以上两者均见《伤寒论·辨厥阴病脉证并治》），皆属三阴虚寒、脾肾阳危之证，虽有表证，而以救里为急，凡此据后病为标之义，皆可属于急则治其标之例。

《伤寒杂病论》中，还论及新病与痼疾的先后治疗法则。如《金匮要略·脏腑经络先后病脉证》云：“夫病痼疾加以卒病，当先治其卒病，后乃治其痼疾也。”按中医学理论，旧病为本，新病为标，若新病势急，当治其标。本条所言，即说明久病势缓，不能急治；卒病势急，稍缓则生变化。因痼疾难拔，卒病易治，故有痼疾加卒病者，当先治其卒病，后治其痼疾。若卒病痼疾势均较急，则又可采用卒痼同治，标本兼顾。如《伤寒论·辨太阳病脉证并治》说“喘家，作桂枝汤，加厚朴、杏子佳”（第18条）便是一例，在《金匮要略·水气病脉证并治》中也有“当先攻击冲气，令止，乃治咳；咳止，其喘自瘥。先治新病，病当在后”之说。

第四节　病证辨治原则

《伤寒论》以六经辨治为纲，故各篇分别冠以“辨太阳病脉证并治”“辨阳明病脉证并治”等。《金匮要略》虽以辨病与辨证相结合的方式为目，而脏腑病的辨治原则实则贯穿其中。下面即按六经辨治原则和脏腑辨治而分述之。

一、六经病辨治原则

（一）太阳病辨治

太阳病，是人体感受外邪、正邪交争于人体浅表出现的病证，为外感病的初期，其提纲证为“太阳之为病，脉浮，头项强痛而恶寒”，主证为发热、恶寒、脉浮。

太阳为三阳，主一身之表，统摄营卫，为人体防御病邪的第一道屏障，乃六经之藩篱。外邪侵袭人体，太阳首当其冲，奋起抵抗，与邪相争时出现营卫失调的表证。若卫失固密，出现营阴外泄，表现为头痛、发热、汗出、恶风、脉象浮缓者，为太阳中风证，治以桂枝汤，解肌祛风，调和营卫；若风寒外束，肺气失宣，卫阳被遏，营阴瘀滞，出现头痛发热、恶寒、身疼腰痛、骨节疼痛、无汗而喘、脉浮紧时为太阳伤寒证，治以麻黄汤，发汗解表，宣肺平喘；若外感风寒日久，正虚邪微、表郁不解，称为表郁轻证，脉证特点为如疟状、发热、恶寒、一日发作两三次、面赤等，以辛温小发其汗，方如桂枝麻黄各半汤等。至于太阳温病，仲景提出了其症状为“发热而渴，不恶寒”，未出方剂，后世多以桑菊饮、银翘散等治疗。

如太阳病过程中，表邪入里，膀胱气化失常，则发生以小便不利为主症的蓄水证；或外邪化热入里，与瘀血结于下焦，则形成以神志如狂或发狂、少腹急结或硬满为主症的蓄血证。蓄水证与蓄血证亦称太阳病里证，亦可视为太阳病“经传”之变。太阳蓄水证治以通阳利水，兼以解表，方用五苓散。太阳蓄血证轻证治以逐瘀泻热，方用桃核承气汤；重证治以破血逐瘀泻热，方用抵当汤或抵当丸。

若太阳表邪不解又兼有其他证候,称为太阳病兼证,其治疗原则是在主治方中随兼证进行加减。如太阳中风兼项背强几几证,用桂枝加葛根汤的解肌祛风兼生津舒脉法;太阳中风兼喘证,用桂枝加厚朴杏子汤的解肌祛风兼宣肺降气法;太阳中风兼营气不足身痛证,用桂枝新加汤的解肌祛风兼益气养营法;太阳中风兼胸满脉促证,用桂枝去芍药汤的解肌祛风兼宣通胸阳法,阳气偏虚者则加附子;太阳中风兼阳虚漏汗证,用桂枝加附子汤的解肌祛风兼扶阳摄阴法;太阳伤寒兼项背强几几证,用葛根汤的辛温解表兼生津舒脉法;太阳伤寒兼内热烦躁证,用大青龙汤的辛温解表兼清郁热法;太阳伤寒兼水饮咳喘证,用小青龙汤的辛温解表兼温化水饮法;太阳病服桂枝汤未解或用下法所导致的饮停脾胃证,用桂枝去桂加茯苓白术汤的健脾利水法等。

太阳病因误治而病情恶化,证候错综复杂,难以用六经证候进行归纳的,称太阳病变证,其治则则应根据变化了的病情,重新辨证,然后依证定法选方,即"观其脉证,知犯何逆,随证治之"。

此外,某些病证的早期,可能出现一些类似太阳病的表现,而其实质不是太阳病。如抵当汤证、十枣汤证、瓜蒂散证等,称其为太阳类似证,应注意与太阳病相鉴别。

(二)阳明病辨治

阳明病多由太阳病或少阳病进一步向前发展,病邪入里,侵袭阳明,使胃肠功能失常,邪从燥热之化,正邪斗争激烈的外感病热盛期。阳明包括手阳明大肠与足阳明胃。胃主受纳、腐熟水谷,以降为顺;大肠为传导之官,传送糟粕,以通为常。《素问·五脏别论》云:"六腑者,传化物而不藏,故实而不能满也。所以然者,水谷入口,则胃实而肠虚;食下,则肠实而胃虚。故曰实而不能满。"阳明病为里热实证,主症为发热不恶寒,汗出热不退,甚则反恶热、脉大。治疗以清热、攻下为基本治法。

阳明病随其燥热与肠中糟粕相结与否而分为两大类型：一为燥热亢盛，肠胃无燥屎阻结，出现身大热、汗出、不恶寒反恶热、烦渴不解、脉洪大等，称为阳明热证；二为燥热之邪与肠中糟粕相搏结而成燥屎，腑气通降失顺，出现潮热、谵语、腹满硬痛或绕脐疼痛、大便硬结、手足濈然汗出、脉沉实或沉迟有力等，称为阳明实证。此外，邪热郁留胸膈，出现心烦懊憹不得眠和水热互结津伤，出现脉浮发热，渴欲饮水、小便不利等均已涉及阳明，故亦列入阳明热证，而因脾约或津液内竭，肠道失润所致大便硬者，则列入阳明实证。阳明病的治疗原则是清下实热，保存津液。阳明热证用清法，如白虎汤类的辛寒清热法。若邪热内扰，郁于胸膈，宜清宣郁热，如栀子豉汤类。若津伤水热互结，则宜育阴润燥，清热利水，如猪苓汤。阳明实证用下法，如三承气之类的苦寒清热法。若津伤便秘，则用麻子仁丸的润下法或蜜煎导、猪胆汁导等法。

阳明病兼变证有三：其一是湿热熏蒸发黄，出现身、目、小便俱黄，黄色鲜明，无汗（或头汗），口渴，心烦，腹满或便秘，治宜清热除湿退黄，用茵陈蒿汤类方；其二是阳明蓄血证，乃因邪热与瘀血结于胃肠之故，其证喜忘、大便虽硬而排出反易、色黑等，治宜破血逐瘀，用抵当汤；其三是阳明中寒证，由于胃中虚冷，浊阴上逆所致，其证食谷欲呕，但呕吐物无酸腐气，并伴见畏寒、舌淡苔白、脉缓弱等，治宜温中和胃、降逆止呕，用吴茱萸汤。

阳明虽多为实热，但在以下情况不可妄攻：在经之邪未解初传阳明者，面合赤色者；三阳合病，病位在上，呕多者；心下硬满，胃气不实，屎未成硬者；津液内竭者；胃中虚冷者等。

（三）少阳病辨治

少阳病多由太阳病传来或自发于少阳者，病邪已基本化热，正气略有不足，但仍有抗邪能力，正邪斗争互有进退，为外感病的亚热盛期。主症为往来寒热、胸胁苦满、嘿嘿不欲饮食、心烦喜呕、口苦、咽干、目眩、舌苔白、脉弦细等。其病机是邪郁少阳，枢机不运，经气不利，进而影响脾胃所致，治宜和解少阳，主方用小柴胡汤。

少阳外邻太阳，内近阳明，病邪每多传变，故少阳病常有兼夹。若少阳兼太阳表证，可见发热微恶寒、肢节烦疼、微呕、心下支结等，治宜和解少阳，兼以表散，用柴胡桂枝汤；若兼阳明里实，则见往来寒热、呕不止、心下急、郁郁微烦，或发热汗出不解、心中痞硬、呕吐而下利等，治宜和解少阳，兼以泻热去实，用大柴胡汤；若兼水饮内停，症见胸胁满微结、小便不利、渴而不呕、但头汗出、往来寒热、心烦者，治宜和解少阳与温化水饮并行，用柴胡桂枝干姜汤；若少阳病因误治，导致病邪弥漫，表里俱病，虚实互见，因而出现胸满、烦惊、小便不利、谵语、身重等症，治宜和解少阳，兼通阳泻热，重镇安神之法，用柴胡加龙骨牡蛎汤。

（四）太阴病辨治

太阴病多因脾胃素虚，或感受外邪，或内伤生冷，或三阳病误治失治，皆可损伤脾阳，而致运化失职，寒湿内聚，以致中焦升降失职，出现腹满而吐、食不下、自利、时腹自痛等症，为外感病正衰期的轻证。治宜温中健脾，祛寒燥湿，可根据病情轻重，分别选用理中汤、四逆辈等方药。

太阴病兼变证有三证：其一是兼表证而病机偏于表者，可用桂枝汤解表而和里；其二是太阳病误下而致太阴脾络不和并兼表不解者，出现腹满疼痛、时轻时重、时作时止、喜温喜按、大便调、发热恶寒等，治宜和脾通络，兼以解表，用桂枝加芍药汤；其三是太阳病误下而致阳明积滞内阻并兼表不解者，出现腹满疼痛较剧、难以缓解、揉按愈甚、大便不通、恶寒发热等，治宜和胃泻实，兼以解表，用桂枝加大黄汤。但在运用时要根据胃气情况,“设当行大黄、芍药者,宜减之”。

(五)少阴病辨治

少阴病多为伤寒六经病变发展过程中的危重阶段,临床主要表现为“脉微细,但欲寐”。正气严重虚衰,抗邪无力。主要病变为心肾阳衰或阴虚。前者心肾阳虚,阴寒内盛,称为少阴寒化证。其症以脉微细、但欲寐及无热恶寒、身蜷、呕吐、下利清谷、四肢厥逆、小便清白、舌淡苔白等为主要表现,治宜回阳救逆,用四逆汤。若阴寒太盛,虚阳被格拒于外,则可出现面赤、反不恶寒等阴极似阳的真寒假热征象,则治宜通脉四逆汤通达内外阳气或白通汤宣通上下阳气。若服用温阳方药发生格拒的,则治以白通加猪胆汁汤咸苦反佐。若下利便脓血,滑脱不禁的,治宜桃花汤涩肠固脱。若少阴阴盛阳衰兼水气浸渍,治宜温肾阳,利水气,选用附子汤或真武汤。后者多为肾阴虚于下,心火亢于上,称为少阴热化证。其证以心烦不得眠、舌红少苔、口燥咽痛、脉细数等为主,治宜滋阴清火,用黄连阿胶汤。若少阴阴虚有热兼水气不利者,治宜猪苓汤滋阴清热利水。

少阴兼变证有四证:其一是兼太阳表证,以恶寒、发热、头痛、脉沉为主要表现,治宜温经解表,用麻黄附子细辛汤(若正虚邪微者,用麻黄附子甘草汤);其二是少阴热化伤阴兼阳明腑实证,即少阴三急下证(口燥咽干者,自利清水、色纯青、心下痛、口干燥者或腹胀、不大便者)均宜急下存阴,用大承气汤;其三是肝胃气滞,阳气内郁的气厥证,以四肢逆冷、胸胁胀满、腹痛为主,治宜四逆散疏肝和胃、透达郁阳;其四是少阴咽痛证,有属虚火上炎、客热上干、咽伤生疮、客寒上犯等,可分别选用甘草汤或桔梗汤清热利咽,猪肤汤滋阴润燥,苦酒汤清热涤痰消肿,半夏散及半夏汤散寒涤痰开结。

病至少阴，心肾阳虚，病重急危，其预后不良。临床时要辨明少阴病具体证候，分清轻重，知其预后，定其治则，准确施治。

（六）厥阴病辨治

厥阴病大多由他经传变而来，为外感病的终末期，病邪为寒热夹杂或寒热转化，正气严重虚衰，无力抗邪。主症为消渴，气上撞心，心中疼热，饥而不欲食，食则呕吐，下利等症。治疗大法亦因证候而异，灵活多变。若上热下寒、寒热错杂者，宜寒温并用、清上温下，乌梅丸是其代表方。寒证宜温，如肝胃寒逆者，当暖肝温胃，降逆止呕，用吴茱萸汤；血虚寒凝者，当养血通脉，温经散寒，用当归四逆汤。热证宜清，如肝热迫肠下利，则当凉肝解毒治利，用白头翁汤等。

厥逆是厥阴病的主症之一，但有些厥逆不属厥阴本病，如热盛阳郁致厥之用白虎汤、胸中痰食致厥之用瓜蒂散、胃中停水致厥之用茯苓甘草汤等。下利也是厥阴病的常见症，但有些下利也属于类证鉴别，如热结旁流之用小承气汤等。

（七）合并病辨治

两经或三经的证候同时出现者，称为合病。一经病证未罢而又出现另一经证候者，称为并病。合病与并病的区别，仅在发病时间上稍异，但在临证时，二者均出现两经和两经以上的证候，没有根本的不同，而且都是以六经本证为基础的。六经本证与合并病脉络互通，而彼此交错，揭示了外感热病实际存在的复杂面目，不可等闲视之。

合并病是六经本证交互变化的类型，脉证比较复杂。辨合并病之要在于熟练掌握六经本证的分合，欲求其合，必先求分，“分得开，则一经有一经之定证，而不为旁议所挠，可以识病体之常，又要使六经辨证之法合得拢，则此经有彼经之兼证，而不为疑似所惑，可以穷病情之变”（吕茶村《伤寒寻源·诸家编次》）。可见，辨合并病是通过六经本证的分合辨析，在外感热病的动态变化中，把握病势的表里先后，主从缓急，给立法遣方提供依据。例如太阳阳明合病下利、病机偏重在太阳之表，表邪内迫阳明大肠而下利者，治用葛根汤辛温发汗、升清止利达到表解而里自和；太阳少阳并病，用柴胡桂枝汤和解少阳兼以解表，达到两解表里的目的；太阳太阴合并病，病机偏重在太阴之里而下利者，用桂枝人参汤温中解表，达到里和而表自解的目的；三阳合病而病机偏重在少阳者，出现脉浮大、汗出等症，治从少阳，用小柴胡汤和解少阳，达到一举三得的目的；太阳阳明合并病而病机偏重于表者，宜先解表后攻里；太阳少阴合并病，以下利清谷为代表的里虚寒证为重为急时，则宜先用四逆汤急当救里，后用桂枝汤再议解表等。

（八）直中病辨治

直中为伤寒病初起不经过三阳经传入，直入于三阴，表现为里虚寒的病证。《伤寒论》本无“直中”的提法，但在《南阳活人书·阴证》中有关于“三阴中寒”“有初得病便见少阴证者，直攻少阴，亦不必先自太阳次传而至”的记载，“直攻少阴”“三阴中寒”，后代医家将其概括为“直中为寒”。

外邪侵犯人体，若正气强盛，正邪交争于外则表现为三阳病，若脾肾阳气不足，不能卫护于外，外邪直中于里，表现为三阴病。

《伤寒论》第 7 条：“病有发热恶寒者，发于阳也。无热恶寒者，发于阴也。发于阳，七日愈。”有学者认为“发于阳”，为病在三阳，“发于阴”为病在三阴，病初起时即表现发热恶寒、头身疼痛、脉浮紧，说明机体尚能拒邪于外，而表现为太阳经气不利，卫外失职的太阳病；恶寒而不发热或感觉发热但体温并不高，乏力，蜷卧欲眠，脉微细，则为邪气直入少阴。若发热脉沉，为外邪直中心肾，兼有表证，以麻黄细辛附子汤；此时若兼有表证，发汗也不能太过，当以麻黄附子甘草汤小发其汗，兼以温补肾阳；若脾肾阳虚而表邪轻微，下利为主者，用白通汤；若发热，心慌，头眩，腹痛，四肢沉重疼痛，四肢浮肿，脉沉者，以真武汤温补心肾，兼以利水。

仲景在《伤寒论》"少阴病篇"对直中论述颇多，其他篇也有一定论述，如第 92 条载有"病发热头痛，脉反沉，若不差，身体疼痛，当救其里，四逆汤方"。见到发热头痛，脉象本应偏浮，却见沉象，为心肾阳气不足，应与麻黄附子之类，若病不减轻，又出现身体疼痛，为脾肾内亏，不宜再用汗，须急温其里，用四逆汤温补脾肾；又如霍乱，中焦挥霍缭乱，一片混乱，若其素体阳虚，则会表现上吐下泻、手足逆冷、脉微欲绝，则以四逆、通脉四逆之类，脾肾阳气来复，则诸症消失。

（九）随经病辨治

"随经"一词首见于《伤寒论》第 124 条，"太阳经自感邪气，沿着太阳经顺势而入太阳腑，从本经进入本腑，所以称作随经"，即外感病未解，由足太阳膀胱经与手太阳小肠经传入到膀胱腑和小肠腑的病证。

随经病包括两种，一是太阳膀胱蓄水证，一为膀胱蓄血证。太阳病发汗后，出现烦躁、失眠、欲饮水时，稍微给予少许，令其胃气调和就会好了。若出现小便频数、口渴、心烦、饮不解渴、甚则水入则吐、舌苔白水滑、脉浮时，为太阳表邪未解，随经入腑，导致水蓄膀胱，气化不利，治以通阳化气利水的五苓散，以茯苓、猪苓、白术组成的猪苓散健脾祛饮，泽泻淡渗利水，桂枝通阳化气，交通内外。

若见到如狂，少腹急结，喜忘，小便自利，午后或夜间发热，舌有瘀斑，苔黄腻，脉象沉涩，为太阳表邪随太阳之经入于太阳之腑，瘀热结于膀胱的蓄血轻证，宜与桃核承气汤泻下逐瘀。以桃仁活血化瘀，大黄逐瘀泻热，芒硝软坚通腑，桂枝既温通经脉，又反佐防寒凉凝血，甘草调和护胃气。若出现发狂，小腹硬满，小便自利，身发黄，脉沉微，势缓者与抵当丸泻热逐瘀，峻药缓图，势重者急与抵当汤破瘀泻热。方中以水蛭、虻虫等虫类药性猛逐瘀，桃仁、大黄泻下，推陈致新。

二、脏腑病辨治原则

（一）肝系病辨治原则

肝病可传脾（胃）、及心、侮肺、累肾乃至殃及三焦及膀胱等，更能伤及相表里的胆腑。肝病至少散见于《金匮要略》12 个篇章之中。

肝病，就生命物质衰少所致而言，主要有阴（血）虚、阳（气）虚及津液虚；就生理功能异常所致而言，主要有肝不主筋、不主前阴、不主疏泄、不藏血、不藏魂，以及肝风内动、肝郁化火上冲等。这其中绝大多数均系阴虚、阳虚及津液虚所致；就抗病能力下降所致而言，主要是招致寒、湿、热、风等外邪入中及内生之风邪、水饮尤其是瘀血的干犯，从而导致了痉、转筋、狐惑、中风、虚劳、杂病腹痛、肝著、阴狐疝气、热入血室、水血互结于血室、疟母、癥、崩漏、胎漏、小产后下血、产后腹痛、月经先后不定期、闭经、虚劳干血、妊娠腹痛、胎动、肝气奔豚、悬饮及梅核气等病证。其辨治方法如下。

【专治肝】

1. **祛风解表，滋液养筋**　筋乃肝所主。风、寒等外邪入中人体可导致多种病证。其所以形成痉病，是因为有津液不足（如误下、误汗等），筋脉失养的先决条件。“太阳病，其证备，几几然，脉反沉迟，此为痉”，乃风邪外袭，筋脉失养所致。用栝楼桂枝汤祛风解表,滋液养筋。

2. **散寒解表,升液养筋** “太阳病,无汗而小便反少,气上冲胸,口噤不得语,欲作刚痉”系寒邪束表,津不能升而成。用葛根汤散寒解表,升液养筋。该法多用于骨科疾病。

3. **下气利尿,舒缓筋脉** 转筋以腓肠肌痉挛甚则入攻腹部为主症。此多系湿浊化热伤阴,筋脉失养所致。用鸡屎白散下气利尿,舒缓筋脉。

4. **清热燥湿,调畅肝脉** 狐惑病以咽喉及前后二阴的腐蚀溃烂为主症。二阴为足厥阴肝经所绕循,故分别以苦参汤洗之及雄黄熏之,燥湿清热,解毒杀虫以救其肝,况此二味均入肝经,此二法及方对外阴炎、肛周炎均效。

5. **清热息风,重镇潜阳** 中风病以口眼㖞斜,半身不遂甚则昏不识人为主症。若大人出现风痫掣引之候,小儿呈现惊痫瘛疭之症,多为肝火偏旺,风邪内动所致。用风引汤清热息风,重镇潜阳;若出现四肢烦重、心中恶寒不足、头晕时,用侯氏黑散清肝祛风,化痰通络。

6. **暖肝杀虫** 虚劳病若系肝阳虚而见冷劳之症,或其人“寒热沉沉嘿嘿,不的知其所苦,而无处不恶,累年积月,渐沉顿滞,以至于死,后复注易旁人,乃至灭门”即所谓“鬼疰一门相染”者,用獭肝散暖肝杀虫。

7. **活血止痛** “妇人六十二种风,及腹中血气刺痛”者,为妇人经后或产后气血亏虚,风邪等趁肺卫气虚袭入腹中,阴血运行受阻所致。以红蓝花酒活血止痛,不径治风而风自除,开“治风先治血,血行风自灭”之先河。民间用米酒或红糖煮红花治痛经,恐与此相关。

8. **温通肝络,行气活血** 肝著以胸胁部的满闷疼痛为主症即所谓“其人常欲蹈其胸上”，此乃肝受寒邪，其经脉气血郁滞，着而不行所致。用旋覆花汤散寒止痛，行气活血，温通肝络。肝寒随肝脉之支者反注(侮)于肺，故病位言“胸上”。方中葱正可入肺以散上注之寒。陈国权认为这体现了肝病有时尚须实肺之例(《中国中医药信息杂志》1999 年第 8 期)。该法及方对胸外伤、肋间神经痛、瘀血咳嗽均有效。

9. **散寒暖肝，温通经脉** 若肝寒犯胃，胃失和降，出现“干呕，吐涎沫，头痛者”，治以吴茱萸汤温胃降逆，暖肝祛寒，故凡症见巅顶疼痛、四肢厥冷、干呕、吐涎沫、舌淡苔白、脉沉弦细弱等症，如胃肠溃疡、慢性肝炎、幽门螺杆菌性胃炎、神经性头痛、高血压、呕吐、青光眼等，均可用之。足厥阴肝经绕前阴，以“偏有小大，时时上下”为主症的阴狐疝气，系寒凝肝经，前阴失主而成。用蜘蛛散辛温通利，散寒暖肝。方中桂枝入肺，协蜘蛛以治肝。小儿腹股沟斜疝用此，正因需要散寒暖肝。

10. **清泻瘀热，疏通肝络** 无论血室是否等于肝，但至少关乎肝。“妇人中风，发热恶寒，经水适来，得之七八日，热除脉迟，身凉和，胸胁满，如结胸状，谵语者”，为热入血室，下及于心所致。针刺肝经之募穴——期门，以清泻瘀热，疏通肝络。但“阳明病，下血谵语……但头汗出”者，则为阳明之热反侮于肝，入于血室，迫血下行，扰于心神所成。当因其反侮之势针刺期门，清透瘀热，使其全身汗出而解。

11. **破血逐水，荡涤血室** 妇人产后少腹胀满如敦状，小便微难，乃“水与血俱结在血室”所致。用大黄甘遂汤破血逐水，兼以养血，使祛邪而不伤正。凡水血互结且小便正常者也可用之。该方用治癃闭、闭经、癫狂、血臌及附睾淤积症是受示于此法。

12. **扶正畅肝，消癥化积** 《素问・疟论》认为“痎疟皆生于风”,而风气通于肝,故疟病若失治、误治,迁延日久,疟邪则假血依痰,痞结于胁下而成疟母。以鳖甲煎丸扶正祛邪畅肝,消癥化积。此方被大量用于肝纤维化、肝硬化的治疗,也用于治疗产后血肿、胃小弯癌性溃疡等。

13. **消瘀化癥** “妇人宿有癥病,经断未及三月,而得漏下不止”且好似“胎动在脐上者”,为癥痼为害,新血不生,疏泄紊乱所致。施桂枝茯苓丸消瘀化癥。此对面部黄褐斑、卵巢囊肿、附件炎、不孕症、坐骨神经痛、乳腺增生、血栓性静脉炎、前列腺肥大及高脂血症等,均有良效。

14. **调补冲任,固经养血** 妇人月经不调的漏血、小产后的下血及胎漏,或可因冲任脉虚,阴血不能内守而成,而冲任及胞宫皆与肝关系密切。故以芎归胶艾汤调补冲任,固经养血。此法及方对吐血、功能性子宫出血、习惯性流产及下消化道出血均效。

15. **破气散结,和血止痛** “产后腹痛,烦满不得卧”者,乃产后气血郁滞,并开始化热上扰而成。用枳实芍药散破气散结,和血止痛。气血郁滞所致顽固性呃逆用此亦效。

16. **破血逐瘀** 产后腹痛服上方后不效,系瘀血留着脐下而然,病重而药轻。改用下瘀血汤破血逐瘀。此对胎盘残留甚效,对产后衄血、尿血及倒经属于瘀血者亦效。

17. **温补冲任,养血活瘀** 妇人年五十左右,前阴下血数十日不止,“暮即发热,少腹里急,腹满,手掌烦热,唇口干燥”,为曾经小产,瘀血长期停留在少腹,兼冲任虚寒所致。处温经汤温补冲任,养血活瘀,以正邪兼顾。近来陈国权认为,原文“下利”不必改作“下血”,因瘀血在肝经日久,可传病于脾而下利,以治肝为主兼治脾而下利止(《中国医药学报》2002 年第 3 期)。此对子宫内膜异位所致倒经、阳痿、疝气睾丸冷痛、附件炎及卵巢囊肿有一定疗效。

18. **活血通瘀,兼以调营** “带下经水不利,少腹满痛,经一日再见者”,此即所谓月经先后不定期,为瘀血停留,疏泄紊乱而成。用土瓜根散活血通瘀,兼以调营。此方亦用治睾丸炎及阴囊水肿。

19. **峻逐瘀血** “妇人经水不利下”且兼少腹硬满结痛,大便色黑易解,小便自利,脉涩或舌暗者,为瘀血留着无疑。择抵当归汤峻逐瘀血。瘀血在肝经之偏头痛、肝硬化腹水及急性前列腺炎且肥大并尿潴留等,也可用该法该方治疗。

20. **补虚生血,散寒止痛** “产后腹中疞痛”,喜温喜按者,为产后血虚,寒邪直中腹部或寒邪内生,腹部失于温煦濡养所致。用当归生姜羊肉汤补虚生血,散寒止痛。低血压性眩晕及产后发热并腹痛属虚寒者用此也有效。

21. **疏肝解郁** “少阴病,四逆,其人或咳,或悸,或小便不利,或腹中痛,或泄利下重者,四逆散主之。”(第318条)由于肝胃气机郁滞而出现四逆,而非阳虚阴盛的虚寒证,治以四逆散疏肝理气,透达郁阳。

22. **清热凉肝法** 热利下重者或下利欲饮水者,用白头翁汤清热凉肝以清肝经实热,治疗腹痛、下利便脓血、里急后重、发热口渴之状。

23. **养血滋肝** 由于血虚寒凝而出现“手足厥寒,脉细欲绝者”,用当归四逆汤养血通脉、温经散寒,寓有养血滋肝之意。此方在临床上应用较广,如血虚寒凝导致的雷诺病、脉管炎、胃肠痉挛、妇女痛经、风寒湿痹所致之关节炎、坐骨神经痛等。

【治胆】

1. **和解少阳,活血散结** “妇人中风,七八日续来寒热,发作有时,经水适断……其血必结”者,为外邪乘虚陷入血室,与血相结所致。用小柴胡汤和解少阳。可酌加桃仁、牡丹皮、赤芍之类活血散结。此对产后热入血室、胆汁反流性胃炎等亦效。经期感冒发热而致停经者，尚可以用之预防热入血室。用治甲亢、斜视及肝硬化腹水则是治胆以愈肝病。

2. **利胆退黄** 湿热发黄者，以清热利湿为主，方用茵陈蒿汤；热重于湿者，方用栀子柏皮汤；湿重于热者，方用茵陈五苓散。瘀血发黄者，则以活血化瘀为主，方用抵当汤。

【肝脾肺同治】

缓祛瘀血，理气补脾 虚劳病若腹部胀满，不能饮食，肌肤甲错，两目暗黑，为五脏劳损太过，治不及时，以致气不行血，干血留着，阴血不上注于目也不外荣肌肤所致。用大黄䗪虫丸缓祛瘀血，理气补脾。凡瘀血所致胸痹、肝硬化腹水、前列腺增生、痛经、子宫肌瘤、风湿性关节炎、脑梗死及高黏血症而关乎肝脾肺者，皆可用之。

【肝脾同治】

1. **清热利湿，调和肝脾** 妊娠初期尤重肝脾二脏。因肝藏血主条达，脾统血主运化。若肝血虚则易致条达受阻而气滞，脾气虚则可见运化失职而湿聚，以致肝脾不调而生腹痛。用当归芍药散养血疏肝，健脾运湿，使肝脾和调而腹痛除。对妊娠羊水过多、输卵管积水、不孕症、功能性子宫出血、缺乳、围绝经期综合征、卵巢功能低下、肠痈、石淋、眼睑浮肿及肾上腺皮质醇增多症均有效。

2. **清热燥湿，补肝健脾** 妊娠期间若肝血不足尚可致热邪内生，加之脾气虚弱而生的湿邪，二者相合易干扰胎气而致胎动腹痛。设当归散以清热燥湿，补肝健脾。对病机相同之乙型病毒性肝炎及胎漏有效。

3. **调和肝脾法** 厥阴病篇中的乌梅丸治疗厥阴病上热下寒证，由于肝热犯胃，导致上热；肝木乘脾，脾失健运，形成下寒。临床广泛应用于蛔虫病、神经性头痛、慢性结肠炎、胃肠功能紊乱、神经性呕吐等病。

【肝胆胃同治】

1. **调肝降气，和胃止痛** 人受惊恐，心肾先伤，继之子（心）病累母（肝），水不涵木，致肝郁化火，引动冲气上逆，胃气亦相伴而逆，肝胆的表里关系必遭破坏，故胁下腹痛，往来寒热，气上冲胸，或见呕吐等。投奔豚汤调肝降气，和胃止痛。此充分体现了《金匮要略》肝实之治。流行性腮腺炎用此，正是立足于治肝。而冠心病、癫痫等用此，正是治母（肝）以愈子（心）。

2. **和解少阳，和胃降逆** 《伤寒论》第97条中“血弱气尽，腠理开，邪气因入，与正气相搏，结于胁下。正邪分争，往来寒热，休作有时，嘿嘿不欲饮食，脏腑相连，其痛必下，邪高痛下，故使呕也，小柴胡汤主之。服柴胡汤已，渴者，属阳明，以法治之。”由于邪郁少阳，木乘脾土时，用小柴胡汤治之。

【治肺脾胃肠】

峻逐饮邪，和络止痛 “饮后水流在胁下，咳唾引痛”乃停留于中焦脾胃之饮邪趁肝络之虚反侮胁下而成。投十枣汤，通过泻肺攻胃，利肠补脾即治三焦以达逐胁下之饮，不径治肝而肝络自通之目的。对渗出性胸膜炎及其他胸腹腔积液，以及哮喘、月经过多、重症肌无力及肥胖症，凡正气尚强且关乎肺脾胃肠者，均可酌用之。肝硬化腹水及渗出性胸膜炎用此，正是立足于治肺脾胃肠以愈肝病。

【治肺脾】

开结化痰，降气补脾 梅核气以咽中如物阻塞，吞之不进，吐之不出为主症，此乃肝气郁结，疏泄紊乱，肺脾两虚，以致痰气生于脾，贮于肺并上逆而成。以半夏厚朴汤开结化痰，降气补脾。

该法及方对部分关乎肝的咳嗽、食道痉挛、咽炎、癔病性瘫痪有良效。

【治心脾】

活血祛瘀，解毒排脓 狐惑病若失治或误治，致“病者脉数，无热，微烦，默默但欲卧，汗出，初得之三四日，目赤如鸠眼；七八日，目四眦黑。若能食者……”为湿热陷入血分，腐败气血为痈脓。用赤小豆当归散活血祛瘀，渗湿清热，解毒排脓。

【治胃】

1. **清泄阳明，急下存阴** 外感痉病若失治或误治，致外邪完全由太阳内传阳明，症见“胸满，口噤，卧不着席，脚挛急，必龂齿”者，乃热盛于阳明之经，津伤风动所致。用大承气汤清泄阳明，急下存阴，以养筋息风。此说明阳明经证有时也可下。眩晕、肝昏迷、肝脓疡等用该方，同样体现了肝病从胃治。

2. **清热化湿，安中解毒** 足厥阳肝经绕前阴，其支脉上通于咽喉，而肝开窍于目。故狐惑病“状如伤寒，默默欲眠，目不得闭，卧起不安，蚀于喉为惑，蚀于阴为狐，不欲饮食，恶闻食臭，其面目乍赤、乍黑、乍白。蚀于上部则声喝”者，乃胃中湿热反侮于肝并循经上冲下注而然。投甘草泻心汤清热化湿，安中解毒。对口腔溃疡、胃溃疡及性病有较好疗效。阴部瘙痒及包皮水肿用本方，正是治胃以愈肝病。

3. **其他** 治脾胃以治肝者，如疟病“以饮食消息止之”。罄气反侮肝木所致胁下痛虽未明言治法，但不外消积化食之类；治肾以治肝者，如虚劳失精之少腹弦急、阴头寒、目眩用桂枝加龙牡汤调和肾之阴阳而除之。妊娠腹痛之少腹恶寒如扇，用附子汤温肾以疗之；荡热解毒，消痈排脓，逐瘀攻下而治肝者，如肠痈之少腹肿痞，按之即痛如淋处大黄牡丹汤而散之。至于虚寒腹满之两胠疼痛，痰饮之水在肝，水气之肝水，五脏风寒之肝中风、肝中寒、肝死脏等，一般可分别用温、下、祛风、散寒及补益诸法。

显然，肝病确有“当先实脾”者，如肝脾同治中所举以及治法中凡涉及脾或胃者；也有“唯治肝”者，如专治肝中所举，这多因暂无传脾之势或适逢脾气当旺之时；更有当先实肺者，如肝脾肺同治中所举以及专治肝中所有感受外邪病证的诸治法，此系治“克我”之脏，与肝病实脾治“我克”之脏相反相成，而肺脾胃肠同治等所举则集“我克”“克我”治法之大成。治表脏，如治胆中所举；治子脏，如心脾同治中所举；虽无治母脏之方，但对“尺脉浮，目睛晕黄”之治则不外滋水涵木之法。足见肝病治法不仅立足五脏甚至涉及胆、胃、肠三腑以至三焦等。《金匮要略》在治疗学上的脏腑整体观由此可见其一斑。

（二）心系病辨治原则

心病可传肺、及脾（胃）、侮肾、累肝（胆）等，更可影响相表里的小肠。

心病，就生命物质衰少所致而言，主要是心阳虚，其次是心阴虚、心血虚、心气虚；就生理功能异常所致而言，主要是心不主神明、不主血脉；就抗病能力下降所致而言，主要是招致水、饮、湿、热、火、疟、寒乃至风等病邪的入中或浸渍，以致阳气被郁、阴阳失调等，从而导致了牝疟、惊、浸淫疮、悸、吐血、衄血、虚劳、心痛及失眠等病证。其辨治方法如下。

【专治心】

1. **祛痰截疟，助阳扶正**　牝疟以寒战时间长即“多寒”，壮热时间短为主症。此乃心阳不足，饮邪凌心，尚存之阳难以伸展所致。用蜀漆散祛痰截疟，助阳扶正。本方可治寒疟。

2. **逐邪通阳，镇惊安神**　火劫之法若用之得当，尚可起到祛邪愈病作用。若误用之发汗，则易损伤心阳而见惊狂、卧起不安等症，且易招致痰浊遏阻尚存之心阳。用桂枝去芍药加蜀漆牡蛎龙骨救逆汤逐邪通阳，镇惊安神。

3. **清心泻热，燥湿解毒** 浸淫疮是一种湿热兼毒的皮肤疾病。“诸痛痒疮，皆属于心”，故用黄连粉外敷或内服，清心泻热，燥湿解毒。

4. **温通心阳** 《伤寒论》第64条所云“其人叉手自冒心，心下悸，欲得按”，由于心阳亏虚，以桂枝甘草汤温通心阳；若太阳病误下，损伤心阳，出现胸闷脉促时，用桂枝去芍药汤，若见脉微恶寒者，加附子温其里。

5. **清心除烦** 伤寒误吐、误下后，余热郁于胸膈，扰乱心神，出现“反复颠倒，心中懊侬”，以栀子豉汤清宣郁热。白虎汤辛寒清透，疗热盛扰心的心烦。

【心肺同治】

1. **宣散饮邪，调和阴阳** 牝疟若失治，致饮邪传于肺者，乃心肺之阳俱虚且郁所致。以牡蛎汤宣散饮邪，调和阴阳。

2. **宣发阳气，蠲饮降逆** “心下悸者”，多因胃中水饮乘心阳虚而上凌之，尚存之心阳被遏所致。因饮邪盛于中焦，“甚者则悸”。肺为水之上源，故治从肺胃。以半夏麻黄丸宣发阳气，蠲饮降逆，不治其心而心悸自除。本方有用治病态窦房结综合征者。

3. **清泄心火，凉血止血** “心气不足、吐血、衄血”者，系心火亢盛，血脉失主，且心火灼金，气不摄血而成，投泻心汤清泄心火，凉血止血。杨明钧(《中医杂志》1991年第12期)以此方研制的“血宁冲剂”对上消化道出血甚效。该方对失眠、咳血、口鼻生疮、胃溃疡、头疼及急性扁桃腺炎等均有效。小儿急性口疮用该方，寓心病治从心肺之意。

【心脾同治】

1. **益气温阳,补血养阴** “虚劳诸不足,汗出而闷,脉结悸”者,系心脾两虚,阴阳气血俱不足而成。用《千金翼方》炙甘草汤益气温阳,补血养阴。心血不足,火不生土之厌食症、胃溃疡用此方效佳。对慢性乙型病毒性肝炎及月经病(子脏气旺感母脏)、心肌炎、心房纤颤、冠心病亦效。

2. **温阳健脾,利水降冲** 《伤寒论》第67条“伤寒,若吐、若下后,心下逆满,气上冲胸,起则头眩,脉沉紧,发汗则动经,身为振振摇者”与《金匮要略》痰饮篇的“心下有痰饮,胸胁支满,目眩”,均为脾虚水停,水气上冲之证。

【心胃同治】

1. **温化水饮,下气降逆** “心中痞,诸逆心悬痛”者,是胃中痰饮乘心阳之虚上凌之而然。以桂枝生姜枳实汤温化水饮,下气降逆。此法治寒饮胃痛或胃炎有一定疗效。

2. **通腑泄浊** 由于热邪与肠中糟粕相结导致燥屎内结,浊热扰心,出现谵语,可权衡其轻重缓急选用大承气汤、小承气汤、调胃承气汤,攻下泄浊,通过治胃来疗心。

【心肝脾同治】

1. **补肝益脾,宁心安神** 失眠的原因甚众,肝阴不足,虚热内生,累及于子(心)则是其原因之一。治以酸枣仁汤补肝益脾、宁心安神。此法及方(加味)治肝阴不足之乙型病毒性肝炎效良,症重者合甘麦大枣汤。此方尚用治惊恐、夜游症、狂病、不孕症、夜间抽风、低热及遗精等,皆立足于治肝脾心。

2. **活血化瘀** 热与血结成瘀,内停于心,浊气不降,蒙蔽心神,出现喜忘或发狂,轻者治以下血逐瘀的桃核承气汤,重者治以破血逐瘀的抵当汤。

【心肝脾肾同治】

1. **破阴逐寒,温阳止痛,扶正祛邪** 以方测知,“九种心痛”多因积聚、痰饮、结血、虫注及阴寒之气等攻冲所导致的疼痛。此为心阳不足,中下焦之阴邪上乘所致。设九痛丸以破阴逐寒,温阳止痛,扶正祛邪。治重症寒疝、呕吐效亦宏。

【心肾同治】

1. **回阳救逆** 心肾阳虚,出现四肢厥逆,喜蜷卧,下利清谷,急与四逆汤温补心肾。临床可用于治疗心衰和休克,改善心肌供氧,增强心肌的收缩力,改善心肌的能量代谢;若津液亏虚,加人参温阳兼以养阴;阴盛于内,格阳于外时,以通脉四逆汤交通内外;阴盛于下,格阳于上,白通汤附子、干姜温里虚阳,葱白交通上下;若是阴盛而阴竭阳亡,用通脉四逆汤加猪胆汁汤回阳益阴。

2. **温阳利水** 水饮上扰心神,心脾肾阳气不同程度受损,出现心悸,以真武汤温煦心肾之阳,以肾中寒水泛滥成饮。

3. **温阳散寒,峻逐阴邪** “心痛彻背,背痛彻心”及四肢厥冷,脉沉紧者,属心肾不足、下焦之阴寒不得蒸化,乘心阳之虚上乘阳位,尚存之心阳不达于背部所致。用乌头赤石脂丸温阳散寒,峻逐阴邪。对心绞痛、心肌梗死、慢性荨麻疹、坐骨神经痛及溃疡病出血等均有效。原因是心肾应相交,肺合皮毛,脾主肌肉,而心肾关乎肺脾。

此外,心中风、心中寒、心伤、心水及水在心等病证,多不外心阳虚、心血虚等。其辨治多不离温阳、补血、化水饮诸法。

显然,心病确有当先实肺者,如心肺同治中所列诸法;也有唯治心者,如专治心中所列诸法,这多因暂无传肺之势或治心足以截断传肺之源或值心气当旺之季;也有先实其肾者,此系治“克我”之脏,与心病实肺治“我克”之脏相反相成;母子同治,如心脾同治与心胃同治中所举；与其母其子同治，如心肝脾同治中所举(陈国权《中医药研究》1987年第2期)。

(三) 脾病辨治原则

脾病则可传肾、及肺、侮肝、累心，更可影响相表里的胃。

脾病，就生命物质衰少所致而言，主要有脾阳虚、脾气虚、脾阴虚及血虚等；就生理功能异常所致而言，主要有输化异常、脾失统摄、营卫不调及气机阻滞等，这其中绝大多数都系脾阳虚所致；就抗病能力下降所致而言，主要是招致风、寒、湿、热的入中及内生之寒、湿、饮、水、燥热的干犯，从而导致了痰饮、湿痹、气利、支饮、黄汗、皮水、远血、产后腹痛、胎动、脾约、痢疾及溢饮等病证。其辨治方法如下。

【专治脾】

1. 温阳蠲饮，健脾利水 “心下有痰饮，胸胁支满，目眩”及微饮所致短气、小便不利等症，虽一重一轻，但悉因脾失输化所致。以苓桂术甘汤温阳蠲饮，健脾利水。对心肌炎、心动过缓、心房纤颤、房室传导阻滞、冠心病、风湿性心脏病、胃扭转、小儿脑积水、梅尼埃病等由于痰饮者均有效。治脾以愈心病，是因子能令母实。

2. 运脾发汗 “假令瘦人脐下有悸，吐涎沫而癫眩”乃脾失健运，饮邪不得从小便出，反逆而上行所致。故用五苓散运脾，“发汗利小便”，药后“多饮暖水”是因其上逆之势而汗之。日本医学家用该方的提取剂治愈一浮肿20年且无汗出者；有用治脾虚所致小便过多者；尚可用治自汗、濡泻、肥胖病、高脂血症等，其治皆立足于运脾。

3. 健脾利水 湿病以“小便不利，大便反快”为主的湿痹及下利病以既下利又矢气为主的气利皆属脾失健运所致。后世主张用五苓散则旨在健脾利水，水利则下利自止，为“利小便即所以实大便”奠定了理论基础。

“心下有支饮，其人苦冒眩”者，除脾失健运外，与清阳不升也相关。所设泽泻汤亦属健脾利水之法。这种“利”是单向的，不如五苓散多向之“利”。痰饮所致梅尼埃病、头痛、头重、耳鸣、鼻塞等，用之甚效。

4. **调和营卫，祛散水湿** 黄汗证虽与心肺有一定关系，但主要责之脾。若“身体肿，发热汗出而渴，状如风水，汗沾衣，色正黄如柏汁，脉自沉”者，乃水湿内浸，郁而化热，困阻于脾，营卫失调所致。用芪芍桂酒汤调和营卫，祛散水湿。无水肿，凡湿热所致黄汗证，用之均有效。

5. **调和营卫，益气祛湿** 黄汗证“若身重，汗出已辄轻者，久久必身瞤，瞤即胸中痛，又从腰以上必汗出，下无汗，腰髋弛痛，如有物在皮中状，剧者不能食，身疼重，烦躁，小便不利”者，为营卫失调，卫外不固，气不达下所致。设桂枝加黄芪汤调和营卫，益气祛湿。该法对过敏性鼻炎、腰以下麻木冷痛、心源性肝硬化黄疸、胆石症伴感染及肝硬化等均有效，多体现了肝病实脾之旨。若湿、热、寒所致黄汗，常上述两法合用。

6. **通阳化气，表里分消** 皮水证“四肢肿，水气在皮肤中，四肢聂聂动者”，乃脾阳虚弱，水溢其所主而成。用防己茯苓汤通阳化气，表里分消。此方治水饮凌心之心水、妊娠子痫、冠心病合并心衰、肾病综合征有效。

7. **温脾摄血** 下血若先便后血，且伴腹痛绵绵、面色无华、神疲懒言、手足不温等症者，系脾阳虚弱，失于统摄所致。用黄土汤温脾摄血。用之治吐血、衄血、咯血、消化道出血、交媾尿血而因于脾阳虚者均有效。

8. **清利湿热，化瘀消肿** 皮水而见身体厥冷者，乃水湿趁脾虚而泛滥肌肤，并开始化热，阳不达于外故尔。用蒲灰散清利湿热，化瘀消肿，开“通阳不在温，而在利小便”之先河。

9. **补血活血，散寒止痛** 妇人产后虚羸不足，腹中刺痛不止，或少腹拘急挛痛并牵及腰背，不能食饮者，乃血虚且瘀，寒邪内生所致。以《千金》内补当归建中汤补血活血，散寒止痛。经后腹痛也可治以该法。

10. **其他** 《伤寒论》第66条“发汗后，腹胀满”为脾虚气滞腹满之证，用厚朴生姜半夏甘草人参汤下气除湿，和胃导滞。

【脾肺同治】

1. **和中补脾，宣肺利水** 皮水虽主要责之脾，但与肺也有一定关系。若全身浮肿而无里热者，属脾虚失运，肺气被遏所致。用甘草麻黄汤和中补脾，宣肺利水。用之治原因不明的面肿及喘息发作较效。

2. **发汗行水，清热健脾** 皮水若“一身面目黄肿，其脉沉，小便不利”者，其机理与上大同，只是水郁化热而已。用越婢加术汤发汗行水，清热健脾。此方对慢性肾炎急性发作兼内热者有效，亦可用于治疗疱疹。

3. **发越郁阳，清肺温脾** 《伤寒论》第357条有“伤寒六七日，大下后，寸脉沉而迟，手足厥逆，下部脉不至，喉咽不利，唾脓血，泄利不止者，为难治”之谓，其病机乃阳气内郁，肺热脾寒。热郁于上，肺热伤络故喉咽不利，唾脓血；大下伤脾，寒伤于下，故有泄利不止。治用麻黄升麻汤发越郁阳，清肺温脾。有学者用此方治疗猩红热垂危患者，表现为咽喉糜烂肿痛、高热、身陷隐约痧疹者，效果颇佳。

【脾肝同治】

1. **健脾温中，散寒除湿** 妊娠胎动若腹痛，四肢不温，呕吐清涎，不思饮食者，多系脾阳虚而寒湿内生，且兼肝血虚而气机欠畅所致。以白术散健脾温中，散寒除湿。水饮停胃所致呕吐、胃痛乃至浅表性胃炎均用之有效。

2. **辛开苦降，寒热并调** 由于脾胃之气受损，邪气乘机内陷，寒热错杂阻于中焦，脾胃升降失常，气机痞塞，故出现心下痞之症。用半夏泻心汤、生姜泻心汤、甘草泻心汤三方寒热并调，调和肝脾。

【脾胃肠同治】

1. **泻热润燥，缓通大便** 脾约病以大便坚、小便数、趺阳脉浮而涩为主要脉证。此乃胃热盛，脾津亏，升降失序，输化太过所致。用麻子仁丸泻热润燥，缓通大便。此可用治阴吹、神经性尿频、慢性前列腺炎、膀胱炎、肺源性心脏病、喘病、不寐及胃痛等病证，体现了治土以制水，荣木、生金及实火之旨。

2. **温中涩肠** 下利日久，便带脓血，血色紫暗，或赤白相兼，腹痛隐隐，喜温喜按，神疲乏力者，为中阳大虚，气血下陷，肠失固脱而成。设桃花汤温中涩肠。此对部分脱肛者以及慢性肠炎、慢性结肠炎、带下、功能性子宫出血、胃溃疡、吐血等均有效。

【治肺】

发汗祛邪 溢饮证以无汗及四肢疼重为主症。此乃脾失健运，饮溢于其所主，阳气被郁而成。若兼内热、烦躁而喘等症者，以大青龙汤兼清郁热；若兼胸痞、干呕、咳喘等症者，则用小青龙汤兼温化里饮。因二者俱因母（脾）病及子（肺）而成，故悉以发汗为主。治子以实母。

【治胃肠】

攻逐水饮，通阳散结 “病者脉伏，其人欲自利，利反快，虽利，心下续坚满”者，脾失输化，饮伏胃肠，阳气不通所成也。用甘遂半夏汤攻逐水饮，通阳散结。此对慢性肾炎尿毒症、肝硬化腹水所致肝昏迷的救治有一定作用，对单纯性肥胖症及闭经、心包积液等亦效。

【治肾】

1. **益肾化饮** 痰饮病之轻微者即微饮证若短气、小便不利，又兼见轻度少腹拘急甚或下肢欠温者，或虚劳腰痛者，系脾失输化，饮注于下，波及于肾而成。以肾气丸益肾化饮，使饮从尿出，以防脾病继续传肾。用该法治硬皮病、齿衄、唾涎过多症及复发性口疮等，皆体现了治肾以愈脾病之旨。

2. **温肾散寒** 水气病出现脉沉，属于少阴反发热者，则以麻黄附子甘草汤，以附子温肾阳，以甘草麻黄汤行其水气。

【治肺肠膀胱】

辛宣苦泄，攻坚决壅 痰饮"腹满，口舌干燥"者，属肺失宣降，饮注于肠，气化不行，津不上承而然。用己椒苈黄丸辛宣苦泄，攻坚决壅，前后分消。本方可用治哮喘、心包炎、心包积液、肝硬化腹水、肝昏迷、尿毒症等，尚可用于减肥、降脂，体现了肺、肠、膀胱与心、肝、肾的密切关系。

至于脾中风、脾死脏、痰饮之水在脾及脾水之治，大抵不外扶正祛风、益气回阳、振奋脾阳及健脾利水等法。

显然，脾病确有当先实肾者，如治肾中所举；也有唯治脾者，如专治脾中所举，这多因暂无传肾之势或适逢肾气当旺之季；也有当先实肝者，如脾肝同治中所举。此外，"伤寒腹满谵语，寸口脉浮而紧，此肝乘脾也，名曰纵，刺期门"亦然。此均系治"克我"之脏，与脾病实肾治"我克"之脏相反相成；治其子，如脾肺同治、治肺及治肺肠膀胱中所举；治表里，如治胃、治胃肠及脾胃肠同治中所举。

（四）肺病辨治

肺病可传肝、及肾、侮心、累脾，更能波及相表里的大肠。

肺病，就生命物质衰少所致而言，主要为肺气不利甚或阻滞、上逆。上源被遏，气不摄津或不布津，与大肠的表里关系受到破坏等；就抗病能力下降所致而言，主要为招致风寒湿邪的侵袭及内生之虚热、实热、痰浊、饮邪、寒邪的干忤，这些原因导致了头风、中风、肺痿、肺痈、湿、暍、血痹、支饮变证、身痛、产后中风、风水、产后郁冒、妇人吐涎沫、伤胎、支饮咳嗽、虚劳、咳嗽上气、肺胀、支饮、消渴及产后感染等病证。其辨治方法如下。

【专治肺】

1. **祛风散寒，活血止痛** 头风病以发作性头眩、头痛为主症。头部阳虚，卫外不固，风寒入中其经络故耳。用头风摩散涂搽患部，以祛风散寒，活血止痛。本法可治疗头皮麻木、肢体麻木疼痛，对中风后遗症、肌肤顽麻疼痛等均有较好疗效。

2. **固卫祛风，解表清热** 中风病“手足拘急，百节疼痛，烦热心乱，恶寒，经日不欲饮食”，系卫气不足，风邪入中，营卫不和，邪郁化热而成。设《千金》三黄汤固卫祛风，解表清热。

3. **清热下气，止咳除渴** 虚热肺痿轻证多微咳、口渴，肺中有热，津液受伤而然。用《千金》甘草汤清热下气，止咳除渴。

4. **清肺化痰，活血排脓** 肺痈“咳有微热，烦满，胸中甲错”乃痰热壅肺，气血腐败而成。以《千金》苇茎汤清肺化痰，活血排脓。此方对各种胸膜炎尤其有胸水者、肺炎、百日咳、鼻窦炎及肺痈溃脓期等效甚佳。

5. **宣泄上焦** “湿家病身疼发热，面黄而喘，头痛鼻塞而烦，其脉大，自能饮食”为头部阳虚，寒湿乘虚入中，尚存阳气被遏而成。后世多主张用瓜蒂散搐鼻，令出黄水以宣泄上焦寒湿。

6. **温经助阳，祛风化湿** “伤寒八九日，风湿相搏，身体疼烦，不能自转侧，不呕不渴，脉浮虚而涩者”，因肺卫阳虚，湿邪夹风侵犯人体，气血运行受阻所致。用桂枝附子汤温经助阳，祛风化湿。此法及方对急性风湿性关节炎能迅速控制症状，对自主神经功能紊乱、乙型肝炎、破伤风、流行性感冒、结核性脑膜炎等而关乎肺卫者均有效。

7. **温经祛湿**　服上方后若“大便坚，小便自利者”，为风邪已去而湿邪尚存，虽并未入里，然已影响到脾的健运功能。改用白术附子汤温经助阳，使湿从汗泄。此方对单纯性脾虚湿滞之便秘有效。

8. **祛湿散水**　“太阳中暍，身热疼重，而脉微弱”者，此以肺卫阳虚，“夏月伤冷水，水行皮中所致也。”投一物瓜蒂汤祛湿散水。

9. **温阳行痹**　“血痹阴阳俱微，寸口关上微，尺中小紧，外证身体不仁，如风痹状”者，营卫气血俱虚，风寒入中，局部阴血阻滞所致也。用黄芪桂枝五物汤温阳行痹。该法用治阳虚兼血虚之荨麻疹（斑疹暗红或淡红）、颈椎病、肩周炎效佳，对风湿性及类风湿关节炎、冠心病、中风后遗症、原发性脑萎缩、低热、肝硬化腹水、转胞及月经后期亦效。

10. **开提肺气，排脓解毒**　肺痈病“咳而胸满，振寒脉数，咽干不渴，时出浊唾腥臭，久久吐脓如米粥者”，乃风热郁肺，伤及血脉，酿成痈脓而然。以桔梗汤开提肺气，排脓解毒。此法此方的使用频率极高。动物实验表明，该方通过增加肺和呼吸道的排泄量而使脓液稀释，易于排除。

11. **平冲降逆**　体虚之人患支饮，误用辛温燥烈之小青龙汤而症见“寸脉沉，尺脉微，手足厥逆，气从小腹上冲胸咽……小便难，时复冒者”，为阳气重伤，虚阳上浮，影响冲脉，其气上冲所致。用茯苓桂枝五味甘草汤平冲降逆。该方用治咳嗽上气病，也可用治慢性胃炎呃逆、气厥及坐骨神经痛等。

12. **调和营卫，解表祛邪** 虚寒下利而又身疼痛者，系风寒乘虚犯表而成。待用四逆汤温里止利后，再用桂枝汤调和营卫而除疼痛。

若产后中风日久不解，“头微痛，恶寒，时时有热，心下闷，干呕，汗出，虽久，阳旦证续在耳”，其病机与上大同，故亦当以桂枝汤（即阳旦汤）调和营卫。

13. **扶表利水** 风湿及风水“身重，汗出恶风”及脉浮者，为肺气不足，卫表不固，风邪乘虚袭入，上源壅遏，气不行水（湿）所致。用防己黄芪汤扶表利水（湿）。此方用治心水及不明原因的腰以下水肿亦效，尚可用治关节炎、慢性肺源性心脏病并发心衰、围绝经期综合征、狐臭及单纯性肥胖病合并高脂血症。

14. **扶正达邪，和利枢机** 产后郁冒证以头部郁闷昏冒，但头汗出，呕不能食为主症。此乃产后血虚于下，阳气浮越于上，汗出较多，外寒乘虚而入，郁闭于内并随浮越之阳及上逆之胃气上冲而成。用小柴胡汤扶正达邪，和利枢机，使上焦通，津液下，胃气和，身濈然汗出而解。该法广泛用于治肺系疾病，如肺炎、喘咳、支气管炎、小儿反复呼吸道感染等。

15. **温化寒饮** “妇人吐涎沫”者，乃寒饮盛于上焦，肺津不能正常敷布所致。施小青龙汤温化寒饮。

16. **宣肺发汗** 若患者出现咳喘吐痰或咳逆倚息不得卧，痰质清稀，发热恶寒无汗，或伴有胸胁痞满、小便不利、少腹满等，以小青龙汤发汗解表，散寒化饮。

17. **降肺止咳** 寒饮郁肺，痰阻喉间出现痰鸣如水鸡声，以射干麻黄汤散寒化饮，消痰开结。

【治心】

刺泻心气：“妇人伤胎，怀身腹满，不得小便，从腰以下重，如有水气状”者，乃“怀身七月，太阴当养不养，此心气实”所致也。当针刺劳宫穴及关元穴。劳宫为手厥阴心包经之荥穴，关元为手太阳小肠经之募穴，心与小肠相表里。针刺之，以泻其心火，金不被灼则水道可通，诸症悉除，开肺病实心之法门，但用之宜慎之又慎，亦可仿此法用药物治疗。

【治心脾】

1. **补益心脾，生津润燥**　肺痿“涎唾多，心中温温液液者”，系虚热在肺，津液被灼，累及于母（脾）而成。用《外台》炙甘草汤补益心脾，生津润燥。对心之阴阳两虚所致胸痹、心动过缓均效。

2. **补脾益气，养心安神**　《金匮要略》中的甘麦大枣汤适用于脏躁，以睡眠不实、精神恍惚、言行失常、哈欠频作、常悲伤欲哭不能自主、舌红苔少等为主症。邓铁涛教授常以此方加减治疗因心脾两虚引起的眩晕，以养心益脾、解郁和胃、舒缓气机为法。

【肺脾胃肠同治】

峻逐水饮，泻肺止咳　支饮所致咳嗽，症见心烦、胸痛、脉弦者，为脾失输化，饮邪凌心迫肺，肺失肃降所致。投十枣汤峻逐水饮，泻肺止咳。此方对肺痈而正气较强者可以排脓，对胸膜炎、小儿肺炎及风湿性关节炎亦效。

【肺脾胃同治】

1. **补气养血，发汗祛风**　患中风病，“身体不能自收持，口不能言，冒昧不知痛处，或拘急不得转侧”者，因风邪入中，气血不足而然。设《古今录验》续命汤补气养血，发汗祛风。

2. **补气调中，养血祛风**　“虚劳诸不足，风气百疾”乃肺脾胃俱虚，气血阴阳俱不足，风邪乘虚而入所成。以薯蓣丸补气调中、养血祛风，示人治虚劳尚须防外感，气虚感冒者常服可减少发病频率。低热、空洞性肺结核、十二指肠球部溃疡、脱肛、贫血、类风湿关节类、荨麻疹等病证用之有效。

3. **散饮降逆,止咳平喘** “咳而脉浮”且胸满烦躁,咽喉不利,痰声辘辘,但头汗出甚则倚息者,为饮热相合,上迫于肺所致。用厚朴麻黄汤散饮降逆,止咳平喘,兼以清热。饮热迫肺的肺源性心脏病、肺气肿亦可用此法。

4. **逐水通阳,止咳平喘** 咳而“脉沉”且喘气,身微肿者,乃水阻脾胃之阳并上迫于肺所致。立泽漆汤逐水通阳,止咳平喘。肺源性心脏病、午后发热、臌胀及疟病等,用之亦效。

5. **宣肺泻热,降逆平喘** 肺胀“咳而上气……其人喘,目如脱状,脉浮大者”,为外感风热,饮热互结,上迫于肺而成。处越婢加半夏汤宣肺泻热,降逆平喘。外邪诱发之肺源性心脏病且热重于饮者此法可用。

6. **发汗行水,兼清里热** “风水恶风,一身悉肿,脉浮而渴,续自汗出”,表无大热者,系风邪袭肺,上源被遏,水郁化热而成。以越婢汤发汗行水,兼清里热。该方用治急性肾小球肾炎、慢性支气管炎、流行性出血热、癃闭、声哑及阴痒糜烂等。

7. **化饮散结,扶正补虚** “膈间支饮,其人喘满,心下痞坚,面色黧黑,其脉沉紧”者,水停心下,气机阻滞,上迫于肺所致也。以木防己汤化饮散结,扶正补虚。该法可治心脾两虚,水饮内停的心肌炎,亦可治肺心病、风湿性心脏病及眩晕症等。

8. **软坚散结,扶正利水** 上证服上方后若心下由痞坚变成虚软,为药已中病。反之即更加痞坚,则系方中石膏辛凉太过,重伤脾胃之阳而然。用木防己汤去石膏加茯苓芒硝汤软坚散结,扶正利水。

9. **解表散寒,温化内饮** 支饮“咳逆倚息不得卧”,外寒引动内饮并上迫于肺之征也。施小青龙汤解表散寒,温化内饮。若按原方分量则效更捷,但须严密观察。

10. **扶正祛邪,调和营卫** “产后中风,发热,面正赤,喘而头痛”者,系产后阳虚,风邪乘虚入中,虚阳上浮,肺失清肃所致。用竹叶汤邪正兼顾,调和营卫。该方可用于多种发热如妊娠、手术后、产后及人工流产后等,亦可用治急性盆腔炎。

【肺脾同治】

1. **调和营卫,通窍利涎** 肺痿吐涎沫甚或喘气者,系脾气虚弱,营卫失调,痰涎壅肺所致。用《千金》桂枝去芍药加皂荚汤调和营卫,通窍利涎。

2. **发汗解表,散寒除湿** 湿病“身烦疼”且发热、恶寒、无汗者,乃肺卫阳虚,寒湿犯表所致。以麻黄加术汤发汗解表,散寒除湿。病机相同的急性风湿性关节炎用此方以除痛效宏。此方亦可用治荨麻疹。

3. **助阳祛风,化湿缓急** “风湿相搏,骨节疼烦掣痛,不得屈伸,近之则痛剧,汗出短气,小便不利,恶风不欲去衣,或身微肿者”,乃肺脾阳虚,风湿俱盛,阻碍骨节气血运行,殃及脾之输化所致。设甘草附子汤助阳祛风,化湿缓急。该方用治风湿性心脏病、风湿性关节炎、类风湿脊柱炎、慢性肾炎、支气管哮喘、过敏性鼻炎及长期低热等。

4. **温肺复气** 肺痿“吐涎沫而不咳者,其人不渴,必遗尿,小便数……必眩,多涎唾”,是因肺阳虚,上不能约津,下不能摄水所致。以甘草干姜汤温复肺气。此亦可视为培土生金之法,对遇寒则感冒及肺虚所致小便不利均效,对遗尿、口疮、鼻渊、消渴、慢性结肠炎、急性胃肠炎、十二指肠溃疡、慢性支气管炎并咯血及痛经亦效。

5. **散寒化饮,宣肺降逆** “咳而上气,喉中水鸡声”缘于寒饮郁肺，饮阻其气，气触其饮。用射干麻黄汤散寒化饮，宣肺降逆，兼顾补脾。此方可用治小儿外感咳嗽、小儿支气管炎及寒饮喘嗽等。

6. **宣壅导滞，利窍涤痰** “咳逆上气，时时吐浊，但坐不得眠”系顽痰壅肺，肺失清肃，气道不利而成。用皂荚丸宣壅导滞，利窍涤痰，枣丸为泥，兼扶脾气。此方可用治肺结核、肺源性心脏病及小儿疳积。

7. **开肺逐邪** “肺痈，喘不得卧”为肺痈初期，风热与痰浊壅遏于肺，气机被阻所致。以葶苈大枣泻肺汤开肺逐邪，兼顾其脾。若“肺痈胸满胀，一身面目浮肿，鼻塞清涕出，不闻香臭酸辛，咳逆上气，喘鸣迫塞者”，其病机与之大同。宜先投小青龙汤，待表解后再用前方开逐之。

“支饮不得息”者，痰浊壅肺所致也，病机大同，亦治以上方。

顽固性腹水配以此法此方可提高疗效。此方尚可用治肺气肿、中毒性肺炎、大叶性肺炎、渗出性胸膜炎、心衰、急性肾炎、鼻窦炎及特发性气胸等(陈国权《河南中医》1994 年第 1 期)。

综合《伤寒论》大陷胸证用大陷胸丸下之可以看出，病在上焦有时可下之。

8. **蠲饮止咳** “冲气即低，而反更咳，胸满者”为支饮伴冲气上逆者服桂苓味甘汤后收到桴鼓之效，但饮邪复动，故投苓甘五味姜辛汤蠲饮止咳。本方对痰饮所致久咳、寒喘及肺源性心脏病甚效。

9. **宣利肺气，化饮消肿** 支饮服苓甘五味姜辛夏汤后“水去呕止，其人形肿者”，表气未宣，饮邪阻肺之征也。处苓甘五味姜辛夏杏汤宣利肺气，化饮消肿。此方对饮邪所致顽固性咳嗽且以白天为剧者甚效，对肺气肿、肺源性心脏病、支气管哮喘、慢性支气管炎及腹水等亦效。

【肺胃同治】

1. **轻清宣化，解表祛湿**　“病者一身尽疼，发热、日晡所剧者”，为汗出当风或久伤取冷，致肺卫阳虚，湿邪夹风入中，且开始化热，传入阳明胃所成。施麻杏苡甘汤轻清宣化，解表祛湿。此方对肺热不重之哮喘控制症状有效，对皮痹、扁平疣、过敏性紫癜、急性胃炎、急性风湿热、急性副鼻窦炎等亦效。

2. **清养肺胃，止逆下气**　“火逆上气，咽喉不利”属虚火上炎，肺胃津伤，津不上承所致。投麦门冬汤清养肺胃，止逆下气。对同病机的慢性咽炎、上消、中消及慢性浅表性胃炎、胃窦炎、肺痿、肺结核、咽神经症、倒经、反应性淋巴结增生症及支气管扩张咯血等均有效。

3. **解表化呕，清热除烦**　“肺胀，咳而上气，烦躁而喘，脉浮者”，系外感风寒，停于胃脘之水饮化热并及子（肺），内外合邪所致。以小青龙加生膏汤解表化饮，清热除烦。

4. **祛水止咳**　支饮服苓甘五味姜辛汤后“咳满即止，而更复渴，冲气复发者，以细辛、干姜为热药也。服之当遂渴，而渴反止者，为支饮也。支饮者法当冒，冒者必呕”，是以投苓甘五味姜辛夏汤去水止呕。

5. **温化蠲饮，苦寒泄胃**　支饮“若面热如醉”，为胃热上冲所致。用苓甘五味姜辛夏杏大黄汤温化蠲饮，苦寒泄胃。说明痰饮病并非尽用“温药和之”，有时亦可以苦寒泄之。此方可用治慢性气管炎及癫痫大发作。

6. **清热养阴，益气生津**　消渴病“喝欲饮水，口干舌燥者”乃肺胃热盛，津液被灼而成。处白虎加人参汤清热养阴，益气生津。

“太阳中热者，暍是也。汗出恶寒，身热而渴”等与前证虽略异，但病机大同，故也以前方治之。此方对阴虚有热之脉管炎有辅助治疗作用，也用治妊娠恶阻及口舌生疮等。

【肺肠同治】

宣泄痈脓，清热化痰 肺痈“咳而胸满，振寒脉数，咽干不渴，时出浊唾腥臭，久久吐脓如米粥者”，为痰热壅肺，气血腐败所成。用《外台》桔梗白散宣泄痈脓，清热化痰。若为肺痈重证属寒湿者，则以桔梗白散攻逐水饮，温下寒湿。

【治脾胃】

1. **补土生金，宣行滞气** 肺痿病“咳唾涎沫不止，咽燥而渴”系脾胃虚弱，不生肺金，热灼于肺，气机阻滞，无津以布而然。设《千金》生姜甘草汤补土生金，宣行滞气。

2. **益气养阴** 《金匮要略·肺痿肺痈咳嗽上气病脉证治》篇第10条“火逆上气，咽喉不利，止逆下气者”，由于肺中郁热日久，耗伤阴津，虚火上炎，出现咽干、咳嗽、喘憋等。用麦门冬汤降逆止咳，养阴清热。

【治脾】

清热凉血，燥湿杀虫 妇人产后，“自发露得风，四肢若烦热”者，为保养不慎及产床不洁，以致风虫俱入，深入血分，郁而为热，溢于脾之所主而成。投《千金》三物黄芩汤清热凉血，燥湿杀虫。

【治肾】

咸凉润下，生津止渴 “渴欲饮水不止者”为肺热盛，津被灼所致。取文蛤散入肾经，使子(肾)脏之气感母(肺)脏，进而金水相生，口渴自止。

【治肠】

疏导肠胃，荡涤实邪 “支饮胸满者”源于饮邪迫肺，肺气不畅。久之肺与大肠的表里关系受到破坏，传导受阻，故亦可见腹满。投厚朴大黄汤疏导肠胃，荡涤实邪，不须治肺而胸满乃至腹满自除。

至于肺中风、肺中寒、痰饮之水在肺，水气之肺水之治，约略为祛风、散寒、宣肺、攻逐乃至健脾等法。

显然，肺病并无当先实肝之例，这多因暂无传肝之势或适逢肝气当旺之季；但有当先实心者，如治心、治心脾中所举；有众多的培土之治，如肺脾胃肠同治、肺脾胃同治、肺脾同治、肺胃同治及治脾胃、治脾中所举；治其子，如治肾中所举；治其表，如治肠及肺肠同治中所举。

（五）肾病辨治

肾病则可传心、及肝（胆）、侮脾（胃）、累肺等，更影响相表里的膀胱。

就生命物质衰少所致而言，主要有肾阴虚、肾阳虚、肾气虚；就生理功能异常所致而言，主要有气不行水、气不摄水、气不涩精、肾虚侮脾、阳虚失煦等；就抗病能力下降所致而言，主要是招致湿、热、寒、饮、水、虫的侵袭等，从而导致了虚劳、下消、脚气冲心、失精、肾气奔豚、阴痒、白带、女劳疸变证、阴疮、正水、肾著、气分、妊娠腹痛及阴吹等病证。其辨治方法如下。

【专治肾】

1. **益肾行水**　“虚劳腰痛，少腹拘急，小便不利”，是肾气不足，不能行水，腰腹失于濡养温煦所致。以肾气丸益肾行水，诸症随之而除。

2. **益肾摄水**　“男子消渴，小便反多，以饮一斗小便一斗”者，亦乃肾气不足所致，只是此为不能摄水而成，亦用肾气丸益肾气而摄水。本方用治复发性口腔炎、齿衄、高血压病、围绝经期综合征、精子缺乏症、胃癌、慢性前列腺炎及慢性肾炎等。本方亦用治全身瘙痒症、硬皮病，说明皮肤病关乎肾。

3. **益肾降逆** 脚气多因外感湿邪风毒，或饮食厚味所伤，积湿生热，流注于脚而成。若“脚气上入，少腹不仁”者，多为湿毒上攻，损伤阳气而然。投崔氏八味丸（即肾气丸）益肾降逆。

4. **调和阴阳，潜镇摄纳** 失精家“少腹弦急，阴头寒，目眩，发落，脉极虚芤迟，为清谷亡血……女子梦交”者，为阴虚及阳，精关不固，心肾不交所致。用桂枝汤调和阴阳，加龙骨、牡蛎引药入肾，且潜镇摄纳。若百合病兼肾之阴阳两虚者以百合地黄汤与此合用，效佳。本方用治发热、癔病、神经衰弱、寒厥、胃痛、不孕症、习惯性流产、带下、脏躁及围绝经期综合征亦效。

5. **调和阴阳，平冲降逆** “发汗后，烧针令其汗，针处被寒，核起而赤者，必发奔豚，气从少腹上至心”者，系一汗再汗，阴损及阳，心不制肾而成。先灸其核上各一壮，再用桂枝汤调和阴阳，加重桂枝，平冲降逆，强心阳以制肾。兼脾虚者可与苓桂草枣汤合法。

6. **暖宫除湿，杀虫止痒** 若阴冷，阴痒，带下，腰部酸重者，乃肾阳亏虚，阴寒湿浊之邪凝着下焦而成。用蛇床子散内阴中，以暖宫除湿，杀虫止痒。

7. **补阳摄阴** 若出现肾阳虚衰，畏寒腰冷，阳痿遗精，小便频数或不利或虚劳的男子失精，老人腰冷，小便频数，或遗溺，小腹有动者，脐下有动而恶寒，或冲逆，或小便不利者，阳虚亡血失精，则采用补阳摄阴的天雄散。

【治心脾】

导湿下行，收敛心气 脚气冲心而见心悸、气喘、呕吐者，是湿邪太盛，不得下行，故逆而上冲所致。以矾石汤（浸脚）导湿下行，收敛心气。

【治肺脾】

1. **活血化湿，理气散热** “妇人经水不利，脏坚癖不止，中有干血，下白物”者，是因肾气不足，干血留着，郁为湿热而成。以矾石丸内阴中，立足脾肺，活血化湿，理气散热。

2. *发汗祛风，清热除湿*　若“肉极，热则身体津脱，腠理开，汗大泄，厉风气，下焦脚弱”，为感受湿邪厉风，郁而化热，伤津脱肉，下注于脚而成。用《千金》越婢加术汤(同《金匮要略》越婢加术汤)发汗祛风，清热除湿。

【治脾胃】

消瘀退黄，化湿益胃　女劳疸日晡恶寒，“膀胱急，少腹满，身尽黄，额上黑，足下热，因作黑疸，其腹胀如水状，大便必黑，时溏”者，属房劳伤肾，阴虚及阳，反侮于脾，阴血失统，湿邪内生而成。故因其反侮之势，治从脾。以硝石矾石散入脾而消瘀化湿退黄，大麦粥汁益胃，共奏前后分消之功。宗本法及方加青黛治囊虫病及缺铁性贫血有一定疗效。

【治肺肝脾】

清热燥湿，杀虫止痒　“少阴脉滑而数者，阴中即生疮，阴中蚀疮烂者”，肾气不足，湿热注于肾之所主(前阴)，日久阴中痒痛糜烂而然也。用狼牙汤洗涤，以清热燥湿，杀虫止痒。李钟文认为狼牙即仙鹤草根芽(《中华医史杂志》1986 年第 1 期)，颇有见地。该药入肺肝脾经。

【肺脾肾同治】

宣肺补脾，兼顾肾阳　正水以腹满、喘气、小便不利、全身浮肿、脉沉迟或沉小为主要脉证。肾阳不足，水气上泛，肺失清肃使然也，故因其势用麻黄附子汤宣肺补脾，兼顾肾阳，使水从汗解。

【治脾】

1. *温中散寒，健脾除湿*　肾著病以腰部的冷、重、痛为主症。此为“身劳汗出，衣里冷湿，久久得之”，即寒湿着腰，阳气不行而成。用甘姜苓术汤温中散寒,健脾除湿。病机相同之半身汗出、腹泻、脱肛、咳喘、遗尿、带下及舌痛等用之亦效。

2. **行气散结,健脾利水** 水气病虽与五脏及三焦、膀胱皆有关,但主要责之肾。而“心下坚,大如盘,边如旋盘”者,乃脾虚气滞,水停于胃而成。其发展趋势必成水气病。故投枳术汤行气散结,健脾利水,以防水气病之成。水饮所致脾积、胃痛、胃下垂、胆石症、胃石症及子宫脱垂等,用之效良。

3. **温阳散寒,通利气机** 气分证“心下坚,大如盘,边如旋杯”且身冷或恶寒,骨痛或痹不仁者,系胃阳虚,寒邪内生,脾失输化,水饮内停,不生肺金所致。用桂枝去芍药加麻辛附子汤温阳散寒,通利气机,犹如痰饮水逆用五苓散一样,使水饮从汗而解,以杜绝水气病之成。此说明即使病邪不在皮,有时亦可汗而发之。该法常用治肝肾综合征、感冒、慢性气管炎、肝硬化腹水、肾下垂、支气管哮喘、肺源性心脏病及水气病等。

【脾肾同治】

1. **温补中阳,收敛涩精** 若失精,腰膝冷痛甚至五劳七伤者,多因肾阳虚弱,反侮于脾,精关不固所致。设天雄散以温补中阳,收敛涩精。本方对脾肾阳虚所致精子数量不足,存活率低疗效较好,对阳痿、早泄及滑精的疗效也可。

2. **温中散寒,暖宫安胎** “妇人怀娠六七月,脉弦发热,其胎愈胀,腹痛恶寒者,少腹如扇”,系胃肺俱虚,不能制肾生肾,以致肾阳虚而寒,失于温煦而然。投《伤寒论》附子汤温中散寒,暖宫安胎。该方可用治高血压、舌血管神经性水肿、风湿性关节炎、带下病、羊水过多、阴痒、小儿癫痫及滑精等。

【治胃肠】

活血化浊,润肠通便 前阴出声不断如后阴矢气状,为胃中谷气得不到脾之输化，反下泄于肠，致大便不通以至压迫前阴而成。投猪膏发煎活血理气，润肠通便。病机不同而大便尚通甚则次多者并可用之。

至于痰饮之水在肾，水气病之肾水、石水之治，大抵不外温利、温运、温下等法。

显然，肾病虽有当先实心者，但为数不多，如治心肺中所举；但大量的是当先实脾即治“克我”之脏，如治脾胃、治脾及脾肾同治中所举，与肾病当先实心相反相成；治其母，如治肺脾及治肺脾肾中所举；治其子，如治肺肝脾中所举。

同时，上述不少肾病都说明，肾有实证，故治有泄法。

（六）胃病辨治

胃病，除直接波及与之相表里的脾及与之相连的肠道外，余与脾病所及大同。

就生命物质衰少所致而言，主要是胃阴虚、胃阳虚；就生理功能异常所致而言，主要是胃气上逆、胃不能纳腐、胃不与脾和及胃阳不达于外等；就抗病能力下降所致而言，主要是招致寒、热、湿、饮、水的入中或内生，以及宿食、酒气的停滞等，从而导致了宿食、支饮、呕吐、狭义痰饮、吐血、哕、恶阻、产后烦呕、温疟、胃反及不能食等病证。其辨治方法如下。

【专治胃】

1. **涌吐实邪** 宿食在上脘者，多有胸闷或不适，泛恶欲吐之症，此乃正气欲托邪外达之征。因其势用瓜蒂散涌吐实邪。该法可临时用于喘息、痰饮、乳房肿块及狂病，借治胃以治肺、肝、心。

2. **和胃止呕，散饮降逆** “呕家本渴，渴者为欲解，今反不渴，心下有支饮故也。”正因饮停胃中，阳气不足，胃气上逆，故呕而不渴。以小半夏汤和胃止呕，散饮降逆。

若“呕吐，谷不得下者”，证情更重。由于病机相同，亦可以上方治之，故该方被誉为“呕方之祖”，可用治心腹虚冷、气郁涎多及头痛等症。

3. **和胃止呕，引水下行** 患痰饮而症见卒呕吐、心下痞、眩悸者，因脾失输化，饮停胃中且上冲、凌心所致。投小半夏加茯苓汤和胃止呕，引水下行。

若仅见先渴后呕者，病机与之大同，虽轻重有异，但仍可投该方。对饮邪所致病毒性心肌炎、心包积液、胃痛、梦游、高血压病、卡他性中耳炎、妊娠恶阻及梅尼埃病证均效。

4. **温中止血** 吐血日久，甚则伴少量食物残渣者，为胃阳不足，影响于脾，血失其统而成。设柏叶汤温中止血。本方对病机相同之鼻衄、咳血均效良。

5. **理气和胃** “干呕、哕，若手足厥者”，属寒气闭阻胃阳，阳不达于外，气上逆而成。处橘皮汤理气通阳和胃。此说明厥冷并非尽用理中或四逆之辈。

6. **补虚清热，和胃降逆** 哕逆若伴虚烦不安、少气、口干、手足心热、脉虚数者，为胃有虚热，气逆上冲所致。投橘皮竹茹汤补虚清热，和胃降逆。本方对胃虚有热之顽固性呕吐、呃逆、妊娠恶阻、胃神经症及碱性反流性胃炎均效。姚春用治胆汁返流性胃炎，效佳(《陕西中医函授》2001 年第 4 期)。以上说明该方对酸碱均具中和作用。

7. **温散寒饮，补虚降逆** “妊娠呕吐不止”且伴口干不渴或头眩心悸、脉细滑、舌淡、苔白滑者，乃胃阳虚弱，寒饮内停，胃失和降所致。以干姜人参半夏丸温散寒饮，补虚降逆。此说明胎前可温，可用辛温燥烈之干姜，但必须是病情需要。

8. **安中益气，清热降逆** 妇人产后多气血亏虚，易致虚热内生，若胃气随之上逆则呕吐，虚热扰心则心烦，故言“妇人乳中虚，烦乱呕逆”。设竹皮大丸安中益气，清热降逆。本方可用治病机相同的围绝经期综合征、妊娠呕吐、夏季热、癔病、失眠、不育及阳痿等，这其中不乏治子（胃）以实母（心）之例。

9. **清热通腑** 大承气汤为“峻下剂”，主治痞、满、燥、实四症俱全之阳明热结重证；小承气汤为“轻下剂”，主治痞、满、实而燥不明显之阳明热结轻证；调胃承气汤其泻下之力较前二方缓和，称为“缓下剂”，主治阳明燥热内结，有燥、实而无痞、满之证。

【肺胃同治】

1. **清热生津，达邪外出** 温疟以“身无寒但热，骨节疼烦，时呕”及脉如平为主要脉证。疟邪及热邪盛于胃，胃失和降，寒邪舍于肾之所主故尔。设白虎加桂枝汤清热生津，达邪外出。本方可治风湿热、中暑、风疹、外感病、霍乱、头痛及失眠等。

2. **发散祛邪，清热止渴** “吐后，渴欲得水而贪饮者”，为病在胃，波及于肺，水热互结所致，以文蛤汤发散祛邪，清热止渴，汗出而解。说明治呕吐有时当不忘外邪所致。

3. **温阳散寒，降逆止呕** “干呕，吐逆，吐涎沫”，属肺卫阳虚，寒饮内盛，气逆于上之征。用半夏干姜散温阳散寒，降逆止呕。本方亦可用治上焦阳虚停饮之肺不张、高血压等。

4. **散饮去结，降逆止呕** “病人胸中似喘不喘，似呕不呕，似哕不哕，彻心中愦愦然无奈者”，是寒饮与上中焦尚存之阳相搏，欲攻肺胃而不能之证。投生姜半夏汤散饮去结，降逆止呕。本方可用于病机相同的胸痹、心痛及眉棱骨痛之治。

【肺肝胃同治】

暖肝补胃，降逆止呕 干呕可缘于胃气上逆，吐涎沫则责之肺阳虚而寒，因“上焦有寒”方“其口多涎”。头痛则乃寒凝肝经，木无金制，上冲巅顶而然。故“干呕，吐涎沫，头痛者”，用吴茱萸汤暖肝补胃温肺，止头痛除呕吐。此肝寒即与肺阳虚而寒，继而乘之有关。

若仅“呕而胸满”，亦可以该法、该方治之，因二者病机大同。该方用治急性充血性青光眼、视疲劳、角膜溃疡、闪辉性暗点、尿毒症、细菌性痢疾、肝炎、胃溃疡、神经性呕吐及梅尼埃病等。

【治脾】

健脾利水 “呕吐而病在膈上，后思水者”为饮去阳复之征，除及时“少少与饮之”外，并用猪苓散健脾利水，以全祛病邪。本方可用治小儿单纯性消化不良。

【脾胃同治】

1. **开结除痞，和胃降逆** “呕而肠鸣，以下痞者”，寒热错杂于中焦，升降失调之征也。施半夏泻心汤开结除痞，和胃降逆。该方被广泛用于治疗内、外、妇、儿等科疾病，如心肌梗死、头痛、咳嗽、眩晕、溃疡病、贲门癌、胃窦炎、结肠炎、淋证、妊娠恶阻、小儿腮腺炎等。其病机自当与此无大异。

2. **补虚润燥，和胃止呕** 胃反以朝食暮吐，暮食朝吐，宿谷不化为主症，并可伴大便燥结甚或心下痞硬、脉紧而涩等脉症。此系胃阳虚，脾阴亦虚而成。用大半夏汤补虚润燥，和胃止呕。说明呕家有时可用甘药。朱进忠以本方加麦冬或生姜或二味同加，治不完全幽门梗阻及溃疡病恶变所致疼痛，治神经性呕吐、胃扭转、贲门痉挛，效果均佳(《山西医药杂志》1975 年第 3 期)。

3. **温胃止呕，通阳利水** 反复呕吐且“吐而渴欲饮水者”，乃脾失输化，饮停于胃，尚存之阳被阻所成。立茯苓泽泻汤温胃止呕，通阳利水。

4. **调和脾胃，平衡阴阳** 妊娠初期呕吐，不能食，脉寸关部基本正常，唯尺部稍弱者，为血聚养胎，阴血虚于下，阳气浮于上，胃气随之上逆所致，严重时尚可兼见腹泻。处桂枝汤化气和脾胃，平衡阴阳。

5. **补中健脾，理气化痰** “心胸间有停痰宿水，自吐出水后，心胸间虚，气满，不能食”者，系脾失输化，饮停于胃并上泛所致。上焦之气因呕吐而虚乏，故满而不能食。以《外台》茯苓饮补中健脾，理气化痰。

6. **温中散寒** 《金匮要略·胸痹心痛短气病脉证治》第5条言胸痹“心中痞”，其有虚实之治，若因中阳虚寒、寒气凝结者，用人参汤治之，第十篇第14条言里虚寒甚者，阴寒凝滞血脉，加之寒气上冲，出现“呕而不能食，上冲皮起，出现有头足，上下痛而不可触近”者，用大建中汤温中散寒。

【脾胃肾同治】

温阳救逆，和胃止呕 “呕而脉弱，小便复利，身有微热，见厥者”，为呕吐日久，病及于脾肾，阴寒内生，格阳于外所成。施四逆汤温阳救逆，和胃止呕。一般而论，呕吐者多小便偏少，而此说明呕吐可兼见小便偏多。原因是，肾阳虚，无以摄水。

大乌头煎主治阴寒内结，血脉凝滞而出现“绕脐痛”，阳气不达四肢出现手足逆冷及“白汗（冷汗）出”证，以乌头辛热祛寒，加白蜜解其毒。若出现身疼痛，用乌头桂枝汤解表温里。

【胃肠同治】

1. **荡涤实热，缓急和胃** “食已即吐”兼大便干结甚或不通，脉数苔黄者，多系实热壅阻胃肠，火性炎上而成。立大黄甘草汤荡涤实热，缓急和胃。顽固性呕吐、神经性呕吐、厌食症、目赤肿痛、鼻衄、口腔溃疡、牙痛、夜啼及先天性贲门扩张症等用之有效，因同有实热。

2. **温胃补虚，清肠止利** “干呕下利”若系胃中虚寒以致胃气上逆，肠中实热以致暴注下迫者，宜用《外台》黄芩汤温胃补虚，清肠止利。

3. **温下寒结** “胁下偏痛，发热，其脉紧弦”，为寒结胸膈，阳为阴遏所致，用大黄附子汤温阳通便。

【治胆】

疏解清热，和胃降逆 “呕而发热者”为少阳邪热迫胃，胃气上逆而然。处小柴胡汤疏解清热，和胃降逆。若按原方分量，其疗效更加迅捷。

【胆胃肠同治】

清利止利，和胃降逆 “干呕而利”乃胆热迫于胃肠，胃气上逆，暴注下迫而成。设黄芩加半夏生姜汤清热止利，和胃降逆。此说明，呕吐不仅可以与小便偏多并见，而且可与下利并见，其中尚寓已病防变之意。

由此可见，胃病虽有当先实肾者，如脾胃肾同治中所举，但为数极少；也有唯治胃者，如专治胃中所举，这大多俱因暂无传肾之势或适逢肾气当旺之季；也有当先实肝（胆）者，如治胆以治胃、肺肝胃同治及胆胃肠同治中所举，此均系治“克我”之脏，尽管有的是因是胃的反侮之势而治之，加之治“我克”之脏，就较完满地体现了《金匮要略》在治疗学上的脏腑整体观；治脏以治腑，如治脾中所举；表里同治，如脾胃同治中所举；母子同治，如肺胃同治中所举；与相连之腑同治，如胃肠同治中所举。

（七）大肠病辨治

大肠病则多殃及胃与肺。由于肾开窍于前后二阴，肝主疏泄，脾为中州，主输化，故大肠的传化异常尚与此三脏甚至心有关。

就生命物质衰少所致而言，主要是阳气虚弱、阴液（血）不足；

就生理功能异常所致而言，主要是传化异常；就抗病能力下降所致而言，主要是招致宿食，燥屎，痈脓，瘀血，风、寒、湿、饮、热（含虚热）的停滞、内生及入中，从而导致了腹满、痢疾、产后下利、肠痈、近血、寒疝、下利变证（肺痛、心烦）、下利、气利、产后阳明胃肠结实、产后郁冒“胃实”、休息痢、蛔虫及蛔厥等病证，其中少数病证如寒疝甚至腹满也关乎小肠。其辨治方法如下。

【专治肠】

1. **行气导滞，通下止痛**　“痛而闭”即宿食或燥屎停滞于肠腑，腑气不通之征。以厚朴三物汤行气导滞，通下止痛。该方用治肠梗阻及头痛。

2. **清热燥湿，凉血止利**　患痢疾，便带脓血，里急后重，肛门灼热，脉数苔黄者，湿热胶结于肠，腐灼肠道脉络，气机阻滞所成。投白头翁汤清热燥湿，凉血止利。此用于治疗细菌性甚至中毒性痢疾乃至坏死性肠炎效佳。此方亦用于治疗大叶性肺炎、支气管肺炎、肺结核，即肺病从肠治。

3. **清热止利，养血缓中**　产后阴血亏虚，湿热乘虚下注或胶结于肠，血络被腐，传化异常，故下利。于上方中加甘草阿胶即成白头翁加甘草阿胶汤，以清热止利，养血缓中。肠伤寒过程中所出现的腹痛、汗出、黑便、隐血阳性且病机同此者，用之亦效。

4. **排脓消痈，振奋阳气**　肠痈“其身甲错，腹皮急，按之濡，如肿状，腹无积聚，身无热，脉数”，乃阳虚兼湿，郁滞于肠，气血腐败所致。处薏苡附子败酱散排脓消痈，振奋阳气。此方对病机相同之口唇溃疡、支气管胸膜瘘、多发性胸膜腔脓疡、肝化脓症、肾盂肾炎、慢性骨髓炎、白带异常、卵巢恶性肿瘤均有一定疗效，因脾肝等病皆关乎肠。

5. **清热利湿，活血化瘀**　大便时带有血液，先便后血，其颜色鲜红，或兼脓液，大便欠畅，脉数，苔黄腻者，多系湿热蕴结大肠，迫血下行所致。用赤小豆当归散清利湿热，活血化瘀。本方对痔疮感染合并出血有一定疗效。

【治肝】

1. *散寒止痛，补血调肝*　寒疝以寒性腹痛为主症，病位多在肠。若肝血不足，久之肝阳亦虚，既可致寒邪内生而乘传于肠，亦可致肺寒传肝而克制于肠，故“腹中痛，及胁痛里急”。投当归生姜羊肉汤散寒止痛，补血调肝。白细胞减少症、再生障碍性贫血、风寒感冒及闭经等，用之甚宜。

2. *破积散寒，助阳止痛*　寒疝“腹痛，脉弦而紧，弦则卫气不行，即恶寒，紧则不欲食”者，多为风寒之邪由肺传肝再乘制于肠而然。若失治或误治致风寒完全传内，脉由弦紧变为沉紧者，乃下焦之阳亦虚，寒邪更盛，症见绕脐而痛、“白汗出，手足厥冷”等。急用大乌头煎暖肝，破积散寒，助阳止痛。

【肝胃肠同治】

清热止利，缓急定痛　下利既能上扰于心而见心烦，也能上及于肺而见胸痛，此系表（肠）病及里（肺）或曰腑病及脏之征。况肝经有热，上冲侮肺而胸痛，横克胃肠，邪热下迫而下利。处紫参汤清热止利，缓急定痛。方中紫参尤善入肝经而清之。说明下利不仅关乎胆，亦关乎肝。

【肝肠同治】

1. *暖肝泄肠，活络止痛*　“胁下偏痛，发热，其脉紧弦”，乃肝阳虚而郁，寒邪内生，疏泄紊乱，无力促使大肠传导所致。以大黄附子汤暖肝泄肠，活络止痛，开急下存阳及温通大便之先河。本方用治十二指肠球部溃疡、肾功能衰竭、牙痛、梅尼埃病、附睾结核、回肠末端结核、胃下垂及细菌性痢疾等，效佳。

综前述，治肝对大便有双向调节之功。

2. **荡热解毒，消痈排脓，逐瘀攻下** “肠痈者，少腹肿痞，按之即痛如淋，小便自调，时时发热，自汗出，复恶寒。脉迟紧”者，系热毒内聚，营血瘀结肠中，肝经经脉不利所致，故治肠为主兼治肝。施大黄牡丹汤荡热解毒，消痈排脓，逐瘀攻下。此说明肠痈也关乎肝。本方对妊娠期肠痈及尿血、不孕症、急性盆腔炎之同病机者均效。

【胆胃肠同治】

1. **和解少阳，疏解外邪** 若感受外邪而见胃脘、两胁及脐周疼痛者，当用《外台》柴胡桂枝汤和解少阳，疏解外邪。

2. **和解少阳，通里攻下** 腹满病症见胁部及脘腹疼痛拒按，大便秘结或不通，郁郁微烦，往来寒热，脉弦苔黄者，为病邪郁于少阳阳明，病偏里而连及于表所成。以大柴胡汤和解少阳，通里攻下。本方对阻塞性黄疸、急性胰腺炎效良。

【治心肺】

透邪泻热，解郁除烦 “下利后更烦，按之心下濡者，为虚烦也。”余邪郁于胸膈，扰及心神故尔。是以用长于清宣的栀子豉汤透邪泻热，解郁除烦，使之从口中而去。本方用治病毒性心肌炎、癔病、神经官能症、精神分裂症、小儿夜啼、鼻衄及过喜后精神失常等。

【治脾肾】

回阳救逆，通脉止利 “下利清谷，里寒外热，汗出而厥者”，为脾气下陷，久之伤及肾阳，阴寒内盛，格阳于外而成。设通脉四逆汤回阳救逆，通脉止利。

若证情较轻，仅下利清谷，腹部胀满者，则用四逆汤温补脾肾以回阳止利。

【肺胃肠同治】

1. **敛肺涩肠，止利固脱** 气利即大便随矢气而出，或曰滑脱不禁者，乃因肺肠俱虚，无气以固而然。用诃梨勒散敛肺涩肠，止利固脱。以粥饮和，以强益肠胃之功。本方尚可用治细菌性痢疾。

2. **解表祛邪，行气除满** “病腹满，发热十日，脉浮而数，饮食如故”者，外邪袭肺，肠道不通所致。立厚朴七物汤解表祛邪，行气除满。可用治肠梗阻及感冒伤食证。

【肺肠同治】

1. **调和营卫，散寒止痛，活血化瘀** “寒疝腹中痛，逆冷，手足不仁，若身疼痛，灸刺诸药不能治”，系下焦阳虚，内外皆寒，血脉凝涩而成。既然灸刺诸药不能治，那么乌头桂枝汤未必能够胜任，宜加抵当汤即抵当乌头桂枝汤调和营卫，散寒止痛，活血化瘀。本方可用治睾丸疼痛及痹病。

若证情更重，“腹中绞痛，贼风入攻五脏，拘急不得转侧，发作有时，使人阴缩，手足厥逆”者，则改用《外台》乌头汤（药味同乌头桂枝汤，仅药量有出入）。

2. **宣肺利肠，破积攻坚** 寒疝若以脘腹胀痛、大便不通为主症，甚或脘腹刺痛，气息喘急，胀满上冲心胸；或心胸胁腹绞急切痛乃至兼见吐血、衄血、下血者，为下焦阳虚，实邪壅塞肠中而成。以《外台》走马汤宣肺利肠，破积攻坚。

【胃肠同治】

1. **攻下里实** 患宿食病，症见不欲食甚或下利，脉滑而数，或寸口浮而大，关上涩，尺中微而涩者，为宿食停聚，气机阻滞。俱可用大承气汤攻下里实。

患实热腹满而大便不通，或产后胃肠结实而症见心烦、发热且日晡加剧，烦躁亦剧，不能食，食则谵语，至夜即愈者；或郁冒虽解而胃肠结实者，病机相同，其治亦同。说明产后有时可用清(凉)法。

下利病而寸关尺三部脉皆平，或脉滑，或迟而滑，或下利已瘥，但因余邪未尽，遇适宜的内外环境而复发者，即后世所谓休息痢，为宿食或燥屎内停，传导太过所致，亦应以上法、上方治之，以通因通用。

2. **攻下积滞** 下利谵语者，多系燥屎停滞于胃肠，其热经胃上通于心，热结旁流而成。处小承气汤攻下积滞。若上证兼见呃逆频作者，则为肠病及胃，用《千金翼方》小承气汤(即上方)治之。此等亦系通因通用之法。

3. **温中涩肠** 下利便脓血，其血色紫暗，且赤白相兼，伴神疲乏力、腹痛隐隐、喜温喜按、口不作渴、舌淡苔白、脉微细而弱者，属气血虚陷，中阳大伤所成。设桃花汤温中涩肠。本方用治胃溃疡吐血、慢性肠炎、慢性结肠炎、带下、功能性子宫出血及细菌性痢疾等。

【治胃】

1. **甘平安胃** 蛔虫病发作，多在饭后。此时蛔虫由肠上窜求食，故胃痛，吐清涎。用甘草粉蜜汤甘平安胃，使之退伏肠中，再相机杀之。本方用治蛔厥、妊娠合并胆道蛔虫症、十二指肠球部溃疡及神经衰竭等(方中粉悉用米粉或以山药代之)。

2. **安胃杀虫** 蛔厥以吐蛔、心烦、四肢厥冷及时作时止为主症。因蛔虫喜热恶寒，待人进食后，蛔闻食臭，上行胃中求食故尔。设乌梅丸安胃杀虫。如同半夏泻心汤一样，此亦可用治各科疾病如肺源性心脏病、痛经、结肠炎、寒湿痞积及中耳炎等。

由上所见，肠病犹如肺病，确有当先实肝者，如治肝以治肠中所举。肝胃肠同治中亦然；“肺病”培土，如胆胃肠同治中的治胃；

治“克我”之脏(心),如治心肺以治肠中所举;“肺病”实子(肾),如治脾肾以治肠中所举;表里同治,如肺肠同治中所举。

(八)膀胱病辨治

膀胱居小腹中央,主贮尿、排尿,与肾相表里且直通于肾,其经脉络肾。一旦膀胱有病,除表现为排尿异常外,尚可波及于肾乃至其他四脏。因《金匮要略·痰饮咳嗽病脉证并治》及《金匮要略·水气病脉证并治》中分别有水(饮)在五脏及五脏水之立。膀胱病除主要体现在其《金匮要略·消渴小便不利淋病脉证并治》外,还散见于其他约5个篇章之中。

除津液不足是膀胱生命物质衰少的表现形式外,膀胱的其他生命物质、生理功能及抗病能力的多少、盛衰、强弱不仅取决于肾,也取决于其他四脏乃至三焦、胆等。如心阳虚不下制肾水则脐下悸,小便不利;肺阳虚不制下则“遗尿,小便数”;水气侮肝则“小便续(断断续续)通”;水气困脾则“小便难”等。外邪入中或内生之邪也可影响膀胱的贮尿、排尿功能。如外湿病之“小便不利”、谷疸之“谷气不消,胃中苦浊,浊气下流,小便不通……热流膀胱”及女劳疸的“膀胱急,小便自利”等。故不能排尿或不能贮尿是膀胱病的主要表现形式。是以妊娠小便难、欲作奔豚及痰饮脐下悸、妊娠有水气、妇人转胞等病证皆列入膀胱病范畴。其辨治方法如下。

【专治膀胱】

1. **活血化瘀,清热利湿**　小便不利兼见尿道及小腹疼痛者,为湿热下注,瘀血停滞,膀胱气化受阻之征。用蒲灰散活血化瘀,清热利湿。本方可用治急性黄疸型肝炎、急性肾盂肾炎、急性膀胱炎、尿道炎、石淋、膏淋及血精等。

2. **活血止血,清热通淋**　小便不利兼少腹胀满者,系湿热下注,气滞血瘀而成。设滑石白鱼散活血止血,清热通淋。

【肺与膀胱同治】

活血润燥，利气解郁，清热利湿 妊娠小便难，多因血虚生热，气郁化燥，膀胱津液不足所致。用当归贝母苦参丸活血润燥，利气解郁，清热利湿。本方对大便难、二便俱难及肾盂肾炎均有效。

【治肺脾】

利尿发汗 “脉浮，小便不利，微热消渴者”系外邪束表，上源被遏，津液不布而成。以五苓散健脾利尿，解表发汗。本方可用治肾积水、心包积液、脑积水、尿崩症及遗尿等。

【治肺脾肾】

温阳化气，润燥利水 小便不利兼腹中冷者，乃肾阳不足，肺脾津亏，膀胱气化不行所致。以栝楼瞿麦丸温阳化气，润燥利水。本方对泌尿系结石、小便过多、肾炎、肾盂肾炎、肾盂积水、尿路感染、肝硬化腹水、输尿管结石、糖尿病及外伤后小便不利等亦效。

【治心脾】

通阳降逆，补土行水 不当汗而发汗或当汗而汗之太过，均易致心阴受伤，继之损及心阳，水无火制，不得从小便出，故“脐下悸”甚则“欲作奔豚”。以苓桂草枣汤通阳降逆，补土行水。本方加味对癔病有一定疗效。

【治脾】

运脾发汗 痰饮患者“脐下有悸，吐涎沫而癫眩”及小便不利症的“渴欲饮水，水入则吐”，俱因脾失输化，加之膀胱不能化气行水，故均逆而上行。因其上逆之势而用五苓散并多饮暖水以运脾发汗。

【治脾肾】

健脾利湿，益肾利尿 小便不利若兼大便溏或不爽、四肢困倦、脉缓或濡、苔白者，为脾肾两虚，下焦湿甚所致。用茯苓戎盐汤健脾利湿，益肾利尿。该法及方可治淋证、血精及急性黄疸型肝炎。

【治脾肠】

滑利窍道,健脾利水 “妊娠有水气,身重,小便不利,洒淅恶寒,起即头眩”者,属脾虚失运,阳气被阻,气化不行而成。施葵子茯苓散滑利窍道(方中冬葵子通过润肠以促使前阴通利),健脾利水。

【治肾】

益气行水 转胞以不得小便、脐下急痛及心烦、发热、不能平卧为主症。肾气不足,膀胱不足以行水而然。以肾气丸益气行水。

由上可见,膀胱病确有当先实小肠(心)者,如治心脾以治膀胱中所举;尚有先实其脾者,如治脾以治膀胱、治脾肾以治膀胱、治脾肠以治膀胱中所举。此系治“克我”之脏,与膀胱病实小肠(心)的“我克”之治相反相成。治水之上源,如治肺脾以治膀胱、治肺脾肾以治膀胱、肺与膀胱同治中所举;治其里脏,如治肾以治膀胱中所举。

此外,湿病(尤其是外湿传内)、虚劳、虚寒肺痿、痰饮、消渴、水气及黄疸等病证的小便不利随着原发病的痊愈而自然消失。

(九)多脏腑病辨治

多脏腑病主要是指《金匮要略》某些病证的病变脏腑直接涉及两脏(腑)或两脏以上者。如百合病、脏躁、胸痹等涉及心肺,虚劳、黄疸、妇人杂病、腹满、中风等涉及脾胃,腹满涉及脾肾,或涉及脾胃肾,妇人杂病涉及肝脾,历节病涉及肝肾,等等。其辨治方法如下。

【心肺病】

1. *专治心肺*

(1) *润养心肺,凉血清热* 百合病未经误吐、误下、误汗,症见口苦，小便赤，脉微数及欲卧不能卧，欲行不能行，饮食或有美时或有不用闻食臭时，如寒无寒，如热无热者，为心肺阴虚兼内热，神明失主，心火移热小肠所致。以百合地黄汤润养心肺，凉血清热。该方合甘麦大枣汤或桂枝加龙牡汤治疗精神分裂症有较好疗效。该方单用或适当加味可治癫痫及脏躁病，也可治胸痹及甲状腺功能亢进。

（2）滋养肺阴，清热利尿　百合病若失治，症见发热者，乃阴愈虚热更盛而成。用百合滑石散滋养肺阴，清热利尿。

（3）养血清热，疏理肺气　“病者如狂状，妄行，独语不休，无寒热，其脉浮”者，为心血虚而生热，神明失主所致，与心病及肺或肺气郁滞不能藏魄也相关，即气血逆乱。用防己地黄汤养血清热，疏理肺气。若有风邪，本方亦可用之。因养血可祛风，理气亦然。该方可用治急性风湿性关节炎、风湿性心肌炎、剥脱性皮炎及癔病。

（4）清养心肺　“妇人脏躁，喜悲伤欲哭，象如神灵所作，数欠伸”，是心火灼肺，心肺之阴俱虚，神明失主，魄不能藏所致。投甘麦大枣汤清养心肺。该法可用治神经精神系、心脑血管系等多系统疾病，如郁病、夜游症、癫狂、围绝经期综合征、惊悸、小儿癫痫、慢性咽炎及颈椎综合征等。

2. **心肺脾胃同治**　胸痹病“喘息咳唾，胸背痛，短气，寸口脉沉而迟，关上小紧数”者，系心肺阳虚，中焦阴邪上乘，尚存阳气被郁而致。施栝楼薤白白酒汤通阳散结，豁痰下气。该法常用于上焦有痰饮的心肺疾病的治疗。显然，心肺疾病尤其是冠心病并非尽用活血化瘀法。

3. **心肺胃同治**

（1）补虚清热，养阴润燥　百合病误汗则易伤心阴，燥热内盛,火不生土,以致心烦、口燥等。处百合知母汤补虚清热,养阴润燥。本方用治副伤寒、惊吓不语等病证。

(2) 养阴清热,利尿降逆　百合病误下则伤胃肠之津,热邪内生,胃气上逆而见呕吐。设滑石代赭汤养阴清热,利尿降逆。

(3) 养阴清热,润燥益胃　百合病误吐则伤肺胃之津,热邪内生,土不生金,子病累母,以致虚烦不安,胃中不和。立百合鸡子黄汤养阴清热,润燥益胃。该方能治精神错乱、失眠多梦等。

(4) 通阳散结,逐饮降逆　胸痹病若喘息咳唾、胸背痛、短气且不得卧、心痛彻背者,为心肺阳虚,痰浊上壅,肺气不降,心阳不达所致。立栝楼薤白半夏汤通阳散结,逐饮降逆。对饮邪所致肋间神经痛、冠心病、肋软骨炎及乳腺小叶增生等有效。

(5) 化痰除饮,宣利肺气　胸痹轻证仅见胸中气塞、短气者,可因心肺阳虚,饮停气滞而成。若饮停偏重者,则用茯苓杏仁甘草汤化痰除饮,宣利肺气。该法及方可治心寒、风湿性心脏病及慢性支气管炎。

(6) 行气化饮　上证若气滞偏重者,宜用橘枳姜汤行气化饮。

4. **心肺胃肝同治**　通阳散结,泄满降逆:胸痹心中痞,“留气结在胸,胸满,胁下逆抢心”者,为胸痹病扩于胃脘,旁及两胁,即火不生土,金不制木,以致肝胃之气上逆,壅阻心肺之阳而然。设枳实薤白桂枝汤通阳散结,泄满降逆。

5. **心肺脾同治**　生金实母,以补为通:上证若兼四肢不温、倦怠少气、语声低微、大便溏、舌淡脉弱者,系火不生土,子病累母之证。处人参汤生金实母,以补为通,或曰“塞因塞用”。该法及方可用治呕血、十二指肠溃疡出血、肺不张及多寐等。

6. **心肺肾同治**　散寒除湿,通阳缓急:胸痹病喘息咳唾、胸背痛、短气兼筋脉拘急者,系心肺阳虚,下焦阴寒之邪上乘,且水不生木而成。以薏苡附子散散寒除湿，通阳缓急。

7. 肺胃同治

(1) 养阴润肺，除热止渴　百合病若失治，致阴更虚热更盛以致火不生土，津不上承而口渴者，用百合洗方洗皮毛，使之通于肺而布津，食煮饼以强益胃升津而退热之力。

(2) 清养肺胃，引热下行　上证经治疗不但不效，反口渴加重，说明病重药轻，药不胜病。改用栝楼牡蛎散以清养肺胃，引热下行。

8. 治胃

涌吐痰涎，宣肺通阳　牡疟以战寒时间长、壮热时间短为主症。若兼频吐涎沫者，乃心肺阳虚，疟邪夹痰涎壅阻心肺所致。用牡蛎汤涌吐痰涎，开肺通阳。

由上可见，心肺病的辨治除平肝以防母(肝)病及子(火)、肝气反注于肺，及温肾以救心肺外，余皆系培土以生肺金、感母脏之列。

【脾胃病】

1. 专治脾胃

(1) 调和阴阳，建立中气　虚劳病症见“里急，悸，衄，腹中痛，梦失精，四肢酸疼，手足烦热，咽干口燥”者，是脾胃不调，阴阳两虚所成。处小建中汤调和阴阳，建立中气。

“男子黄，小便自利”及“妇人腹中痛”者，病机与上大同，故均可以上方治之。该方开“甘温除热”之先河。

(2) 调和阴阳，益气缓急　上述前证若兼见身重或不仁、自汗或盗汗者，为气血阴阳俱虚所致。设黄芪建中汤调和阴阳，益气缓急。

以上两法对胃溃疡、胃扭转、胃炎等均疗效好，对再生障碍性贫血也有一定疗效。

(3) 散寒补虚，大建中气　“心胸中大寒痛，呕不能饮食，腹中寒，上冲皮起，出现有头足，上下痛而不可触近”者，缘于脾胃阳虚，中焦寒甚，以致上下攻冲，失于温煦所致。以大建中汤散寒补虚，大建中气。可用治胃炎、胃溃疡反复发作，迁延不愈者。本方用治发作性睡病、梅尼埃病、急性机械性肠梗阻及胆道蛔虫症等。

（4）清泄湿热，活血退黄　谷疸病“寒热不食，食即头眩，心胸不安”者，饮食不节，湿热内生，蕴于脾胃，日久波及血分所致也。投茵陈蒿汤清泄湿热，活血退黄，使病从小便出。无论大便硬溏、多少，悉可用之。以本方制成的茵栀黄注射液对阳黄（热重于湿或二者并重）效佳。本方对肝痈、肝昏迷、慢性胆囊炎急性发作、门静脉炎、自主神经紊乱及崩漏亦效。

（5）健脾利湿，清热退黄　黄疸病黄而晦暗，形寒发热，食欲不振，小便不利，大便溏者，为湿邪兼热，困阻于脾，波及血分而然。以茵陈五苓散健脾利湿，清热退黄。本方对湿邪内盛所致单纯性面肿效佳。

（6）清热化湿，理气除痞　妇人吐涎沫，本为上焦有寒，应当温化。若误下之，必重伤阳气而致心下痞。宜先用小青龙汤温化，令涎沫止后再用甘草泻心汤清热化湿，理气除痞。

2. 治肺

（1）调和营卫，益气发汗　患黄疸或黄疸初期脉呈浮象者，多为脾胃虚弱，不生肺金，以致卫外不固，外邪袭表而成。投桂枝加黄芪汤调和营卫，益气发汗而退黄。本方可用治盗汗。

（2）发汗解表　黄疸病初期若感受外邪，症见发热无汗、身黄脉浮紧者，属子（肺）病累母（脾），波及血分而成。用《千金》麻黄醇酒汤发汗散邪。

以上两法说明黄疸可汗，但不一定仅用以上两方。

3. 肺脾同治　养血补脾，化痰祛风：中风病若见“四肢烦重，心中恶寒不足”者，系风邪趁虚直中脾胃，与痰湿相合，阳气被郁，四肢被困而然。设侯氏黑散以养血补脾，化痰祛风。本方对高血压、坐骨神经痛、脑栓塞及狂病有效。

4. 治胃

(1) 温胃止哕，降逆退黄　“黄疸病，小便色不变，欲自利，腹满而喘，不可除热，热除必哕。哕者……”为脾胃虚寒，误用清法，重伤脾胃之阳故尔。设小半夏汤温胃止哕，降逆退黄。

(2) 祛湿散水　患黄疸而症见胸痹脘闷、四肢困倦、脉滑、苔白润者，多系湿盛于胃，波及于脾而成。以(一物)瓜蒂汤祛湿散水，亦可将之研末搐鼻取效。

(3) 清心除烦，上下分消　“酒黄疸，心中懊侬或热痛”，系酒热内积，上冲甚或下注而成。用栀子大黄汤清心除烦，上下分清。该法及方可用治传染性肝炎。

5. 治胃肠

(1) 活血润燥，利尿退黄　黄疸病若病邪大部已净，仅见大便干结，小便欠通利甚至少腹急满，脉涩舌偏暗者，乃胃肠津枯兼瘀血内停，前后二阴失调所致。立猪膏发煎活血润燥，利尿退黄，因大便畅通则二阴得以平调。

(2) 清热通便，利湿退黄　“黄疸腹满，小便不利而赤，自汗出”为实热盛于肠，气机阻滞，膀胱气化不利，部分热邪经胃上迫于心所致。立大黄硝石汤清热通便，利湿退黄。与栀子大黄汤所主相比，此热偏于中下焦。

6. 治肝胆

疏利肝胆，和胃退黄　黄疸，后世强调胆汁外溢。而《金匮要略》认为“脾色必黄，瘀热以行”。“诸黄，腹痛而呕者”，则为脾胃之湿热反侮肝胆而成。用小柴胡汤疏利肝胆，和胃退黄。从肝胆治黄疸在《金匮要略》无二。

显然，脾胃病除专治脾胃外，就是治与胃相连的肠，尤其是治肺，因子脏气旺可以感母脏。

【脾肾病】

散寒止痛，化饮降逆　腹满病而症见腹痛、手足逆冷甚至呕吐、心下动悸者，乃脾肾虚寒，水饮上逆所致。用赤丸散寒止痛，化饮降逆。方中相反的乌头与半夏同用，旨在强散寒化饮之力。该法及方可用治腹痛、痛经、阴缩、胸痹、神昏抽搐及末梢神经疼痛。

【脾胃肾病】

散寒降逆，温阳止痛　“腹中寒气，雷鸣切痛，胸胁逆满，呕吐”者，为脾肾阳虚，水湿内停以至肝胃之气上逆所致。用附子粳米汤散寒降逆，温阳止痛。本法及方可治产后腹痛、恶阻、习惯性流产、经行腹泻及少女带下等。

【肝脾病】

调和肝脾　妇人腹中痛且兼小便不利甚或四肢微肿、脉弦缓、苔黄腻者，为湿热内生，肝脾不调所致。用当归芍药散调和肝脾除湿热而止痛。本方可用治输尿管结石、前列腺肥大、慢性胆囊炎、黄疸、心绞痛、中心性浆液性视网膜病变及围绝经期综合征等。

【肝肾病】

1. 肺肝肾脾胃同治

祛风除湿，散寒止痛，滋阴清热　历节病以全身关节递历疼痛为主症，外因感受风寒湿邪，内因肝肾不足，故言“……历节痛，不可屈伸，此皆饮酒汗出当风所致”，“寸口脉沉而弱，沉即主骨，弱即主筋，沉即为肾，弱即为肝。汗出入水中，如水伤心”。若诸肢节疼痛，身体魁羸，脚肿如脱，头眩短气，温温欲吐者，乃风湿外袭，流注筋骨，并开始传内，湿郁化热，损伤阴液而成。用桂枝芍药知母汤祛风除湿，散寒止痛，滋阴清热，以肺肝肾脾胃同治。本方可用治肩周炎、下肢水肿、腰痛、坐骨神经痛，但病机须大同。

2. 肺肝肾同治

温经散寒，除湿解痛　历节病若系感受寒湿，症见关节疼痛而不可屈伸者，则以乌头汤温经散寒，除湿解痛，属肺肝肾同治。寒湿着腰及其以下的坐骨神经痛、舞蹈病及寒湿犯上的偏头痛、三叉神经痛等，本方用之概效。

此外，关于胆病的治法在上述的九类中已有所涉及，尚有治“疟病发渴”及“劳疟”的柴胡去半夏加栝楼根汤，以和解少阳，清热生津；治“疟寒多微有热，或但寒不热”的柴胡桂姜汤，以和解少阳，平调阴阳。而三焦病证在《金匮要略·五脏风寒积聚病脉证并治》虽有论（“问曰：三焦竭部……”“师曰：热在上焦者……”）但无方，其辨治，实际上有部分已寓于痰饮、水气之中。

治金疮而具消瘀止血、和阴镇痛之功的王不留行散，治胃痛或肠痈具行气除痹、排脓补虚之功的排脓散，治胃痛或肺痈具解毒排脓、调和营卫之功的排脓汤，治牙病具行气活血、消肿杀虫之功的小儿疳虫蚀齿方，不便纳入上述九类病证的辨治之中，特此一并补及。

至于阴阳毒病的病变脏腑，目前尚难论定。感受疫毒多伤及肺，“面赤斑斑”“面目青”多关乎心，“咽喉痛、唾脓血”关乎肝、肺。升麻鳖甲汤及该方去雄黄、蜀椒均旨在“取汗”。有学者认为阴阳毒近似于钩端螺旋体病，有的甚至认为是我国历史上最早关于鼠疫的记载，尚待进一步研究、认同。

第二章　法

“法”遵“理”立，“方”随“法”设。仲景的《伤寒杂病论》以理为据，确立了中医学的治病大法，成为后世遣方用药之圭臬和准绳而沿用至今。本章就仲景对八法的具体运用进行了较为系统的阐释。

第一节　解表法

解表法是通过发汗，开泄腠理，逐邪外出，以解除表证的一种治法，又称汗法。《素问·阴阳应象大论》所云“其有邪者，渍形以为汗，其在皮者，汗而发之”，以发汗解表解其外邪。其适宜于六淫之邪侵入肌表所致的表证，症见恶寒、发热、头痛、身疼、脉浮等。由于人体感受外邪，表里时有兼夹，正气也有强弱，故临床运用该法，除发汗解表外，尚有表里双解和扶正解表之别。

一、发汗解表

太阳主一身之表，人体肌表感受风寒之邪，致卫外不固，营卫失调，正邪相争，太阳经气不利，而出现太阳表证。其证属实，病势在外，故仲景根据《素问·阴阳应象大论》“其在皮者，汗而发之”“因其轻而扬之”的原则确立了发汗解表法，因势利导，通过发汗使风寒之邪就近从肌表而解。如《伤寒论·辨太阳病脉证并治》：“脉浮者，病在表，可发汗……”因外邪为风寒，故以辛温发汗为法。该法除用于风寒表证外，亦用于风湿在表和水肿病腰以上肿甚之表实者。凡病证不在表，当禁用。发汗解表法虽能祛邪，但运用不当，反会导致不良后果。发汗的程度，当以遍身微微汗出为佳。若发汗不及或不彻，则力不胜病，病邪不解；若发汗太过，则易耗气伤津，甚则亡阴亡阳。故汗出不能遍身，或大汗淋漓，皆非所宜。里虚病证，当禁汗法，即使兼有表证，亦当慎用。凡剧烈吐下之后，以及疮家、淋家、亡血家、衄家等，原则上都在禁汗之列。因其津血已伤，若误用汗法，将会更伤其阴，而导致亡阴或亡阳之变。运用发汗解表法，尚应因时、因地、因人而异。夏季炎热，汗之宜轻，冬令严寒，汗之宜重；西北严寒地区，汗之可重，东南温热地区，汗之宜轻；体弱者，汗之宜缓，体实者，汗之可峻。由于风寒之邪侵入肌表而出现的太阳表证，病情有轻重之别，病理变化特点也各有不同，故发汗解表法又分辛温发汗、解肌祛风、辛温小汗和辛温微汗四种治法。

（一）辛温发汗

辛温发汗法用于太阳表实证。由于表实证常有各种不同兼证，故具体治法也有一定区别。

辛温发汗，宣肺平喘：该法适宜于风寒束表，卫阳被遏，腠理闭郁，营阴郁滞，肺失宣降所致之伤寒表实证，属太阳病重证。症见恶寒、发热、头痛、身疼、无汗而喘、舌苔白薄、脉象浮紧等。方用麻黄汤。方中麻黄发汗解表以散风寒，宣降肺气以平咳喘；桂枝解肌祛风，助麻黄发汗解表；杏仁宣降肺气，助麻黄平喘之力；炙甘草调和诸药并防汗多伤津。该法临床可用于感冒、流感、支气管炎、支气管哮喘等属风寒表实、肺气不宣者。

辛温发汗，升津舒经：该法适用于太阳伤寒表实证兼太阳经气不舒证。表实证症见“无汗、恶风”等；太阳经气不舒，津液阻滞不能敷布，太阳经脉失养，故症兼“项背强”。方用葛根汤。方以桂枝汤加麻黄，辛温发汗，解表祛邪；加葛根升津舒经，同时助麻黄、桂枝解表。其证既属伤寒表实，何以不用麻黄汤辛温发汗，而用桂枝汤加麻黄？因其证本为太阳经脉失于津液之濡养，而麻黄汤发汗力猛，过汗更伤其阴，不利于升津濡经，故用桂枝汤加麻黄，使发汗而不致过汗伤阴。该法临床可用于感冒、流感属表实无汗而见颈项强痛或颈椎病无汗而项背强痛者。

辛温发汗，升津缓筋：该法适宜于治疗内有津液不足，筋脉失养，外因风寒束表，卫气闭塞，邪阻筋脉所致痉病中的刚痉。症见恶寒、发热、无汗、“气上冲胸、口噤不得语”、颈项强急等。方用葛根汤。方中桂枝汤加麻黄，辛温发汗，解表祛邪；葛根滋养津液，舒缓筋脉。本为表实刚痉，何以不用麻黄汤辛温发汗，而用桂枝汤加麻黄？其理已于前述。由此可见，太阳伤寒病经气不舒和外感表实痉病，二者病虽不同，但病机基本相同，均由外感风寒、津不养经（筋）所致，故皆用辛温发汗、升津舒经（筋）法治疗，且方药相同，体现了异病同治法则。

辛温发汗，解表祛湿：该法适宜于外感风寒湿邪之湿病。若偏于寒湿在表，阳气被遏，出现恶寒、发热、无汗、身体烦疼而沉重等症者，当以发汗解表、散寒除湿为法。方用麻黄加术汤。方中麻黄汤辛温发汗，解表散寒；配白术以行表里之湿。且白术益气固表之功，又可防止麻黄发汗太过之弊，以达到微汗祛湿之目的。若偏于风湿在表，且有化热化燥倾向，症见一身尽疼、发热、日晡增剧等，治以解表祛湿，轻清宣化。方用麻杏苡甘汤。方中麻黄、甘草微发其汗以解表，杏仁、薏苡仁利气祛湿。以上二法均治外湿病的表实证，临床表现均有身烦疼、发热、无汗等症，但前法所治之证表实重而兼寒邪，发汗力强，故以麻黄配桂枝，且用量较大；后法所治之证表实轻而兼风邪，发汗力弱，故方中无桂枝而仅用麻黄，且用量较轻。辛温发汗，解表祛湿法，临床可用于治疗痹病，对风湿在表，疹色较淡的荨麻疹和湿郁肌腠之扁平疣也有较好疗效。

解表散寒，开通腠理：黄疸病出现恶寒重发热轻，头身疼痛，无汗，为湿邪内郁，外感风寒，选麻黄醇酒汤"开鬼门"，解表祛湿。

解表宣肺，发汗行水：由于风邪袭表，肺失宣肃，水溢肌肤，出现风水，表现为脉浮、恶寒、无汗等症，以杏子汤治之，李勉在《金匮要略广注》指出该方由麻黄四两、杏仁五十个、炙甘草二两组成，用法是以水七升，先煮麻黄减二升，去上沫，纳诸药，煮取二升，去渣，温服一升，得汗止服。方中麻黄配杏仁解表宣肺，炙甘草健脾益气，调和药性。肺气得宣，外邪得祛，水经四布，五经并行，肿胀自消。

（二）解肌祛风

解肌祛风法用于中风表虚证。由于表虚证亦有其不同的兼证，故在治疗此类病证时，除主法外，同时兼用其他治法。

解肌祛风，调和营卫：该法为风寒束表，营卫不和所致中风表虚证之法。中风表虚证属太阳病轻证。症见发热头痛、汗出恶风、鼻塞干呕、舌苔薄白、脉浮缓等。方用桂枝汤。方中桂枝辛温，温经散寒，解肌发汗为君，芍药酸寒益阴敛血为臣。桂枝配芍药一散一收，调和营卫。生姜味辛助桂枝解肌发汗，甘草合芍药酸甘化阴，大枣之甘佐芍药以和里。该法临床可用于治疗感冒、流感表现为太阳表虚者，或自汗、低热、荨麻疹、冻疮等病属寒而营卫不和者。

解肌祛风，升津舒经：该法适宜于中风表虚证兼太阳经脉不舒证，症见汗出恶风、项背强几几等。方用桂枝加葛根汤。方中桂枝汤解肌祛风，调和营卫；葛根升津舒经，并助解表。此法与"辛温发汗，升津舒经"法均治太阳经脉不舒证，治方均用葛根，但彼之本证为伤寒表实，症见恶寒、发热、无汗。此之本证为中风表虚，症见恶风、发热、汗出。故彼治以桂枝汤加麻黄、葛根，而此则治以桂枝汤加葛根。该法临床可用于治疗受凉引起的项背疼痛不舒和偏颈、落枕以及荨麻疹、麻疹初期、痢疾初起、胃肠病而发热、恶风、项背不舒者。

解肌祛风，生津养筋：该法适宜于治疗内因津液不足、筋脉失养，外感风寒之邪、营卫不和所致柔痉病，症见发热、恶风、汗出、头项强痛、身体强几几、角弓反张、口噤不开、脉沉迟等。方用栝楼桂枝汤。方中桂枝汤解肌祛风、调和营卫；天花粉清热生津、滋养筋脉。此法与解肌祛风、升津舒经法均用桂枝汤，然彼则用于邪盛于表之中风证，经脉不舒仅表现为项背强几几，故以桂枝汤加葛根治疗。葛根既可舒缓经脉，其升散之性又能助桂枝解表。而此则用于筋伤于里，筋脉失养之痉病，症见身体强几几、口噤不开、角弓反张，故治不宜升津，而宜生津润燥，以免升散伤津，以桂枝汤加栝楼根主之，在解肌祛风的同时，生津养筋。此方不名桂枝加栝楼根汤，而名栝楼桂枝汤，其意即在于强调生津润燥之重要。

解表除湿，调和营卫：由于卫表气虚，营卫不和，可见目黄、身黄、小便黄、黄汗，兼有恶寒发热、自汗、怕风、舌淡红苔薄白、脉浮缓无力，用桂枝加黄芪汤解表除湿，调和营卫。

（三）辛温小汗

该法适宜于病久邪郁，正气欲抗邪外出而不得汗解，阳气怫郁在表，不能发泄所致的表郁轻证，属太阳病较重证。症见发热，恶寒呈阵发性，日发二三次，面红，身痒等。方用桂枝麻黄各半汤。因病不得汗出，不宜桂枝汤；病邪轻微，又不宜麻黄汤，故将二方合一，各取原方三分之一量合煎，小发其汗，使解表而不伤正。

（四）辛温微汗

该法适宜于太阳病服桂枝汤后仍邪郁不解之证，但证情较缓。症见发热、恶寒呈阵发性，一日发作二次。方用桂枝二麻黄一汤。因服桂枝汤已大汗出，且病邪轻微，故不用桂枝麻黄各半汤，而用桂枝汤与麻黄汤二比一用量的合方，以微发其汗，使邪去而不伤正。

辛温小汗、辛温微汗法临床可用于治疗感冒、流感及其他外感热病因正气略虚、表邪稽留较久者，亦用于治疗某些荨麻疹、皮肤瘙痒等病。

二、表里双解

表里双解法，即表里同治，使表证、里证同时得以解除的治法。在疾病发展过程中，往往出现表里同病证情，此时宜按表证、里证的先后缓急而采用相应治疗措施。表证为主者，应先解表，表解然后治里，否则易致外邪内陷，造成变证；里证为急者，应先治里，然后再治其表，否则不但表证难解，而且将会延误或加重病情。如表里同病时，单解表而里证不去，单治里而外邪不解，则应采取表里双解法。但运用此法，有偏重于解表者，如大青龙汤、葛根加半夏汤以解表为主；有偏重于治里者，如射干麻黄汤以温化里饮为主；也有表里并重而治者，如小青龙汤外解表寒，内化水饮。总之，当视具体情况而定。

（一）**解表清热**

解表清热法即外解表邪，里清郁热，用于外有表证而里兼郁热者，方如大青龙汤、越婢汤、桂枝二越婢一汤均体现了这一治法。

辛温解表，兼清郁热：该法适宜于风寒束表，里兼郁热之证，症见发热、恶寒、身疼、无汗而烦躁、脉浮紧等。证属表寒里热，表里俱实，而以表证为主。方用大青龙汤。方中麻黄汤重用麻黄加生姜，辛温发汗，以解表寒；石膏兼清在里之郁热而除烦躁；大枣和中，以资汗源。诸药合用，共奏表里双解之效。本法临床可用于感冒、流感、麻疹、肺炎、慢性支气管炎急性发作、支气管哮喘、胸膜炎、急性关节炎、急性肾盂肾炎、丹毒等病早期高热、恶寒、心烦者。

发汗散水，兼清郁热：该法适宜于风水相搏，内有郁热之水气病（风水），症见一身悉肿、恶风、发热、汗出、脉浮等。方用越婢汤。方中麻黄配生姜辛温解表、发汗散水；石膏辛凉，兼清肺胃之郁热；甘草、大枣和中益气，使邪去而正不伤。若水湿过盛，可以本方加白术健脾除湿，以加强利水消肿之功。本法临床可用于急性肾炎属风水夹热者。

微汗解表，兼清郁热：该法适宜于太阳邪郁不得汗泄而兼里有轻度郁热之证者，症见发热、恶寒、热多寒少、口渴、心烦等。本证虽属表里同病，但表里俱轻。方用桂枝二越婢一汤。方中桂枝汤微汗解表，越婢汤发越郁热。因表里证俱轻，故用药量小剂轻，二方用量之比为二比一。本法之适应证与太阳伤寒兼里热烦躁证（即上述大青龙汤证）相类似，但彼重此轻，不可等同视之。本法可用于感冒、流感、荨麻疹、皮肤瘙痒等病表邪稽留较久，热象较重，症见口渴、心烦者。

和解少阳，兼以发汗：适用于少阳证兼太阳证未罢所引起的病证。症见发热恶寒,周身疼痛,口苦纳差,心烦喜呕等。治宜和解少阳,兼以表散。方用柴胡桂枝汤,如《伤寒论》第146条:"伤寒六七口,发热微恶寒,支节烦疼,微呕,心下支结,外证未去者,柴胡桂枝汤主之。"

(二)解表化饮

解表化饮法即外解表邪、里化水饮,用于外有表证,里有饮邪者。方如五苓散、小青龙汤、小青龙加石膏汤、射干麻黄汤均体现了这一治法。

利水发汗:适用于太阳蓄水证。症见小便不利,心烦口渴,脉浮等。治宜化气行水,兼以解表,方用五苓散,如《伤寒论》第74条:"中风发热,六七日不解而烦,有表里证,渴欲饮水,水入则吐者,名曰水逆,五苓散主之。"

解表散寒,温化里饮:该法适宜于外有表寒、里有寒饮之证,症见恶寒、发热、无汗、身疼痛、浮肿、胸痞、干呕咳、脉浮等。方用小青龙汤。方用麻黄发汗、平喘、利水,配桂枝通阳解表散寒;桂枝与芍药相配,调和营卫;干姜、细辛温化里饮;五味子敛肺止咳;半夏降逆化痰;炙甘草和中、调和诸药。本法临床可用于慢性支气管炎、支气管哮喘、老年性肺气肿等病,证属外感风寒、内停水饮者。

解表化饮,清热除烦:该法适宜于外感风寒、里有水饮兼饮郁化热之咳喘,症见咳嗽喘逆、烦躁发热、恶寒无汗、脉浮等。方用小青龙加石膏汤。方中小青龙汤解表化饮为主,石膏清热除烦。本法与上法均用于外寒里饮证,所不同者,本法适应证尚有饮郁化热,而上法适应证则无化热。本法临床适用于支气管哮喘属寒饮郁热犯肺者,也适宜于急性支气管炎早、中期表现为寒热相兼者。

散寒宣肺,降逆化饮:该法适宜于外有寒邪,内有水饮,内外俱寒,肺失宣降所致之哮喘病。症见咳重胸闷,痰多清稀,喉中水鸡声,喘不得卧,或恶寒微热,舌苔白滑,脉弦滑或脉浮紧。方用射干麻黄汤。方中麻黄宣肺平喘,配生姜以散外寒;细辛温肺化饮;射干消痰利咽开结;款冬花、紫菀、半夏降逆化痰;五味子敛肺;大枣安中。诸药合用,共奏散寒化饮之功。本法重在化饮降逆、宣肺平喘,适宜于里饮重于外寒之证,故散外寒用麻黄配生姜,而不用麻黄配桂枝。本法临床可用于治疗寒饮郁肺之久咳久喘、百日咳(初期)等病。

按:有注家认为,射干麻黄汤非为表里双解之方。如《金匮要略述义》:"本篇用麻黄者四方,宜为二义看。注家皆谓其证内饮挟外邪,故用麻黄发其表,是其一义。今验肺胀证,多是宿饮为时令触发,而不必具表候,则其用麻黄,适取发泄肺中郁饮,亦犹麻杏甘石汤之义,是一义。盖勿拘一隅可也。"

笔者认为,射干麻黄汤原文所云"咳而上气",即后世所谓哮喘。该病多为宿痰留饮伏肺,兼感风寒外邪而诱发,故发作时往往表里同病。原文叙证简略,以方测证,当有恶寒、发热、无汗、头身疼痛、脉浮紧等表实证。不过从方药可知,虽有表证,而里饮较重,表寒较轻。该方重在温肺化痰,降气平喘,解表散寒则次之,故不以麻黄配桂枝,而以麻黄配生姜。尽管如此,麻黄、生姜虽可散表寒,但更能散寒化饮,宣肺平喘。因此,该方既可作为表里双解之剂,又可用于无外邪而寒饮郁肺之哮喘。

(三)解表和胃

解表和胃法即外解表邪以散寒,里和胃气而降逆,用于太阳阳明合病,外感风寒为主,兼表邪入里犯胃,胃气上逆之证,症见恶寒、发热、无汗、身疼、呕逆等。方用葛根加半夏汤。方中葛根汤解表舒经为主,半夏降逆和胃止呕。

(四)解表止利

解表止利法即外解表邪、里止下利,适宜于太阳阳明合病,外感风寒为主，兼表邪入里伤肠但尚未化热之证。症见风寒表实诸症和下利等。方用葛根汤辛温解表，表解则里自和，且葛根一味，既能解表，又能升清止利，一举两得。

（五）解表通阳

解表通阳即外解表邪，里通胸阳，适宜于太阳病误下致表证不解兼胸阳不振之证，症见恶寒、发热、胸满、脉促等。方用桂枝去芍药汤。方中桂枝、生姜既可解肌祛风以解表邪，又能宣通胸阳以振奋胸中之阳气，一举两得，表里兼治；甘草、大枣和中益气。本法亦适宜于未经误下而见上证者。

（六）解表攻里

《金匮要略·腹满寒疝宿食病脉证治》有“病腹满，发热十日，脉伏而数，饮食如故，厚朴七物汤主之”，发热十日，脉尚浮数，为风邪在表。肝木乘胃，见发热，而内作腹满，用厚朴七物汤两解表里。

（七）解表清肠

《伤寒论》第34条太阳病误下，表邪未解，内迫大肠出现下利，以葛根芩连汤清热止利，兼以解表。对于表邪入里化热，热迫肠腑表现下利不止，亦可使用。

三、扶正解表

扶正解表法，即扶助正气、解除表证的治法。素体虚弱之人，感受外邪而出现表证，若单纯解表，则会伤及正气，使身体更虚，正不胜邪，表证难除。故在解表的同时运用补益之法，以扶正祛邪。但体虚有阴、阳、气、血之不同，故运用补益法又当视具体情况区别对待。如阳虚外感者，用桂枝人参汤、桂枝加附子汤、附子甘草汤温阳解表；气营两虚而外感者，用桂枝新加汤益气养营解表；气、阳两虚而外感者，用竹叶汤温阳益气解表。由于正虚与感邪二者在程度上各有侧重，故在具体运用时还要辨清正虚与感邪孰轻孰重，或扶正为主兼以解表，或解表为主兼以扶正。

（一）温中解表

温中解表法即温补中焦阳气而解表，适宜于太阳病误下后脾气虚寒而表不解之证，症见发热、利下不止、胃脘痞塞等。方用桂枝人参汤。方用人参、干姜、白术、炙甘草（名理中汤）温中散寒止利，桂枝解太阳之表。太阳病误下后，虽表证仍在，但脾阳受伤，清气下陷而利下不止，此情为重为急，故治法以温中补虚为主，兼以解表，方用理中汤加桂枝。本法亦适宜于未经误下而脾气虚寒下利与表邪不解并见，表里俱寒之证。

（二）温阳解表

温阳解表即温补阳气而解表，适宜于阳虚而表不解之证，方如桂枝加附子汤、桂枝去芍药加附子汤、麻黄细辛附子汤、麻黄附子甘草汤。

1. **温阳解肌祛风**　该法适宜于太阳病发汗太过，致阳虚汗漏而表证不解者，症见恶风、汗漏不止、小便难、四肢微急、难于屈伸等。方用桂枝加附子汤。方中桂枝汤调和营卫，解肌祛风；制附子温经扶阳固表。若太阳病误下，致表证不解兼损伤胸阳者，除表不解之症外，尚有胸满、脉微、明显恶寒等症，方用桂枝去芍药加附子汤。方中桂枝汤去芍药（因其阴柔之性有碍宣通阳气，故去而不用）解肌祛风，制附子温经扶阳。本法亦用于未经误下而阳虚汗漏或胸阳不振与表证不解并见者，临床可用以治疗素体阳虚，高龄体弱之人所患外感病。

2. **温阳发汗解表**　该法适宜于少阴虚寒兼表实之证，症见发热、恶寒、无汗、脉沉等。因少阴病为主，但里虚尚不甚，故表里同治。方用麻黄细辛附子汤。方中细辛、附子温经复阳为主，佐麻黄发汗解表。三药合用，温阳而促进解表，解表而不伤阳气。本法临床可用于阳虚感受外寒，且须温通者。

3. 温阳微汗解表　该法亦适宜于少阴虚寒而兼表实之证，症见发热、恶寒、无汗、脉沉等。因病势较缓，故不用麻黄细辛附子汤，而用麻黄附子甘草汤主之。方用附子温经复阳，麻黄、炙甘草微汗解表。本法与温阳发汗解表法同治少阴病兼表证，其里虚不甚，故亦行表里同治法。

4. 温经助阳，发汗行水　“水之为病，其脉沉小，属少阴；浮者为风。无水虚胀者，为气。水，发其汗即已。脉沉者宜麻黄附子汤；浮者宜杏子汤。”麻黄附子汤由麻黄三两、甘草二两、炮附子一枚组成，对于这条，张璐玉云“此论少阴正水之病，其脉自见沉小，殊无外出之意……当效伤寒少阴例，用麻黄、附子、甘草，荡动其水以救肾邪”；陈修园云“此为石水证出其方也”；丹波元简认为“少阴，即与伤寒少阴病同义，系于表虚寒之谓，其用麻黄附子甘草汤，取之温发”。

（三）益气养营解表

该法适宜于太阳病发汗太过，损伤气营，卫不和兼气营不足之证，症见恶风、发热、身疼痛、脉沉迟等。方用桂枝加芍药生姜各一两人参三两新加汤。方中桂枝汤调和营卫而解表；芍药重用和营养血；生姜重用宣通阳气；人参益气养营。本法之适应证为正虚为主兼表证，故治以表里双解，扶正为主兼以解表。临床可用于气营两虚而感受外邪者。

（四）益气和营解表

“风水，脉浮，身重，汗出恶风者，防己黄芪汤主之”，此为风水正治法，汗出恶风，表气已虚，不耐宣散，以防己黄芪汤治之。该方黄芪重用，益气固表，加防己、白术祛风除湿，生姜、大枣调和营卫，甘草助黄芪、白术健脾和中。

（五）温阳益气解表

该法适宜于产后阳气不足，风邪乘虚而入所致之正虚邪实之侯。症见发热，面正赤，喘而头痛等。发热、头痛为风邪在表之证；面赤、气喘为阳气不足、虚阳上越之象。方用竹叶汤。方中竹叶、葛根、桂枝、防风、桔梗疏风解表；人参、附子温阳益气；生姜、大枣、甘草调和营卫。诸药合用，扶正祛邪，表里双解。

第二节 清热法

清热法是用来清除人体内部热象的基本法则，经曰“热者寒之”是也。清热药类大多具有寒凉之性，主要适用于卫、气、营、血、三焦之脏腑阳热实证，诸如热病、瘟疫、痢疾、痈肿、疮毒等各种里热证，阴虚寒证多不在此列。然药性寒凉，易损阳气，阳气不足者应慎用。如遇阴盛格阳，真寒假热之证，不可妄投，尤须明辨。综观仲景清热法涉及《伤寒论》《金匮要略》中的汤证条文颇多，治法亦不少，从总体看来，大抵可分为热扰胸膈，法宜清宣膈热；热燥阳明，胃热炽盛，治用辛寒直清阳明胃热；脏腑失衡，邪热内郁，法宜清脏泻腑，平权阴阳，名曰清脏腑热；湿热疫毒，浸淫于内，影响于外，治用苦寒，清热解毒。总之，热淫于内，治以寒凉，佐以苦甘。清热是手段，治病是目的。盖疾病产生热象，其病因病机复杂多变，研读仲景有关原文汤证，应深究清热证中法外有法，方外有方。但必须结合临床，认真揣摩，仔细体会，方能触类旁通，运用自如，现撮其概要，分而述之。

一、清宣膈热

胸膈之上，心肺居之，心脾相通，肺与大肠相表里。外邪入侵，邪热内陷，扰入胸膈，症见身热，心烦不得眠，卧起不安，心中窒塞，心下结痛。此属热扰胸膈，气机不畅所致。法宜清宣膈热。清者，清其热也；宣者，宣发透解，使热邪向外向上发而散之。方用栀子豉汤。栀子苦寒，寒能清热于上，苦能泄心火于下。豆豉甘淡，色黑入肾，起肾水上潮于心，使心火不亢。这样水升火降，寒温协调，热去身必凉，邪去正必安。若热耗气伤，兼见少气者，加甘草益气扶中，名曰栀子甘草豉汤；若见呕逆者，加生姜和胃降逆，名曰栀子生姜豉汤；若见腹胀满者，加厚朴、枳实，行气除满，名曰栀子厚朴汤；若见大便溏者，加干姜温运中阳，名曰栀子干姜汤；若患者旧有微溏者，此乃里虚寒证，栀子豉汤当禁，不可不察。总之清宣膈热法只适用于胸膈气卫阳热实证，不宜于阴寒虚证。现分述于后。

（一）清宣郁热

该法适用于外邪入侵，邪热内陷，或热病后期，余热留扰胸膈。身热心烦，卧起不安，胸中懊恼，甚则心中窒塞，或心下结痛。此属热郁胸膈之证。治以清宣郁热。方用栀子豉汤。方中栀子苦寒清泄三焦，宣透胸膈郁热于上，豆豉甘淡色黑入肾，起肾水上潮于心，水升火降，寒温协调，热去身必凉，诸症得解。此即热淫于内，治以寒凉，佐以苦甘以调之。

（二）清宣郁热，益气和中

该法适用于热郁胸膈，身热，心烦不得卧诸症现。若热势弛张，必津气耗伤，兼见短气、少气之症。此症已变，法亦得变。彼宜清宣郁热，此必加益气和中之品。方用栀子甘草豉汤。栀子豉汤苦寒复甘寒，清宣透解胸膈之郁热。加甘草之甘平，益气和中。使中焦健运，津生气复，热去病必除。

（三）清宣郁热，和胃止呕

该法适用于胃失和降，气逆于上则见呕吐。此种呕吐本属热郁胸膈，肺胃失降所致。故治宜清宣郁热、和胃止呕。方用栀子豆豉汤寒凉苦降，清宣胸膈之郁热，加生姜开胃降逆，呕吐必自止。热除气顺，胃和则疾病愈。本法适用于肺胃郁热型的急慢性胃炎，用之颇有疗效。

（四）清热除烦，宽中消满

该法适用于身热心烦，心中懊侬，卧起不安，腹胀满者。此本热郁胸膈，气机阻滞所致。热结于上，气机阻滞于下，故腹满为甚。当以清热除烦，宽中消满。方用栀子厚朴汤。药用栀子苦寒清宣透解，使胸膈之郁热由三焦而泄。厚朴、枳实苦降辛开破滞行气以除腹满。热除气顺，三焦通畅，人即安和。

（五）清热除烦，宽中行气

该法适用于低热不去，心烦懊侬，心下痞塞，食纳呆滞，或脘腹胀满。此属热病后期，余热留扰胸膈，气机阻滞。治宜清热除烦，宽中行气。方用枳实栀子豉汤。栀豉苦寒，清热除烦，枳实破滞，宽中行气，以消痞满。热清气顺，诸症得解，病必自愈。

（六）清上温中

该法本法适用于身热不去，大便微溏。此乃热郁胸膈，寒伤脾胃，实属上热下寒之证。治宜清上温下。方用栀子干姜汤。栀子苦寒清宣胸膈之郁热于上，干姜辛温，温能守中，以温脾胃之寒。寒温并用、辛开苦降之法常用于治疗寒热错杂的疑难病证，疗效显著，体现出中医治法既有原则性又有灵活性的一大特色。

清宣膈热法即栀子豉汤法。由上述演变可知，证中有变，法亦得变，法变药亦得变，充分体现出仲景治病证外有证、法外有法，既有原则性，又有灵活性。深明原文大义，则有法可依。此法见仁见智，诸家多有发挥，不可不察。

二、清阳明胃热

阳明居中主燥化而胃热生。身大热而烦渴，汗大出而热不退，脉洪大而滑数。此属阳明胃热炽盛，津液耗伤。治宜用大辛大寒之品，直清阳明独胜之热，方用白虎汤。若兼气耗津伤，时时恶风，背微恶寒者，治宜辛寒直清里热，佐以益气生津之法，方用白虎加人参汤。若兼痰阻气逆，虚羸欲吐者，治宜清热和胃、益气生津，方用竹叶石膏汤。若兼表邪未解，骨节疼烦者，法宜清热生津，兼以达表，方用白虎加桂枝汤。总之，阳明胃热炽盛，不燥胃津，必耗肾液，治以辛寒，清泄阳明胃热是其大法。但辛寒之品易损阳气，若里无实热者不可妄投。临证时须审证求因，审因求治，现分述如下。

（一）辛寒清热

该法适用于身大热、口大渴、汗大出、脉洪大。上述诸症实属于阳明胃热炽盛，津液耗伤所致。治宜大辛大寒之品，直清阳明胃热。方用白虎汤。方中石膏辛寒清泄肺胃之热；知母咸寒，上清肺火，中退胃热，下滋肾燥协石膏清胃热，由三焦而解；甘草配粳米甘淡扶脾和胃，益气生津，以除燥热。诸药相伍，使热退身凉，诸症得解，病必自愈。若胃热不甚，或里虚热者，身无大热，口不渴，汗不出，脉不大者，均不宜用辛寒清热法。

辛寒清热或加入解毒之品，现多用于热病极期阶段，诸如热性传染病，如流行性脑脊髓膜炎、流行性乙型脑炎、流行性出血热高热不退期，或内科糖尿病之热燥津伤口渴较甚等证。辨证准确，用此法治疗，多获桴鼓之效。

（二）辛寒清热，益气生津

该法适用于身热，汗自出，口渴甚，脉洪大，兼见时时恶风，背微恶寒等症。此乃阳明燥热，津气两伤所致。治宜辛寒清热，益气生津。方用白虎加人参汤。方中白虎汤辛寒直清阳明胃热，加人参甘温补中，益气生津。法中肯綮，汤入腹中，热退身必凉，津生、气复而汗出、口渴、恶寒必自止。

（三）清热和胃，益气生津

该法适用于伤寒解后，虚羸少气，气逆欲吐，汗出，身热烦渴不止，舌红苔少，脉细数等。此属热病后期，肺胃余热未清，气阴不足，痰阻气逆所致。治宜清热和胃，益气生津。方用竹叶石膏汤。药用竹叶、石膏辛寒善清肺胃之热，热退身必凉，汗出必自止；麦冬、粳米甘凉益胃，胃和津必复，口渴必自除；人参、甘草甘温益气生津，扶正祛邪；半夏苦温降逆止呕，且能制石膏寒凉之弊。本汤法熔甘凉、辛寒、苦温于一炉，用于治疗阳明燥热太过，气阴耗伤，胃失和降，正气不足诸证，临床辨证准确，用之颇验。

（四）清热生津，兼以达表

该法适用于身热，汗自出，微恶寒，口渴，骨节疼烦，脉浮数。此乃阳明胃热炽盛，风寒袭入肌表，留于关节。治宜清热生津，兼以达表。方用白虎加桂枝汤。白虎辛寒，清阳明胃热，热清津复，烦渴必自除；桂枝辛温，通营卫解肌表，风寒去，骨节烦疼必自止。

该法现用于治疗红、肿、痛、热之热痹的类风湿关节炎等病，疗效甚佳。

三、清脏腑热

用来清除人体五脏六腑的热象叫清脏腑热。脏腑有热，机体失衡，证情复杂，唯热者则清之。其具体治法又必须“观其脉证，知犯何逆，随证治之”。诸如喘咳、汗出、热、渴、心烦，此属邪热壅肺，肺失清肃，治以清宣肺热，方用麻杏石甘汤是也，此属清脏热。又如下利、口渴、汗出而喘、脉促者，表未解也，此属热迫阳明，津液下趋，表邪未解，治以清热止利，兼以解表，方用葛根黄芩黄连汤，亦即表里双解法。此属重在清泄腑热。《伤寒论》《金匮要略》清脏腑热的方法颇多，难免挂一漏万，现分述于下，供学者参阅。

（一）清宣肺热

该法适用于喘而汗出、身热、口渴、心烦、苔黄、脉数等症。此属热邪壅肺，肺失清肃所致。治宜清宣肺热。方用麻杏石甘汤。方中麻黄配石膏变辛温为辛凉清宣肺热；杏仁苦温降肺气化痰止咳，协麻黄而平喘；甘草甘平扶正祛邪，且能调诸药，祛邪热，达肌表，使邪去正安。

该本法现多采用于治疗邪热壅肺证的大叶性肺炎和喘息型急慢性支气管炎等病，若法能中的，用方精当，均能获桴鼓之效。

（二）宣肺泻热，降逆平喘

该法适用于咳嗽气逆、喘息、热渴、心烦、面目及身肿、脉浮大等症。此属风邪客表，内有郁热，肺气被郁，不能通调水道，以致水湿内生，气逆于上与风邪相搏，泛溢肌表所致。治宜宣肺泻热，降逆平喘。方用越婢加半夏汤。方中麻黄配石膏辛寒，清泄肺胃之邪热；甘草配大枣甘淡益气补脾，使脾能制水湿；生姜配半夏辛苦温，降逆气，化痰饮，止咳以平喘。合而成方，确能外散风寒，内清郁热，降逆平喘。

该法现多采用于治疗急性肾小球肾炎，确有疗效。

（三）散饮降逆，止咳平喘

该法适用于咳嗽、喘气、胸满、脉浮等症。此属风寒夹饮化热迫肺所致。治宜散饮降逆，止咳平喘。方用厚朴麻黄汤。方中麻黄、杏仁配厚朴，解表平喘；干姜、细辛、五味子合半夏化饮止咳；石膏与麻黄同用以发越饮邪并防化热；小麦先煮以护养心阴；五味子收敛肺气。诸药合用，外散风寒，内化水饮，发越郁阳。寒去饮散，咳喘必自止。

（四）清热润燥，下气止咳

该法适用于咽喉不利，咳嗽上气，局部红、肿、热、痛，口干舌燥等症。此属热客咽嗌，痰火内郁，肺失宣降。治宜清热润燥，下气止咳。方用《千金》甘草汤。甘草其性甘平，缓急止痛，清热解毒，生津润燥，化痰镇咳。热除气必顺，诸症得解。

（五）清养肺胃，止咳下气

虚火上炎，肺金被灼，咽喉干燥，咳唾，吐涎沫，上气，咽喉不利，脉虚数。此属虚热肺痿之证。治宜清养肺胃，止咳下气。方用麦门冬汤。方中麦冬、人参、甘草、粳米、大枣以补中气，生津液以培土生金。加上一味辛温药半夏，但用量很轻，主要是通利咽喉下气。合而用之，有清养肺胃、止逆下气之功。

临床上本汤法常用于治疗肺不张、矽肺、百日咳、慢性支气管炎、溃疡病、慢性胃炎、慢性咽喉炎等实属肺胃津亏，虚火上炎所致之病证，依法加减用之多有良效。

（六）泻热消痞

该法适用于心下痞塞、口苦、目赤、咽痛、大便秘结等症。此属热结中焦，火性炎上，气机不畅所致。治宜泻热消痞。方用大黄黄连泻心汤。方中大黄、黄连、黄芩苦寒泻热，和胃消痞。药虽三味用沸水泡服，取其气之轻扬，泻热消痞之功更佳，疗效最速。

若出现吐血、衄血，为心火上炎，宜用泻心汤煎汤治之，取其厚味。

该汤法临证加减，用于治疗眼科急性结膜炎，喉科急性咽喉炎,内科急性胃肠炎等疾患,多获满意疗效。

(七)泻热消痞,扶阳固表

该法适用于热痞兼表阳虚证。除上述热痞之证外还兼见汗出而恶寒者。治宜泻热消痞,扶阳固表之法。方用附子泻心汤。方中三黄苦寒用沸水浸泡,附子别煮取汁,合而服之。药用三黄取其气之轻扬,泻热消痞,附子取其味之重着温经扶阳,祛寒达表。热清寒温各行其道,邪去病必除。此乃仲景匠心独具,用法之精,尤可仿效。

(八)清热止利,兼以解表

该法适用于下利、口渴、汗出而喘、脉促等里热夹表邪下利诸证。治宜清热止利,兼以解表,实属表里双解之法。方用葛根芩连汤。方中葛根为主药,既可解肌,发散在表之邪热,又能升清阳治下利。黄芩、黄连苦寒清热,厚胃肠,善治热利,是为辅药。又伍以甘草和中缓急,调和诸药,为佐使药。诸药合用,以奏清里热而兼解表之功。

本汤法虽为表里双解之剂,但侧重于清里热,止热利。临床最常用于里热腹泻,略兼表邪之协热利。近代临床多用本法治疗热性下利,如急性肠炎、小儿腹泻、急性细菌性痢疾、慢性腹泻属湿热者,疗效确切;还可用于治疗多种热病,如流行性乙型脑炎、流行性脑脊髓膜炎、病毒性脑炎、肠伤寒,上呼吸道感染等,治疗过程中当权衡表邪里热之轻重以及各种兼症依法加减进行治之。

(九)清热止利

该法适用于腹痛,里急后重,利下赤白黏冻,伴有口苦、咽干、心烦、食欲不振等。此属胆火上炎,热迫大肠,津液下趋所致。经曰:暴注下迫,皆属于热。故宜清热止利。方用黄芩汤。方中黄芩苦寒坚阴而清里热；用芍药、甘草酸甘化阴，缓急止痛；更用大枣甘缓补脾，扶正袪邪。诸药合用共奏清热止利之功。

本法是用来治疗热利的基本法则，现代多用于治疗痢疾、肠炎等疾病，疗效显著。

（十）清热止利，和胃止呕

该法除适用于黄芩汤主治症之外还兼见恶心呕吐之症。此属热迫大肠，胆火上逆于胃，胃失和降所致。治宜清热止利，和胃止呕。方用黄芩加半夏生姜汤。方中黄芩汤清热止利，加半夏生姜和胃降逆止呕。

该法现多用于胃热型呕利证的急性胃肠炎等病，疗效确切。

（十一）温胃补虚，清肠止利

该法适用于腹痛、呕吐、下利、胃脘不舒等症。此属上热下寒，寒热错杂且侧重于下寒所致。治宜温胃补虚，清肠止利。方用《外台》黄芩汤。方中黄芩配半夏辛开苦降，清上热而止呕吐；桂枝配干姜温下寒通阳气，寒去腹痛下利必自止；人参配大枣温中补虚，扶正去邪。诸药合用，共奏苦降温通、和中降逆止利之功。

该法现用于治疗寒热错杂型的慢性胃肠炎性的疾患，确有疗效。

（十二）补虚清热，和胃降逆

该法适用于呃逆、虚烦不安、少气、口干、手足心热，脉虚数等症。此属胃中虚热、气逆上冲所致。治宜补虚清热，和胃降逆。方用橘皮竹茹汤。方中橘皮、生姜理气和胃降逆，竹茹清热安中，人参、甘草、大枣扶中补虚。若胃气郁结，阳气不能伸展，除干呕哕逆外，兼见手足厥冷，乃属胃寒气逆，方用橘皮汤行气降逆、散寒止呕。本法实因胃虚有热，胃气上逆，故用橘皮竹茹汤和胃降逆。因此，中焦虚寒，胃气上逆，本法则不宜也。故仲景治病，法因证而立，方因法而设，寒、热、虚、实当须明辨，不可不察。

（十三）清解肺胃，引热下行

该法适用于治疗百合病兼见口渴、心神浮越等症。此属阴亏内热，阳浮于上所致。治宜清解肺胃，引热下行。方用栝楼牡蛎散方。方中天花粉滋阴生津以止口渴，牡蛎咸寒引热下行，潜镇浮阳以宁心神。二药合用，两清肺胃，引热下行，诸症得解，病必自除。

（十四）滋阴润燥，清热利水

该法适用于治疗百合病有明显发热，伴见小便短涩不利等症。此属阴虚热郁于上，肺失清肃所致。治宜滋阴润燥，清热利水。方用百合滑石散方。方中百合润肺清热，以清水之上源；滑石清里热而利小便，使热从小便而解。

若阴虚水热互结于下，症见身热、小便不利者，则用猪苓汤。本法不宜用之。

（十五）补虚清热，养阴润燥

该法适用于百合病不应汗而汗之，不解者，而致燥的证情。此乃阴虚内热，火燥灼金所致。治宜补虚清热，养阴润燥。方用百合知母汤。方中百合清肺热而生津，知母凉金泻火而润燥。肺气清明则神思灵爽，甘寝饱食，而郁闷懊侬，眠食损废俱解。

该法现用于治疗神经衰弱而出现的失眠、健忘、心悸、食欲不振等病证，确有疗效。

（十六）养阴清热，利水降逆

该法适用于百合病不可下而下之，而出现呕恶、小便短涩不利诸症。此属阴虚内热，胃气上逆所致。治宜养阴清热，利水降逆。方用滑石代赭汤。方中在百合为主药基础上，加滑石清热利尿，赭石重镇降逆和胃。热清胃和津生，百合病之呕逆、小便不利诸症必自止。

（十七）养阴除烦

该法适用于百合病不应吐而吐之，而致胃脘嘈杂、干呕、大便干等症。此属阴虚内热，肺胃津伤所致。治宜养阴清热，安内除烦。方用百合鸡子汤。方中百合滋阴清热，鸡子黄血肉有情之品，安内补虚宁神除烦。诸药合用，既安内又攘外，虚热清，阴液生，病安何在？

该法用于治神经衰弱、胃神经官能症之失眠、呃逆等病，疗效显著。

（十八）清养肺阴，滋润胃燥

该法适用于百合病的正治法。其临床表现为百合病未经汗、吐、下误治后而出现的情志沉默，不欲言语，欲食不进食，欲睡不能睡，欲走不想走，口苦，小便色赤，脉微数如同神灵作怪等症。百合病的发病方式各不相同，有的在未患伤寒热病时就出现，多属情志不遂，郁热伤津所致。无论致病何因，都是一种津亏内热的病证。治宜清养肺阴，滋润胃燥。方用百合地黄汤。方中百合甘寒，清气分之热；地黄汁甘润，泄血分之热。本方皆取阴柔之品，以化阳刚，为泻热救阴之法。

该法目前临床上常以此化裁治疗神经衰弱、神经官能症、癔病等，都有较好的疗效。

（十九）育阴清热

该法适用于身热，心中烦，不得卧，心悸，失眠，口燥咽干，舌红少苔，脉细数等症。此属肾水亏于下，心火亢于上，心肾不交，水火不济。治宜滋肾水，降心火，交通心肾。方用黄连阿胶汤。方中黄芩、黄连苦寒，清心火除烦躁退热于上；芍药、阿胶酸甘，滋肾水柔肝木育阴于下；鸡子黄甘淡，滋阴液养血脉而润燥。诸药合用，共起育阴清热之功。

该法临床常用于热利后期余热伤阴证，心肾不交、阴虚火旺之失眠及多种阴虚内热的出血病证。后世医家拓展其用,吴鞠通用以治疗少阴温病,陆渊雷治疗伤阴便血,近年更有用于伤寒肠出血、细菌性痢疾、神经衰弱、妇科疾病、甲状腺功能亢进、口疮、舌炎以及萎缩性鼻炎等疾病,颇有效验。

(二十)清养心肺,润燥安神

该法适用于悲伤欲哭,恍惚神乱,连续欠伸,常伴有心烦失眠,坐卧不安,如有神灵所作等症。此乃脾阳不振,转输失职,阴虚液少所致。治宜清养心肺,润燥安神。方用甘麦大枣汤。方中用小麦养心肝而止肺燥,甘草大枣甘能补脾而缓急迫。诸药合用,功能止燥缓急,以安脏气。

该法现临床常用于治疗神经衰弱和癔病等,皆能收到较好的疗效。

(二十一)清热润燥止渴

该法适用于热渴饮水,水入而不能消解其热,往往反而渴不止。与渴欲饮水,水入则吐,小便不利者,五苓散证有别;但又与水入则消,口干舌燥者,白虎加人参汤证不同。本证渴欲饮水而不吐水,非水邪盛也;不口干舌燥非热邪盛也。唯渴欲饮水不只是其辨证的关键。此乃热燥肾水,胃津不生所致。治宜清热润燥止渴。方用文蛤散。方中文蛤散一味咸寒入肾,润燥清热,生津止渴。药单力专效宏,中病即止。

该法现用于治疗糖尿病消渴证多有效验。

(二十二)清热降逆,安中益气

该法适用于血虚心神不安则烦乱,阳气上升胃失和降则呕逆之证。此乃阴血不足,中气亦虚,胃热上冲所致。治宜清热降逆,安中益气。方用竹皮大丸。方中竹茹、石膏甘寒清热,降逆止呕;桂枝、甘草辛甘化气;白薇性寒退虚热;大枣补益中焦,调和诸药。

热重者，倍加白薇以清热；烦喘者，加柏子仁以安心气。本方虽没有益气作用，却能和中止呕，呕止则里气自安，所以说"安中益气"。值得提出的是，本方法的配合比例颇为特殊，即在清热药中加1分桂枝以平冲逆，而甘草重用7分，可见安中益气是以甘药缓急，这些都是值得注意的。

（二十三）清热缓急止痛

该法适用于下利、腹痛、小便不利等证。此属湿热郁阻，气机不畅所致。治宜清利湿热，缓急止痛。方用紫参汤。方中紫参苦寒，清热利湿，使湿由小便去，湿去热必孤，小便利，下利必自止，实乃利小便，实大便之意；甘草味甘缓急止痛。二药合用，共奏清热缓急止痛之功。

（二十四）养血平肝，和胃降逆

该法适用于气从少腹上冲胸咽，发作欲死，复还止，且伴有腹痛，往来寒热诸证。此因惊恐恼怒，精神刺激，肝郁化火，循冲脉上逆所致。治宜养血调肝，和胃降逆。方用奔豚汤。方中李根白皮性味咸寒，入足厥阴肝经，下肝气之奔冲，清风木之郁热，故为本方主药而重用；黄芩、生葛根清热，半夏、生姜降逆，以加强李根白皮的清热下气之功；当归、芍药、川芎和血调肝；甘草缓急，并调和诸药。合而用之，清肝热，降逆气，和肝气，热清气下，肝血调和，则奔豚诸症自消。

该法临床上现用于治疗神经官能症常收到意想不到的效果。

（二十五）重镇潜阳，清热息风

该法适用于神志异常伴抽搐的热性癫痫及中风瘫痪等病证。此属火因妄动而生风，痰浊阻闭，神不内守而致。治宜重镇潜阳，清热息风。方用风引汤。方中石膏、滑石、紫石英、寒水石、赤石脂、白石脂清热潜镇息风，辅以龙骨、牡蛎平肝潜阳，佐以大黄导热下行，桂枝、干姜药性辛温则起反佐作用。诸药合用，共奏重镇潜阳、清热息风的功效。

该法临床现用于治疗癫痫、高血压、中风偏瘫等病证，确有疗效。

（二十六）滋阴养血，清热息风

该法适用于狂躁不宁，妄自行走，自言自语不休，神志失常，脉浮但没有恶寒发热之表证。此属心血不足，心火炽盛，扰乱神明所致。治宜滋阴养血，清热息风。方用防己地黄汤。方中重用生地黄 2 斤为主药，其余防己、桂枝、防风、甘草四味均 1～3 钱，剂量较轻，均系辅佐而已，可知本方主要起清热养血的作用。

该法目前临床上常用于治疗内热型的精神失常的精神分裂症及风湿性关节炎等病证，有一定的疗效。

（二十七）清热除湿

《金匮要略·黄疸病脉证并治》第 13 条："谷疸之为病，寒热不食，食即头眩，心胸不安，久久发黄，为谷疸，茵陈蒿汤主之。"湿热内蕴胃肠，热势较轻，以腹满为主，治用茵陈蒿汤清热除湿，使阳明湿热从小便排泄，故方后云"尿如皂角汁状"，"黄从小便去也"。若湿热内郁胸胃，热重于湿，用栀子大黄汤清热除烦。

（二十八）清膀胱热

由于阳明经热误下伤阴，热邪客于膀胱，导致膀胱气化不利，湿热内停的水热互结之证故《伤寒论》第 223 条"若脉浮发热，渴欲饮水，小便不利者"，少阴病阴虚有热，扰及心神，出现第 319 条"少阴病下利六七日，咳而呕渴，心烦不得眠者"，以猪苓汤清热滋阴利水。本法临床可用于糖尿病肾病、泌尿系统感染等。

（二十九）清热润燥，下气止咳

由于热客咽喉，痰火内结，表现为局部红肿热痛、咳嗽上气、咽喉不利等症，治宜甘草汤，清热润燥，缓急止痛，下气止咳。

（三十）清热化痰，逐瘀排脓

肺痈初期多属实证，可用此法治疗。肺痈初起，出现“喘不得卧”，为浊唾涎沫塞滞于肺，气机阻滞，治用葶苈大枣泻肺汤清肺逐邪；若肺痈脓将成或已成脓，可用《千金》苇茎汤清热化痰，逐瘀排脓。

四、清热解毒

清热解毒法是用来清解消除人体内部及体表的热毒和火毒所致病证的基本法则，临床运用十分广泛。该法适用于热病、温病、湿热、疫毒所引起的发热、口渴、咽痛、下利、小便不利、痈疡、疔疮、瘙痒等诸多病证。大抵用来清除人体火热疫毒的药物，苦寒有毒之品居多，且苦能化燥伤阴，寒易伤阳，毒损正气，故阴虚液少、阳衰阴盛、中气不足者宜减之。

清热解毒法的作用及其应用范围为医家所共识，兹不赘述。综观《伤寒论》《金匮要略》两书，由于病邪有兼夹，病程有久暂，病变有浅深，患者体质有差异，故清热解毒法在具体运用时，每多与其他方法相兼为用。概括起来，大体有如下数法：清热解毒、利咽止痛，甘草汤、桔梗汤法；清热解毒排脓，《千金》桔梗汤法；清热燥湿、凉血止利，白头翁汤法；清热止利、养血缓中，白头翁加甘草阿胶汤法；清热凉血、燥湿杀虫，《千金》三物黄芩汤法；清热燥湿、杀虫止痒，狼牙汤法；清热解毒散瘀，升麻鳖甲汤法；解毒散瘀护阴，升麻鳖甲汤去雄黄、蜀椒法。诸如此类，不一一多举，现分述如下。

（一）清热解毒，利咽止痛

该法适用于咽喉不利，咽部红、肿、热、痛，或口干咽燥，灼热不适，舌质红苔黄，脉数或虚数。此属火热毒邪入侵咽喉，或少阴病虚火上炎，克于咽嗌之间。热淫于内，火性炎上。治宜清热解毒，利咽止痛。方用甘草汤或桔梗汤。方中甘草汤，药用甘草一味生用，其性甘凉，煎汤代水，频频呷服，清热解毒，利咽止痛，药专力宏。若加桔梗名曰桔梗汤。方中甘草炙用清热解毒，益气生津；桔梗开提肺气，化痰火而镇咳，以增强清热解毒，利咽止痛之功。本方用于治疗火热灼津之咽喉不利、红肿热痛、口干舌燥，效果更佳。

该法临床上现用于治疗急慢性咽炎、化脓性扁桃体炎，疗效显著。

（二）清热解毒排脓

该法适用于咳喘，胸痛，吐痰腥臭，甚则咳吐脓血如米粥，脉多实数或滑数。此因风热舍肺，热壅血瘀，蓄结痈脓所致。治宜清热解毒排脓。方用《千金》桔梗汤。方中桔梗开散肺壅，以排脓痰；甘草解毒清热，兼能补气。两药合用，具有排脓祛痰、解毒清热之功，使腐去而新生，病必得除。

该法目前临床常用本方加味治疗急慢性咽炎、猩红热、肺脓疡等病有效。

（三）清热燥湿，凉血止利

该法适用于腹痛里急后重，下利便脓血，肛门灼热，口渴欲饮，或阴痒，白带过多，苔黄脉数诸症。此属湿热胶结，迫于大肠，热邪腐败气血，气机阻滞，或肝热移于大肠所致。治宜清热燥湿，凉血止利。方用白头翁汤。方中用白头翁、黄连、黄柏、秦皮大苦大寒之品，寒能胜热，苦能燥湿，湿热去，下重必自除。

该法现代多用于治疗阿米巴痢疾、细菌性痢疾，以及妇人湿热带下和阴痒等病证，疗效确切。

（四）清热止利，养血缓中

该法适用于因产后热利伤阴，当有下利便脓血，发热腹痛，里急后重等症状，或凡属阴虚血弱而病热利下重者均宜之。此即阴虚血少，湿热未清所致。治宜清热止利，养血缓中。方用白头翁加甘草阿胶汤。方中白头翁汤苦寒清热，坚阴止痢，加阿胶滋阴养血，甘草和中缓急。

该法现代用于治疗阴虚血少，内有湿热证的急慢性肠炎、痢疾等病证，有一定的疗效。

（五）清热凉血，燥湿杀虫

该法适用于妇人产后伤风，身热，四肢烦疼，恶露未尽，赤白带下，阴部瘙痒等症。此属产后正虚不能胜邪，血虚有热所致。治宜清热凉血，燥湿杀虫。方用《千金》三物黄芩汤。方中黄芩、苦参苦寒清热，燥湿杀虫，干地黄甘寒，滋阴凉血。三药合用，共奏清热凉血、燥湿杀虫之效。

该法现代多用于治疗产后感染及产褥热等病证，确有疗效，值得研究。

（六）清热燥湿，杀虫止痒

该法适用于湿热之邪聚于前阴，郁积腐蚀，致糜烂痒痛，带浊淋漓，阴中生疮等症。此属湿热下注，腐败气血所致。治宜清热燥湿，杀虫止痒。方用狼牙汤。方中用狼牙一味煎汤，用棉帛浸入汤中，取出纳入阴道，或用汤液洗涤外阴，有清热燥湿、杀虫止痒的功效。

该法现代用于治疗阴道滴虫、霉菌性阴道炎，以及痔疮和皮肤性病等疾患，疗效显著。

（七）清热解毒散瘀

该法适用于面赤斑斑如锦纹，咽喉痛，吐脓血，或皮肤青紫块，面色灰青，时作咽痛，齿鼻衄血，身软肢酸，舌淡脉弱等症。此因感受阳热疫毒之气，营阴受邪热，耗血动血所致。治宜清热解毒散瘀。方用升麻鳖甲汤。方中升麻甘苦微寒，主解百毒，辟瘟疫邪气；鳖甲气味酸平无毒，软坚散结；佐当归苦温辛香入血，善解营卫之邪毒；甘草甘平生用解百毒，蜜炙入脾扶中祛邪外出；妙在用蜀椒辛温，雄黄苦寒，禀纯阳之色，领诸药以解阳毒。诸药合而用之，共起清热解毒散瘀之效。

该法临床上现代多用于治疗热瘀型的紫癜病、红斑狼疮等疾患，有一定的疗效，供临证参考。

（八）解毒散瘀护阴

疫疠之气入侵营血，阴失濡养，出现面目赤、身痛如被杖、咽喉痛的阴毒症状。治以升麻鳖甲汤去雄黄、蜀椒解毒护阴。方中升麻升散解毒；鳖甲配当归入阴，滋阴养血散血；甘草缓中解毒。诸药合用，使毒去津复而愈。

该法现代可治疗类风湿关节炎、红斑狼疮等胶原性疾病，若辨证准确，疗效卓著。

（九）清热解毒，杀虫化湿

足厥阴肝经环绕阴器，上循于咽，故湿热下注于前阴表现前阴溃烂，也可循经上冲，可见咽喉干燥，表现为狐惑病，可边服清热燥湿解毒方药，再以苦参汤外洗前阴患处，使湿热清，溃烂敛。

第三节 和 解 法

顾名思义，“和解”具有缓和、调和、调畅、疏解之意。凡是通过缓和、调和的作用以达到疏畅气机，调和脏腑，从而疏解病邪的治法称为和解法。本法属于“八法”中的和法。

和法能使表里寒热虚实的复杂证候，脏腑阴阳气血的偏盛偏衰，归于平复。正如张介宾所说："和其不和者也……务在调平元气，不失中和之为贵也。"

和法原为治疗少阳病而设，由于和解少阳的一些方剂兼有疏肝解郁的作用，因此，调和肝脾之法也就归于和法之内。后世在这个基础上又有所发展，即凡是具有调和作用，或是它们的适应证类似少阳病的，如调和肠胃及治疗疟疾之法，都归纳于和法的范围。因此，根据和法的不同作用，大致可分为和解少阳、调和肝脾、调和肠胃等。其用药往往寒热并用、补泻兼施、表里双解、苦辛分消、调气和血。煎煮的方法多采用"去滓再煎"法，其目的在于使药性和合，不偏不烈，而利于和解。

使用和法时应注意以下问题。

1. 凡邪在肌表，未入少阳，或已入里，阳明热盛者，都不宜使用。因邪尚在表，误用和解，易引邪入里，发生他患；邪若入里，用之会贻误病情。

2. 凡劳倦内伤、饮食失调、气虚血弱而症见寒热者，亦非本法所宜。

3. 就其治法而言，少阳中风只宜清热疏达、祛风散邪，绝不可用吐下之法。若误用吐下，耗气伤津，不唯风火不去，而反助其深入，致心神失养，出现心悸不安，惊惕。

4. 少阳胆火上炎，枢机不利，邪正纷争于半表半里使然，故不可发汗。发汗则助长热势，更伤津液，促使邪气内传阳明，化燥成实而浊热之邪上攻心神，多有谵语征象。

一、和解少阳

和解少阳法，适用于邪在少阳，症见寒热往来、胸胁苦满、心烦喜呕、嘿嘿不欲饮食、口苦、咽干、目眩、舌苔白、脉弦细等。《医学心悟》指出“伤寒在表者可汗，在里者可下，其在半表半里者，唯有和之一法焉”。因为少阳位于半表半里，既不可发汗，又不能吐下，唯有用和解之法，既和里又解表，才能达到《伤寒论》中所说“上焦得通，津液得下，胃气因和，身濈然汗出而解”的目的。其代表方剂为小柴胡汤。由于少阳外邻太阳，内近阳明，故病邪每多传变，证情则常有兼夹，因此，临床运用该法，除和解少阳之小柴胡汤法外，尚有和解少阳兼以表散、和解少阳兼通下里实、和解少阳兼泻热去实、和解少阳兼温化水饮、和解少阳兼泻热安神、和解少阳兼清热生津之别。

（一）和解少阳，扶正祛邪

和解少阳，扶正祛邪法具有疏利三焦、调达上下，宣通内外、和畅气机，扶正祛邪的作用。主要用于少阳病，症见往来寒热、胸胁苦满、嘿嘿不欲饮食、心烦喜呕、口苦、咽干、目眩、舌苔白、脉弦细等。主因正气不足，病邪侵入少阳，少阳枢机不运，正邪分争，胆火内郁，进而影响脾胃之故。其代表方是小柴胡汤。方中柴胡气质轻清，苦味最薄，能疏少阳之郁滞。黄芩苦寒，气味较重，能清胸腹蕴热，以除烦满。二者合用，可解半表半里之邪。生姜、半夏调理胃气，降逆止呕。甘草、大枣、人参益气和中，扶正祛邪。该法的临床运用，既要掌握其主治证候，又要懂得其灵活使用的方法。《伤寒论》特别提出“伤寒中风，有柴胡证，但见一证便是，不必悉具”（第101条）的使用原则，并推广运用于三阳同病，症见身热恶风、颈项强、胁下满，手足温而渴者；少阳阳明并病，症见潮热、大便溏、小便自可、胸胁满不去者，或胁下硬满、不大便而呕、舌上白苔者；肝气乘脾，症见阳脉涩，阴脉弦，腹中急痛者；热入血室，症见寒热发作有时、如疟状、经水适断者；阳微结，症见头汗出、微恶寒、手足冷、胁下满、口不欲食、大便硬、脉沉紧而细，或呕而发热伴见脉弦以及瘥后发热等，都可证明其说。本法现代临床上广泛应用于感冒、疟疾、流行性腮腺炎、胆囊炎、急性病毒性肝炎、肾盂肾炎及其他泌尿系统感染的发热、产后发热、小儿夜热及不明原因的发热等，均有较好的疗效。

（二）和解少阳，兼以表散

该法适用于太阳少阳并病，其症既有发热、微恶寒、肢节烦疼之太阳桂枝证，又有微呕、心下支结之少阳柴胡证，或出现心腹卒中痛。因太、少之证俱微，故治疗采用太阳、少阳兼顾的方法，用半量桂枝汤解表以治太阳，半量小柴胡汤和解以治少阳，和解与发表兼施，合成柴胡桂枝汤为本法的代表方。由于该法由《伤寒论》两个最重要的方剂组成，小柴胡汤既可和解少阳，又可调理肝胆脾胃，桂枝汤既可调和营卫，又可调理脾胃，两方相合，既能调和营卫气血，又可和解表里，疏利肝胆，调理脾胃。临床治疗范围颇广，主要用于外感或缠绵不愈的胸部疾患，如感冒、肺炎、肺结核、胸膜炎等辨证为太少合并病者；脘部或腹部疼痛，如溃疡病、胆道感染、胰腺炎、结肠炎、胃炎等证属肝胆郁热、脾胃气滞者；神经系统疾病，如围绝经期障碍、神经衰弱、癫痫、癔病等辨证为肝（胆）脾（胃）不和者。

（三）和解少阳，通下里实

该法适用于治疗少阳病兼阳明里实，症除往来寒热、胸胁满等少阳证外，还有心下急结或痞硬，或心下满痛，呕不止，郁郁微烦，便秘或下痢臭秽等阳明里实证，故用小柴胡汤与小承气汤合方加减而成该法。方用小柴胡汤和解少阳，但因里实已成，故去人参、甘草以免补中留邪。因阳明里热壅滞，故取小承气汤意，去苦温的厚朴，用大黄、枳实攻下热结，加芍药敛阴和营，缓急止痛，合为该法的代表方大柴胡汤。是方于和解少阳宣展枢机之中，兼以通下里实，而成少阳兼阳明里实两解之法。

该法现代大多用于治疗消化系统实热性疾病，如胆囊炎、胆石症、急性胰腺炎、溃疡病急性穿孔等辨证属于少阳阳明同病者，并认为方中柴胡、大黄以大剂量为佳。该法还可用于急慢性肝炎湿热壅滞阶段，一般多与茵陈蒿汤合用。大柴胡汤法是把整体治疗和局部治疗结合起来的典范。方中小柴胡汤属于整体调节，贯穿一个“和”字；小承气汤属于局部治疗，贯穿一个“通”字。通法与和法的巧妙结合，就是整体治疗与局部治疗的有机结合，也是本法广泛应用于肝胆胰胃肠几乎所有消化器官实热性疾病的关键。

（四）和解少阳，泻热去实

该法适用于大柴胡汤证误下后，而见胸胁满、呕吐、潮热、下利等证，其病机除邪犯少阳，阳明里实与大柴胡汤证相同外，尚有正气偏虚的一面，故方用小柴胡汤以和解少阳，加芒硝泻热去实而成该法的代表方——柴胡加芒硝汤。该方因正气较虚，里实未甚，故较之大柴胡方，不取大黄、枳实之荡涤破滞，而用人参、炙甘草以益气和中，但药量较轻，为和解少阳兼通下实热之轻剂，在临床上亦可用于大柴胡证邪微而正虚者。

（五）和解少阳，温化水饮

该法适用于少阳病兼水饮内结之证，其证除往来寒热、心烦、胸胁满微结等少阳证外，还有小便不利、渴而不呕、但头汗出等水饮内结证，故用小柴胡汤化裁而成该法的代表方——柴胡桂枝干姜汤。方中柴胡、黄芩同用，能和解少阳之邪；栝楼根、牡蛎并用，能逐饮开结；桂枝、干姜、炙甘草合用能振奋中阳，温化寒饮；因不呕，故去半夏、生姜；因水饮内结，故去人参、大枣之甘温壅补。全方体现了和解少阳，温化水饮之法。

《金匮要略·疟病脉证并治》用本法治疗寒多热少或但寒不热的疟疾；后人颇多用于治疗寒象比较明显的疟疾，或类似于疟疾的发热恶寒；现代多用于肝胆有热，脾虚有寒的慢性肝病、慢性胆囊炎、慢性胃炎、结肠炎、溃疡病等。

（六）和解少阳，泻热安神

该法适用于伤寒误下，病入少阳，邪气弥漫而形成表里俱病、虚实互见的变证。其证除胸满、小便不利、一身尽重、不可转侧等邪陷少阳，枢机不利，决渎失职，阳气内郁等证之外，还有烦惊、谵语等少阳相火夹胃热上扰，心神被劫等证，故用小柴胡汤加味而成该法的代表方——柴胡加龙骨牡蛎汤。因病入少阳，故治以小柴胡汤以和解枢机，扶正祛邪为主，加桂枝可使内陷之邪外解。龙骨、牡蛎、铅丹重以镇怯而止烦惊。大黄泻热和胃而止谵语。茯苓宁神，通利小便。因邪热弥漫，故去甘草之缓，以求病邪速去，使错杂之邪，得从内外而解。

该法在现代运用上，不在于和解少阳，而重在清肝热，疏肝气，清化痰热，宁心安神，用以治疗多种精神疾病、神经系统疾病、心血管疾病，如癫痫、精神分裂症、神经官能症所致不寐，高血压及其引起的神经症状，此外还用于甲状腺功能亢进等。

（七）和解少阳，清热生津

小柴胡汤的加减法中有“若渴，去半夏，加人参，合前成四两半，栝楼根四两”(第96条)，渴者，是邪热伤津较著，故去温燥之半夏，加重人参用量以益气生津，并伍以天花粉清热生津。《金匮要略·疟病脉证并治》用该法治疗疟病发渴者，亦治劳疟。因疟邪“每伏藏于半表半里”，用小柴胡汤和解达邪为其正治，故用小柴胡汤加减而成本法的代表方——柴胡去半夏加栝楼根汤。因口渴为热盛津伤之象，故去半夏的辛燥，加天花粉甘苦凉润，以清热生津。

其法与小柴胡汤证加减法“若渴，去半夏，加人参，合前成四两半，栝蒌根四两”略同，因此，临床上除用于疟疾外，还可用于小柴胡证里热津伤口渴者。

二、调和肝脾

调和肝脾法，适用于肝气郁结，影响脾胃所致的胸胁胀满、手足厥逆、腹痛、妊娠胎动不安等肝脾失调，或肝胃不和的证候。常用柴胡、当归、芍药、白术、甘草、茯苓等疏肝理脾之药为主组成方剂，以疏泄肝气，调理脾胃。代表法如疏肝和胃，透达郁阳；养血疏肝，健脾利湿；养血健脾，清化湿热等。

（一）疏肝和胃，透达郁阳

该法适用于肝胃气滞，阳郁所致四肢厥逆或伴有胸胁胀满、腹痛、泄利下重等症，以四逆散为该法的代表方。方中柴胡疏肝解郁，透达阳气；枳实理气散结，以利脾胃。二药合用一升一降，解郁开结，疏达阳气。芍药、甘草酸甘化阴，而柔肝缓急。四药合用，有调理肝脾之功，且柴胡、枳壳入气分，芍药能入血分，又有调和气血之功。肝脾和顺，气血调畅，使阳气通达，则厥逆等症自愈。

该法疏肝和胃，透达郁阳，宣达郁滞，缓急止痛，故临床应用甚广。如胃炎、消化性溃疡、肝胆疾患、妇女月经不调、盆腔炎、乳房胀痛、颈淋巴结肿大等，凡临床辨证属肝郁气滞者，均可以本法为基础，加减使用。

（二）养血疏肝，健脾利湿

《金匮要略·妇人妊娠病脉证并治》用该法治疗“妇人怀娠，腹中疞痛”，在《金匮要略·妇人杂病脉证并治》又主“妇人腹中诸疾痛”，可见该法是治疗妇人腹痛诸证的良法。其代表方为当归芍药散。方中重用芍药泻肝木而安脾土，合以当归、川芎调肝养血，白术补脾燥湿，配合茯苓、泽泻渗湿泄浊。如此，则肝脾两调，腹痛等症自愈。

该法现代主要用妇产科疾病，如痛经、月经不调、功能性子宫出血、胎位异常、妊娠坐骨神经痛、习惯性流产、卵巢囊肿等辨证为肝郁脾虚、水湿内滞者，均可以本法加减治疗。

（三）养血健脾，清化湿热

该法在《金匮要略》中主治安胎保产，认为妇人妊娠，宜常用该法。其代表方为当归散。因为妊娠后，耗血多而血虚，血虚易生热；脾不健而失运，则饮食不为精微而湿留。在这种情况下，血虚湿热留聚，最易影响胎儿。当归散中当归、芍药补肝养血，合川芎能舒气血之滞，白术健脾除湿，黄芩坚阴清热，合而用之，可以养血健脾，清化湿热，以奏安胎之效。后人常以白术、黄芩二味，作为安胎要药，其法即源于此。但仅宜脾弱湿热不化之证，非泛治之方，这点应该明确。

（四）调和肝脾，清热降逆

《金匮要略·奔豚气病脉证治》有“奔豚气上冲胸，腹痛，往来寒热”，由于肝血虚则肝气易郁。气郁日久使渐渐化热，若突然遭受情志刺激，就可能发为奔豚气病。肝气随冲脉上逆，遂自觉有气从少腹上冲至胸，此较气上冲至咽喉稍轻。肝气横逆，乘犯脾胃，故腹痛。仲景制方奔豚汤，以甘李根白皮清热下气为法，佐以生葛根、黄芩生津清热，当归、川芎调肝理血，芍药、甘草缓急止痛，生姜、半夏和冲降逆。

三、调和肠胃

调和肠胃法，适用于邪在肠胃，以致功能失调，寒热错杂，出现脘腹痞满、恶心呕吐、腹痛或肠鸣泄泻等症。治疗多以寒热并用，辛开苦降为法，以调整肠胃功能。常用干姜、黄连、黄芩、半夏、人参、甘草等药物为主组成方剂以调和肠胃。代表法如和中降逆消痞；和胃消痞，宣散水气；和胃补中，降逆消痞；和胃润燥，降逆止呕；清上温下，和胃降逆；清上温下，辛开苦降等。

（一）和中降逆消痞

该法治疗脾胃不和，寒热错杂，升降失常所致心下痞、呕吐、下利、肠鸣等症。以半夏泻心汤为该法的代表方。方中半夏、干姜辛温散寒，降逆和胃；黄芩、黄连苦寒泻热消痞；佐以人参、甘草、大枣甘温补益脾胃，而助健运。诸药配合，为辛开苦降、寒温并用、阴阳并调之法，从而达到恢复中焦升降、消除痞满的目的。

和中降逆消痞法临床运用广泛，尤其是治疗消化系统疾病的良法，如急慢性胃肠炎、胃溃疡、慢性痢疾或慢性胆囊炎，辨证见寒热夹杂者均可应用。

（二）和胃消痞，宣散水气

该法治疗脾胃不和较甚，寒热错杂，升降失常，又兼水饮食滞所致心下痞硬、干噫食臭、腹中雷鸣、下利等症。以生姜泻心汤为该法的代表方。方用半夏泻心汤减干姜用量，另加生姜而成。重用生姜，取其宣散水气、和胃降逆止呕，更与半夏相配，以增强和胃降逆化饮之功。黄芩、黄连与生姜、半夏相伍，仍属辛开苦降、寒温并调之法，更佐以人参、甘草、大枣补益脾胃，共奏和胃消痞、宣散水气之功。

临床应用与半夏泻心汤方略同，可视为半夏泻心汤证兼水饮食滞者的加减法。

（三）和胃补中，降逆消痞

该法治疗中虚较甚、脾胃不和、寒热错杂、升降失常所致痞、利俱甚与腹中雷鸣、完谷不化、干呕、心烦不得安等症。以甘草泻心汤为该法的代表方。方用半夏泻心汤加重炙甘草用量而成。重用炙甘草调中补虚正是针对中虚较甚而设，余义与半夏泻心汤相同。

临床运用与半夏泻心汤亦大致相同，可视为半夏泻心汤证兼中虚较甚者的加减法。此外，按《金匮要略》记载，该法还可以治疗狐惑病，现在用于治疗复发性口腔溃疡亦颇有效。

（四）和胃润燥，降逆止呕

该法治疗虚寒胃反，朝食暮吐，暮食朝吐之症。以大半夏汤为该法的代表方。方中重用半夏降逆止呕，人参扶正补虚，白蜜滋阴润燥，乃降逆、扶正、滋燥三法并施，共奏和胃润燥、降逆止呕之功。

现在临床上该法多用于治疗神经性呕吐、胃癌、贲门痉挛、幽门梗阻、胃扭转、溃疡病、妊娠恶阻等，凡辨证属虚寒性胃反者，皆可用本法加减使用。

（五）清上温下，和胃降逆

该法治疗上热下寒所致的呕吐、腹痛。以黄连汤为该法的代表方。方乃半夏泻心汤去黄芩加桂枝而成，重用黄连以清在上之热，干姜以温在下之寒，半夏降逆止呕，桂枝通阳散寒，人参、甘草、大枣益胃和中，合为清上温下、调和脾胃、恢复中焦升降之法。该法与半夏泻心汤法虽仅一药之差，但主治病证各有不同。半夏泻心汤法治寒热错杂于中，以心下痞、呕吐、下利为主症，故黄芩、黄连、生姜、半夏并用，以解寒热互结之势。该法主治寒热之邪分踞上下，以呕吐、腹痛为特征，故去黄芩加桂枝，则取其宣通上下阴阳之功。

临床上可用于治疗急慢性胃肠炎、胃及十二指肠球部溃疡、急慢性胰腺炎、慢性胆道感染、痢疾等辨证属于上热下寒者。

（六）清上温下，辛开苦降

该法治疗上热下寒所致的呕吐下利证，与干姜黄芩黄连人参汤。方中以黄芩、黄连清上热，人参补中气，干姜祛下寒，起到辛开苦降、清上温下、调和脾胃之功。临床可用于治疗急慢性胃肠炎、痢疾等属于中虚夹热或上热下寒者。

（七）辛开苦降，清热化痰开结

《伤寒论》第138条“小结胸病，正在心下，按之则痛，脉浮滑者”，邪热与痰饮结于胸脘，以小陷胸汤治之，方中瓜蒌清热化痰，半夏降逆消痞，黄连泻热降火，半夏与黄连配伍，辛开苦降，得瓜蒌实之清热化痰，开痞散结。本方可用于治疗急性胃炎、急性胆囊炎、胸膜炎等。

第四节　通　下　法

通下法是荡涤肠胃，泻下里实，逐邪外出的治疗大法，具有清下实热、通利大便、排除燥屎、消痞导滞、攻泻热邪、逐水涤痰、温通寒积、破血逐瘀、散结消痈、排脓解毒、和络止痛等多种功能。凡邪结胸腹肠胃，瘀阻下焦，燥屎内结，宿食积热，痰饮停留，瘀血积聚，出现腹满、疼痛拒按以邪实正不虚为主要证候特点的一类疾病，均可使用。

通下法的运用，以攻逐里实为目的。里实证的形成不仅与素体强弱有关，而且与感受寒、热、燥、湿及伤食、蓄瘀密不可分。其临床表现亦因之出现热结、寒结、燥结、蓄血之不同而有所区别，故其立法当根据不同证型而定，分为通腑泻热、温下寒实、润肠通便、通瘀破结四大类型。

里实证的证候较为复杂，且证情多有兼夹，故通下法在具体运用过程中，当斟酌表里虚实及轻重缓急，正确处理以下三种情况：一为表里同病，里实不甚之时，治当解表为先，正所谓“本发汗而反下之，此为逆也”；若表证未解，但里实已甚且急之时，则应攻下为急，即所谓“本先下之而反汗之，此为逆也，若先下之，治不为逆”；若表里同病，病情相对均衡者，又当表里同治。其中或偏于治表，或偏于治里，或表里均衡用药，自当随机权衡。二为使用通下之剂时，既要注意实证的表现，又要注意有无虚证的存在。一般情况下，偏里实者，应通下为主，兼顾其虚；偏于虚者，应重在补虚，兼通其实；对于虚证明显，里实已甚，不得不攻者，又当急下，此乃釜底抽薪之法；对于老年体虚、新产血亏或病后津伤，以及亡血家、孕妇等，虽有大便秘结之证，亦不可专事攻下或禁用下法。三为泻下之剂，大都易耗伤胃气，损失津液，应注意得效即止，不宜久用。同时应注意饮食调节，不宜食用油腻及不易消化的食物。

一、通腑泻热

通腑泻热法是攻下腑实、清泻热结诸法的总称，属实热阻滞胃肠，腑气不通证之治疗大法。

胃肠属阳明之腑，“阳明之上，燥气治之”，若外邪侵袭，阳明从热化燥，燥热与肠中糟粕互结，阻塞不通，则出现阳明腑实证；或邪气内闭，化燥成实，劫灼津液，不能濡养筋脉而成痉病；或宿食壅滞化燥内阻而成宿食证；或燥实内盛，热结旁流出现下利证等皆用此法。此外近代研究发现，本法具有抗菌、排毒、解痉、利胆作用，故常用于治疗急性胰腺炎、胆囊炎、胆石症、肺炎、急性阑尾炎、急性病毒性肝炎、乙型脑炎、结膜炎等多种疾病。

通腑泻热法在具体运用中，应根据燥热的程度和腑实阻滞的轻重，分别采用攻下实热、荡涤燥结，泻热和胃、润燥软坚，泻热通便、破滞除满，疏导肠胃、荡涤实邪，行气通下等不同治法。另外阳明腑实，多有兼夹，或兼表邪不解营卫不和，或兼湿热阻滞积滞内盛，故在通腑泻热法中又当兼用调和营卫或化湿消积之法。

（一）攻下实热，荡涤燥结

该法主要适用于热结大肠的阳明腑实重证。症见发热汗多，手足濈然汗出，潮热谵语，矢气频转，日晡所发潮热，腹满硬痛，或绕脐痛，大便不通，或热结旁流，心烦谵语，甚则神昏，发则不识人，循衣摸床，惕而不安，微喘直视，目中不了了，睛不和，舌苔焦黄起芒刺或焦黑燥裂，喘冒不卧，四肢不温，脉沉迟有力或滑迟属阳明燥实阻滞，腑气不通，痞满燥实俱甚；或阳明燥热阻滞，津液耗伤尤重者；或少阴热化太过，津液耗损，燥结阳明者；或用于角弓反张，卧不着席，胸满口噤，脚挛急，蚧齿等因邪气内闭，化燥成实，热劫津液，不能濡养筋脉的痉病；或用于宿食内阻肠胃，化燥成实，出现腹满痛、大便不通或下利不爽、不欲食、脉数而滑的宿食证；或用于下利臭秽量少，腹部满痛拒按，按之有坚硬感，脉滑实有力，属热结旁流的下利证；或用于燥实内阻，腑气不通的腹满病，症见腹满不减、减不足言、大便不通等。

上述诸病证，虽证候轻重不尽相同，但病机一致，故皆用此法。代表方为大承气汤。根据上述证候，有学者总结出大承气汤的应用指征是“痞、满、实、燥、坚”。方中大黄苦寒，泻热去实，推陈致新；芒硝咸寒，润燥软坚，通利大便；厚朴苦辛温，行气除满；枳实苦辛微寒，破气消痞。四药为伍，共为攻下实热、荡涤燥结之峻剂。

（二）泻热和胃，润燥软坚

该法适用于阳明燥实初结，热邪初入胃中燥伤津液，燥热偏甚，痞满不重者。症见蒸蒸发热，濈然汗出，腹胀不大便，心烦，甚则谵语，不食，苔黄燥，脉沉实有力等“胃气不和”证。治用和下的调胃承气汤。方中大黄苦寒泻热，推陈致新，以去实热；芒硝咸寒，润燥软坚，泻热通便；甘草甘平和中，顾护胃气，使泻下而不伤正。三药为伍，共为泻热润燥、软坚通便之剂。

泻热和胃、润燥软坚法与攻下实热、荡涤燥结法虽都为腑实证而设，但本法重在泻热润燥，而攻下之力较弱，除满消痞之力不足；上法不仅泻热攻下之力峻猛，且除满消痞之力亦宏。

（三）泻热通便，破滞除满

该法是张仲景运用最多的一种攻下法，主要通过通泻大便，使邪热瘀阻从下而出，适用于阳明病实热内结较轻，痞满之证偏重的患者。症见发热汗多，潮热，心烦，甚则谵语，腹大满不通，大便秘结或热结旁流下利，舌质红苔黄而干，脉来滑疾，应用指征“痞、满、实”；或虽有大承气汤某些证候而又表证不解，或未见沉迟有力之脉，出现脉疾、脉弱等疑似脉时；亦可用于杂病下利证，属燥实内阻，腑实内盛，症见下利谵语、脉滑而疾、粪便黏秽、腹满痛拒按、舌苔黄厚干燥者。治用小承气汤，于大承气汤方中去芒硝，减厚朴、枳实用量，将三药同煎。方中大黄苦寒泻热去实，推陈致新；厚朴苦辛温，行气除满；枳实苦辛微寒，理气消痞。三药同用，共奏泻热通便、破滞除满之效。

泻热通便、破滞除满法与泻热和胃、润燥软坚法虽都主治阳明腑实证，但本法以破滞除满通下大便见优，而上法以清热润燥软坚之力见长。

（四）疏导肠胃，荡涤实邪

该法适用于支饮腹满证，症见“咳逆倚息，短气不得卧，其形如肿，且伴腹满，腹中痛，大便闭结”等。支饮水停胸膈，阻碍肺气肃降，故咳逆倚息，短气不得卧；胃肠燥实内阻，腑气不通，故见腹满，腹中痛，大便不行。本病重点在于气滞，肺与大肠互为表里，二者气机皆以降为顺，现腑气壅阻，气机不降，则致肺气上逆，故急用疏导肠胃、荡涤实邪之法，使腑气通而肺气自降。方用厚朴大黄汤主治。药用厚朴为君，佐枳实破气除满，并有降肺气之功；大黄通腑泻热，荡涤实邪。三药合用，以行气破滞、通便除满，则腑气通，肺气降，诸症自除。

（五）行气通下

该法适用于实热积滞，腑气不通，气滞较甚的腹满病。症见腹部胀满，疼痛拒按，大便不通，但按之腹软无物。本病重点在于气滞。治拟行气通下。代表方为厚朴三物汤。方中厚朴为君，用量倍于大黄，并配枳实，重在行气除满；用大黄泻热荡实通下。

小承气汤、厚朴三物汤、厚朴大黄汤，方名不同，药味无异。分别散见于《金匮要略·腹满寒疝宿食病脉证治》《金匮要略·痰饮咳嗽病脉证并治》《金匮要略·呕吐哕下利病脉证治》《伤寒论·辩阳明病脉证并治》《伤寒论·辩厥阴病脉证并治》。由于用药分量不同，煎药方法各殊，故药效稍有区别。小承气汤中，厚朴 3 两，枳实大者 3 枚，大黄 4 两，因以大黄为君，故以治积滞为主；厚朴三物汤中，厚朴 8 两，枳实 5 枚，大黄 4 两，因用厚朴为君，故以治气滞为重；厚朴大黄汤中，厚朴 1 尺，大黄 6 两，枳实 4 枚，因厚朴、大黄皆重用，故用治胀积俱重之证。

（六）行气除满，调和营卫

该法属表里双解之法，用于腹满病兼表证不解的患者。其表由风寒侵袭，营卫失调引起。症见发热脉浮，或伴微恶风寒，汗出，头痛等。因表证日久，有入里化热之势，故表证较轻；其里为阳明腑实，宿食阻滞，气机不通而成，故见腹满大便不通，脉数，饮食如故。因属宿食初结，尚未出现腹大满不通、潮热谵语、反不能食等腑实重证表现，说明里证亦轻。但若表里两证对比，则里证稍重。厚朴七物汤为其代表方。厚朴七物汤由厚朴三物汤和桂枝汤去芍药组成，是解表行气通下剂，用于表证未已邪又入里，气滞不通者。应用指征即表证兼见“腹满，食如故”。用厚朴三物汤（其中大黄用量较轻）消满以除里实；用桂枝汤调和营卫以解表邪，因其邪欲入里，有化热之势，故去芍药酸敛之品，更有利于去邪。仲景云：腹满不可用芍药，故去之可也。

承前所述，表里同病，治法有三：若表证急，一般应先表后里，此乃常法；若里证重且急，则应先里后表，此乃变法；若表里相对均衡者，可表里同治。

（七）泻热和胃，缓急降逆

该法为胃肠实热呕吐而设。其应用指征为“食已即吐”。用于实热结滞胃肠，大便秘结导致胃气上逆的胃反呕吐者。症见食入即吐，是食物入胃不能停留而反出，所谓幽门不通上冲吸门是也。食已即吐，或呕吐酸腐是阳明热结，腑气不通，冲逆于上所致，乃《素问·至真要大论》的“诸逆冲上，皆属于火”之类。腑气不通，大肠传导失职，则大便秘结；火性上炎急迫，胃失和降，故食已即吐。治用大黄甘草汤。用本方通泻大便，使胃肠邪热下出，则胃气降而呕吐已。其中大黄苦寒泻火通下，直折火势，正如王肯堂所云“吐而不已，有升无降，则当逆而折之，引令下行，无速于大黄者也，故不禁也”；甘草缓急调胃。二药为伍，共奏泻热和胃、降逆止呕之功。

（八）下气消积，通利二便

该法适用于湿热伤阴之转筋病。所谓转筋，是指四肢拘挛作痛的病证，一般多见于下肢，严重时，其痉挛现象可从两足牵引小腹作痛，称为转筋入腹。《金匮要略浅注》云：“转筋之为病，其人臂脚直，不能屈伸，是转筋之证也。脉长直而上下行，微中不和而弦，是转筋之脉也。转筋痛不能忍，甚而入腹者，牵连少腹拘急而剧痛，为肝邪直攻脾脏，以鸡屎白散主之。”

转筋一症，它的发生原因及病机不止一种，故其治法多有不同。本法仅为湿热伤阴转筋而设，方用鸡屎白散。鸡屎白性寒下气，通利二便，泻其致病之因，转筋即可随之即愈。

二、温下寒实

该法是仲景主治腹满寒疝病所确立的治法之一，主要适用于阳气不足，寒实内结肠胃，腑气不通；或暴感秽邪，寒实壅滞肠胃，出现腹满疼痛，大便不通等症。

温下寒实法，包括温里攻下和温寒攻坚两种。

（一）温里攻下

该法适用于腹满病，属寒实内阻肠胃，腑气不通且伴阳气不足的虚实夹杂证。症见胁腹疼痛，腹满，得温则减，大便不通，脉紧弦，可伴恶寒肢冷，舌苔黏腻等。由于寒邪积滞内停肠胃，气滞不通，故腹痛；阴寒之气上乘结于胁下，偏着一处，故胁下痛；寒实内阻，腑气壅闭，故大便不通；阳气不足，寒邪内盛，故有恶寒、肢冷、舌淡苔腻；脉弦紧等皆主寒主痛，为寒实内结之征。或有发热，则为阳气被郁引起，非太阳表热或阳明里热可比。治用大黄附子汤。方中大黄苦寒，走而不守，开郁破结；附子、细辛大热，温阳散寒。三药合用，则寒邪散，大便通，腹痛自止。

（二）温开峻攻

该法适用于寒痰水饮凝聚的寒实结胸证，本方应用指征是“无热证”。症见无发热，口燥烦渴，脉数，苔黄等。治用三物白散。方中用大辛大热之巴豆祛寒开凝以攻逐痰水，以贝母、桔梗宣肺开结而消除痰浊。

（三）温寒攻坚，宣肺利膈

温寒攻坚法用于寒疝病，以患者突然出现心痛腹胀、大便不通为证候特点，是暴感寒邪秽气，壅塞肠胃，正气伏抑所致。寒主收引，气机不通，故心痛；腑气壅滞，寒实阻塞，故腹胀满疼痛、大便不通;证属寒实阻滞,故无发热、口渴等热象表现。治用走马汤。方中巴豆大辛大热,峻下冷积,速破寒结;佐杏仁苦温,以利肺与大肠之气,使邪从下泄更速,有如走马之势立竿见影,故名走马汤。

三、润肠通下

润肠通下法是指滋润肠道,通下燥结的一种治法。用于肠中津伤为主,胃中燥热不甚的阳明实证。

临床根据津伤的轻重和燥热的程度不同,又见胃燥脾约和津伤便硬两种证型,故治疗当分为润下缓通和导下通便两种具体治法。

(一) 润下缓通

润下缓通法是仲景为脾约证设立的具体治法。证见《伤寒论》第 247 条"趺阳脉浮而涩,浮则胃气强,涩则小便数,浮涩相搏,大便则硬,其脾为约,麻子仁丸主之。"成无已说:"趺阳者,脾胃之脉诊。浮为阳,知胃气强,涩为阴,知脾为约。约者,俭约之约,又约束之约。《内经》曰:'饮入于胃,游溢精气,上输于脾,脾气散精,上归于肺,通调水道,下输膀胱,水精四布,五经并行。'是脾主为胃行其津液者也。今胃强脾弱,约束津液不得四布,但输膀胱,致小便数,大便难。与脾约丸通肠润燥。"因其燥热不甚,故一般无恶热、潮热、谵语、烦躁、腹满硬痛拒按等症,故与阳明燥实承气汤类证有轻重之别。

麻子仁丸方,为润肠通便缓下剂,用于胃肠燥热,津阴耗伤,不能濡润肠道;或胃强脾弱,不能为胃输其津液,使水液走小肠,小便频数而成"脾约"之证,引起大便干燥难下之便秘。本方的应用指征是:大便虽难而腹无所苦,即没有"痞、满、实"等症状。其组成为小承气汤加火麻仁、杏仁、白芍。其中取火麻仁为君,润肠滋燥,通利大便。配杏仁润肺肃降，使气下行，并具有润肠道通大便的功能。芍药和营缓急而养阴。大黄、枳实、厚朴泻热去实，行气导滞。以蜜为丸，取其缓通润下之义。

本法为攻补兼施之法，若单纯阴伤津枯便结而无燥热者不得用之。

（二）导下通便

导下通便法适用于阳明病本自汗出，再行发汗，致津液大伤，加之小便自利，津液内竭，以致大便结硬，干涩难解，即前人所述，无水舟停之证。此时虽大便硬，而无腹部满痛之苦，不可用攻法。当待津液还于胃中，自欲大便，燥屎已至直肠，迫近肛门难以解出之时，取因势利导之法，方用蜜煎导，即蜜煎做成坐药，插入肛门，取其润燥导便通下。应用指征是：腹无所苦，身无所痛，仅欲便而难解。亦可用猪胆汁注入肛门直肠，以宣气清热，导下通便。还可用土瓜根。以上三法，皆为从肛门纳入，使魄门润滑，则大便自然可下。此导下通便法开后世治便秘从肛门纳药之先河。

四、通瘀破结

该法是指凡能通下瘀血热结以解除蓄血证候的一类治法。此法主要用于血热互结下焦的蓄血证；或用于邪热壅滞，腐败气血引起的肠痈；或用于太阳病误下邪陷太阴兼阳明实邪内阻之证。

血是营养人体的重要物质，《难经》说“血主濡之”，假使由于某种原因致血行不畅，瘀蓄内停，则生诸病，皆当以此法治疗。

使用通瘀破结法，不仅要注意病情轻重缓急，而且应注意患者病程的久暂及体质的强弱及疾病的兼夹情况。若血热内蓄较轻，且有表证者，先当解表。表解已，乃可攻之。因其血结轻而病程短，故用通瘀破结轻剂即可；若蓄血重且急者，无论有无表证，皆当破血逐瘀为主，宜用通瘀破结峻剂施治；若蓄血重而病势较缓者，可用逐瘀峻剂，但应改汤作丸，以峻药缓图为妙；若瘀热腐败气血，化痈成脓者，当清热化瘀、败毒排脓并行。

通瘀破结法，用药力量峻猛，只适用于邪盛而体质壮实之人，若体虚、年老、孕妇或有失血史者当禁用或慎用。

（一）通下瘀热

该法适用于太阳蓄血轻证。症见小腹急结，小便自利，其人如狂。为太阳之邪化热入里与瘀血搏结下焦所致。治用桃核承气汤。方中以大黄苦寒为君，清热凉血，活血止血，祛瘀生新；桃仁苦平微甘，破血化瘀；桂枝辛温，宣通阳气，温通经脉。三药合用，可加强化瘀之力。芒硝咸寒，泻下除热；芒硝、大黄并用则通下瘀热之力更强。甘草甘平，调和诸药。

（二）泻热破血逐瘀

该法适用于太阳随经、瘀热在里的太阳蓄血或阳明蓄血重证。证候以发狂，小腹硬满疼痛，小便自利，或喜忘，大便硬、色黑易解，脉沉结或身黄等为主要表现。其病因病机可因太阳之邪不解，化热入里，侵入血分，形成瘀血与热邪互结，阻于下焦；或素有瘀血，与阳明之邪热互结，阻于肠胃所致。治用抵当汤。方中水蛭、虻虫直入血络，破血逐瘀；桃仁活血化瘀；大黄泻热导瘀。四药合用，共为攻逐瘀血峻剂。

使用此方多有下血，切记中病即止，不可久服。

（三）泻热破血逐瘀，峻药缓投

该法适用太阳蓄血重证，病势较缓者。以其人发狂，小腹硬满疼痛，小便自利，脉沉结等为主要证候特点。为太阳表邪不外解，化热入里，热与瘀血搏结下焦所致，因其证重而势缓，故用抵当丸。其应用本方的指征为：蓄血之病程长、病势缓、邪结深，以汤易丸，缓攻慢逐，才能使瘀消热散。

抵当丸与抵当汤用药完全相同，仅方中水蛭、虻虫剂量减轻三分之一，桃仁减轻五分之一，且改汤作丸，取其峻药缓攻之义。本方药力虽较抵当汤方缓，但仍属峻剂，故亦当注意“晬时当下血；若不下者，更服”之告诫，不宜久服。

（四）泻热逐瘀，散结消痈

该法是仲景治疗肠痈的主法之一，多用于营热稽留、血瘀肠中之肠痈早期，尚未成脓者。症见少腹部肿胀而痞硬，用手指按肿处，则疼痛如淋病状，但小便自调，全身时时发热，自汗出，复恶寒，脉象迟紧有力。此类证候的出现，皆因热毒内聚，营血瘀结肠中，进而正邪相争，在外可导致营卫失调，在内则热郁肝经不利所致。治用大黄牡丹汤泻热消肿、逐瘀散结。方中大黄、芒硝荡涤实热，通其壅滞；牡丹皮、桃仁凉血逐瘀；冬瓜仁散痈消肿。

该法用于肠痈病，无论成脓与否皆可应用，从方后“顿服之，有脓当下，如无脓，当下血”可知。不过本方用于已成脓的肠痈时，应当慎重。

（五）排脓消痈，通阳散结

该法是仲景用于治疗寒湿肠痈脓已成的主方，适用于肠痈晚期，痈脓已成，正气不足，寒湿较甚之时。证候出现肌肤干燥粗糙，如鳞甲之状，腹部如肿，腹皮紧急，但按之濡软，脉数无力等。上证皆因肠痈日久，营血郁滞，热毒结聚局部，阳气不足所致。治用薏苡附子败酱散，排脓消肿，振奋阳气。药用薏苡仁泄湿而消痈肿；败酱草破瘀排脓；附子振奋阳气，散结以行气滞。服后可使污秽脓血从大便而出。

该方与大黄牡丹汤虽都为治肠痈佳方，然主治证候各有侧重：大黄牡丹汤主治偏于实热脓未成，故重在攻下实热，凉血解毒，逐瘀散结，实有杜绝成脓之势；本方主治偏于寒湿脓已成，故重在排脓散结，振奋阳气，有扶正祛邪之意。

（六）通阳和络，泻实止痛

该法是《伤寒论》太阳病误用下法，邪陷太阴而成阴实证的主治大法。其证候表现以腹部大实痛为特点。病机为误下伤脾，气滞不运，脾络瘀阻，且伴阳明浊气壅阻所致。桂枝加大黄汤为其代表方。

该方即桂枝加芍药汤再加大黄组成。方中桂枝配甘草，辛甘通阳；生姜、大枣、甘草，补脾和胃；芍药有缓急止痛，活血和络，与甘草为伍，尚有酸甘益阴之妙；少加大黄以泻实导滞。六味为伍，共奏通阳和络、泻实止痛之效。

第五节　利水祛湿法

利水祛湿法是通过化湿行水、通淋泄浊作用，治疗水湿为病的一种方法。

湿与水，异名同类。湿为水之渐，水为湿之积。湿邪为病，有外湿、内湿之分。外湿者，每因居处卑湿，阴雨湿蒸，冒雾涉水，汗出沾衣，人久处之，则邪从外侵，常伤及肌表经络，症见：恶寒发热、头胀身痛、肢节酸疼或面目浮肿等；内湿者，每因恣啖生冷，过饮酒酪，肥甘失节，则湿从中生，多伤及脏腑，症见脘腹胀满、呕恶泄利、水肿淋浊、黄疸、痿痹等。然肌表与脏腑，表里相关，外湿可以内传脏腑，内湿亦可外溢肌肤，故外湿、内湿又常相兼并见。人身之中，主水在肾，制水在脾，调水在肺，故水湿为病，与肺脾肾有密切关系，脾虚则生湿，肾虚则水泛，肺失宣降则水津不布。当然他脏如三焦、膀胱亦与水湿相关。三焦气阻则决渎无权，膀胱不利则小便不通，所以治疗上须紧密联系脏腑，辨证论治。

湿邪伤人，常与风、寒、暑、热相间，人体又有虚实强弱之分，所犯部位又有表里上下之别，病情亦有寒化、热化之异。因此，湿邪为病较为复杂，利水祛湿之法亦种类较多。大抵湿邪在外在上者，可表散微汗以解之；在内在下者，可芳香苦燥以化之，或甘淡渗利以除之；从寒化者，宜温阳化湿；从热化者，宜清热祛湿；水湿壅盛，形气俱实者，又可攻下以逐之。故其治法可以分为辛温散寒除湿、利水渗湿、温化水湿、清热利湿、逐水法等。其中逐水法单列一节（见第七节），此不赘述。

利水祛湿法，临床应用时，应注意以下几点。① 该法多由芳香温燥或甘淡渗利之药组成，易于耗伤阴津，故对素体阴虚津亏、病后体弱以及孕妇等，均应慎用。② 湿邪属阴邪，其性重浊黏腻，最易阻碍气机，而气滞不行，又使湿邪不得运化，故该法常配伍理气之品，以求“气化则湿亦化”。

一、辛温散寒除湿

辛温散寒除湿法，主治外湿为主所致湿病，以发热身重、骨节疼烦为主症。湿从外来多兼风夹寒，由于兼邪不同，体质各异，因之病情变化亦有所不同。如湿邪偏重，是以身重疼痛为主症；偏于寒湿，则其痛较甚；偏于风湿，则多走窜关节。同时，湿为阴邪，最易伤人阳气。若湿邪遏抑表阳，表气不虚，无论寒湿、风湿，病变多为表实证。

湿病因有内湿、外湿之不同而治法各异。内湿，当利其小便；外湿，须微微发汗。如寒湿在表，宜麻黄加术汤；若湿盛阳微，虽有表证当选用桂枝附子汤、白术附子汤、甘草附子汤等方助阳祛湿；若寒湿留于关节，即寒湿历节，当选用乌头汤；若风湿流注于筋脉关节，即风湿历节，当选用桂枝芍药知母汤。无论表实表虚，都以微汗为佳。因湿为濡滞之邪，必须缓缓蒸发，微微汗出，方能与兼邪俱去。汗出太骤，风去湿存，徒伤阳气，病必不除，即所谓“汗大出者，但风气去，湿气在，是故不愈也。”

（一）辛温散寒，除湿止痛

该法用于寒湿表证。外感寒湿，卫阳被郁，肌表之气痹阻，症见发热、恶寒、无汗、一身烦痛不安等。用麻黄加术汤辛温散寒，除湿止痛。麻黄汤得白术，不致过汗；白术得麻黄，能并行表里之湿。

该法可用于治疗肺炎之恶寒发热，咳嗽胸痛；关节炎之身热不畅，骨节疼痛剧烈，甚至关节漫肿；荨麻疹之身布疹块，色不红，奇痒不休；小儿急性肾炎之头面肢体浮肿，小便不利，咳嗽气喘等。有人用该方治疗流行性感冒、风湿病初起、急性肾炎，取得了较好的疗效。

（二）温经散寒，祛风除湿

该法用于风湿而表阳虚且风湿在表、风重于湿之身体疼烦，不能转侧，不呕不渴，脉浮而涩等。方用桂枝附子汤（若兼口渴则不可用）。若其人大便硬，小便自利者，去桂加白术汤主之。因风寒湿邪自肌表侵入，“风湿相搏”于表之肌腠，故证以身体疼烦、不能自转侧、脉浮虚而涩为特征。方中重用桂枝发散在表之风湿，通阳化气；附子温经逐湿散寒，助肾阳，而立卫阳之基；佐甘草、大枣，益中州、和营卫，则风寒湿俱除；生姜使风湿之邪从皮毛而出以理表虚。

该法可用于关节炎引起的关节疼痛、产后痹痛以及寒湿阻滞血脉影响气血流通所致心动过缓、坐骨神经痛、雷诺病、糖尿病神经病变以及寒疝、阳痿早泄等病的治疗。

（三）温经散寒，健脾燥湿

该法用于风湿相搏且湿重于风之阳虚证。症见大便坚，小便自利，身体疼烦，不能转侧，不呕不渴，脉浮而涩等。方用白术附子汤。风邪既去，湿重于风，不必更发其表，免危久可弱之阳，故不同于前方桂枝附子汤，应去前方桂枝之辛微，加白术。据《神农本草经》“白术主风寒湿痹”，《名医别录》“逐皮间风水结肿”，所以与附子相合，能并走皮中而逐水气，逐皮间之湿邪，温经复阳；甘草、生姜、大枣调和营卫，是为表阳虚湿气偏胜而设。方后注云“一服觉身痹，半日许再服，三服都尽，其人如冒状，勿怪，即是术附并走皮中逐水气，未得除故耳”，是本方仍为助阳逐湿、微取发汗之剂，以肌肉经脉而祛湿外出的方法。

该法可用于治疗风湿性或类风湿关节炎，或心脏病引起关节疼，也适用于外感寒湿、恶寒身疼、舌苔白厚而润之习惯性便秘的治疗。

（四）温阳散寒，祛湿止痛

该法用于风湿表里阳气俱虚的证治。症见骨节疼烦掣痛，不得屈伸，汗出短气，恶风不欲去衣被，或身微肿，小便不利等。以温复阳气为本，祛除湿气为标。方用甘草附子汤。方中附子辛热，温阳散寒以止痛；桂枝辛温，通阳化气，祛风通络；白术甘、苦、温，健脾燥湿，以“治风寒湿痹”（《神农本草经》）；桂枝、附子相合以祛风，又用白术、附子相伍以除湿，兼走表里，扶正达邪；桂枝、甘草同用，散风邪而助心阳。由于病邪已深入关节，意在缓而行之，欲药力缓行，使能逗留于关节之间，俾湿邪得以尽去，故以甘草名方。方后“初服得微汗则解”一语，说明本方亦为微汗之剂。该方与上方（桂枝附子汤）不同，上方为邪在肌表，而本方为风湿夹寒，痹于关节筋脉，亦即表湿由肌肉侵入关节所致，病情较上方尤为加剧。

该法可用于慢性关节炎(包括类风湿脊柱炎、肩周炎)之偏寒偏虚者、慢性肾炎及心源性水肿、心衰、心绞痛、慢性腹泻等的治疗,此外用本方治疗过敏性鼻炎、支气管哮喘也有一定疗效。

(五)祛寒祛湿,温经止痛

该法用于寒湿历节病证。症见关节剧烈疼痛,痛有定处,不能屈伸,畏寒喜热,局部皮色不红,触之不热,舌淡苔白,脉弦紧。方用乌头汤。方中乌头温经散寒,除湿止痛;麻黄宣散透表,以祛寒湿;芍药宣痹行血,并配甘草以缓急止痛;黄芪益气固卫,助麻黄、乌头温经止痛,亦制麻黄过散之性;白蜜甘缓,以解乌头之毒。诸药相伍,使寒湿之邪微汗而解,病邪去而正气不伤,从而致寒湿去而阳气宣通,使关节疼痛解除而屈伸自如,故尤适合于寒邪偏胜之痛痹。病在上肢者,可加桑枝、秦艽;病在下肢者,加桑寄生、牛膝;若寒甚痛剧者,加草乌、桂枝等。

该法常用于治疗慢性关节炎、类风湿关节炎、坐骨神经痛(腰腿痛)、皮肌炎、三叉神经痛、腰椎骨质增生、硬皮病(本方再加虫类药)以及体外肿瘤等剧烈疼痛,属寒湿痹阻者。有人用该方治疗变应性亚败血症及小儿风湿舞蹈病,取得一定疗效。

另须注意,乌头汤中乌头为竣猛有毒之品,故用乌头炮用,且煎药时间宜长,或与蜂蜜同煎,以减其毒性。如服该方后,若唇舌肢体麻木,甚至昏眩吐泻,应加注意,如脉搏、呼吸、神志等方面无大的变化,则为“瞑眩”反应,是有效之征。古人有“药弗瞑眩,厥疾难瘳”之说。如服药后见到呼吸急促、心跳加快、脉搏有间歇等现象,甚至神志昏迷,则为中毒反应,应当立即采取急救措施进行抢救。

(六)祛风除湿,温经散寒,滋阴清热

该法用于风湿痹阻于关节,渐次化热伤阴之证。症见关节疼痛,其痛游走,关节肿大,身体消瘦,两脚肿胀且麻木不仁,头眩短气,呕恶,发热恶寒或遍身关节肿大、疼痛伴有灼热,或全身表现虚寒而局部有热者。方用桂枝芍药知母汤。方中桂枝与附子通阳宣痹,温经散寒;桂枝配麻黄、防风祛风而温散清热;甘草和胃调中。诸药相伍,表里兼顾,且有温散而不伤阴、养阴而不碍阳之妙,适用于风寒湿外袭,渐次化热伤阴之痹病。若掣痛难以屈伸,得热痛减者,倍加麻黄、附子;身体关节重着肿胀,遇阴雨加剧者,倍加白术;湿已化热、关节红肿热痛者,倍加芍药、甘草、知母等。

该法用于治疗急慢性风湿性关节炎、淋毒性关节炎、类风湿关节炎、坐骨神经痛、鹤膝风等以及与此病机相同的病证。

二、清热利湿

该法主治湿热外感,或湿热内盛,以及湿热下注所致暑湿、湿温、黄疸、热淋、痿痹等病证。本节主要论述治黄疸病、阴虚水热互结之证。黄疸病,无论哪种类型,一般都以目黄、身黄、尿黄为特征,多以湿热之邪为患,湿热之邪长期郁闭中焦脾胃,既不能由汗而解,也不能由尿而出,日久必然熏蒸于外而发生黄疸,即"脾色必黄,瘀热以行",脾主运化,脾之本色乃黄色,湿热久郁结瘀则为瘀热,脾以其所瘀之热溢于血分,行于体表,必然发生黄疸,故治以清热利湿、通利小便(即"诸病黄家但利其小便")之意。如湿热并重之阳黄则清热利湿退黄,代表方如茵陈蒿汤;如热多于湿之阳黄,则清热燥湿退黄,代表方如栀子柏皮汤;如阳黄兼表不解者,则清热利湿,兼以表散,代表方麻黄连翘赤小豆汤;如热重于湿,且热盛里实,则清热通便,除湿退黄,代表方大黄硝石汤;如胃热偏盛,则清热宣通,除湿退黄,代表方栀子大黄汤;如湿重于热,则化气行水,除湿退黄,代表方茵陈五苓散;如水热互结,郁热伤阴之小便不利，则治以养阴清热利水，代表方猪苓汤。

（一）清热利湿退黄

该法用于湿热俱盛之黄疸，其成因多由外感邪毒，内伤饮食，脾胃运行失常，湿热内蕴无从外泄，酿成黄疸。症见身目俱黄，黄色鲜明如橘子色，小便黄赤短少，发热，口渴，心烦，脘腹痞满不适，大便秘结或溏泄，汗出不彻，舌苔黄腻或弦数等。方用茵陈蒿汤。茵陈为本方的主药，功能清热利湿，配合栀子通利三焦，使湿热从小便而出，并有疏利肝胆、推陈致新的作用，为清热除湿退黄的主药，辅以栀子清心胃而利小便，苦寒以除烦热，清泄三焦而通调水道。大黄凉血活血，破瘀解毒，荡涤肠胃，且导热下行，以泄湿热郁结之毒邪。三药配伍，苦泄下降，使邪有出路，湿热从小便而出，则黄疸自退。其特点是病位在中焦，湿热俱盛。

该法常用于治疗急性黄疸型传染性肝炎（包括无黄疸型）、慢性肝炎、亚急性肝萎缩性肝炎、重症肝炎、肝昏迷、肝痈、肝硬化（包括胆汁型）、胆石症、胆石症术后、胆道感染、钩端螺旋体病（黄疸型）、高胆红素血症、自主神经紊乱、妇女带下等，但须湿热郁结在里，热象明显。所以目前认为该法具有利胆、保肝、降酶、去脂、解热、利尿、止血、泻下、降低血浆胆红素等作用，特别是肝胆疾患引起的黄疸，无论是急性还是慢性，均可用本方加味治疗。

（二）清热燥湿退黄

该法用于热多于湿之阳黄证。症见身目俱黄、黄色鲜明如橘子色，小便短少，色如浓茶样，身热，口渴，心烦较甚，舌红苔黄，脉数等。方用栀子柏皮汤。方中栀子苦寒清泄三焦而通调水道，使湿热从小便而出；黄柏苦寒清热燥湿退黄；炙甘草甘温和中，以防栀子、黄柏苦寒伤胃。三药相合以清泄里热为主，兼以祛湿。若加茵陈则疗效更好。该方证的基本病机是内有湿热，热多于湿，肝胆疏泄失职，胆汁外溢。运用该方总以清解里热、泄湿退黄为目的。其病位偏上，热重于湿为其特点。

现代研究表明，栀子柏皮汤具有消炎、解热、抗菌、利胆等作用。方中的甘草主要活性成分甘草酸、甘草苷等均具有保肝作用。该法常用于传染性肝炎、钩端螺旋体病发黄、急慢性细菌性痢疾、胆囊炎、尿路感染、急性结膜炎等，对心衰、皮肤瘙痒、泄泻、潮热及精神类疾病、小儿急惊风等也有治疗作用。

（三）清热利湿，兼以表散

该法用于阳黄兼表不解之证。症见身目俱黄，黄色鲜明如橘子色，小便黄而短少，发热，恶寒，无汗，身痒，苔白或黄腻，脉浮数等。方用麻黄连翘赤小豆汤。方中麻黄、杏仁、生姜以辛散表邪，宣发郁热；连翘、赤小豆、生梓白皮（可代以桑白皮）清泄湿热以退黄；炙甘草、大枣调和脾胃。如此则表里宣通，湿热有外泄之路，表解里和，其病自愈。其方证的基本病机是湿热蕴遏在里，兼表不解，肝胆失疏，胆汁外溢，运用是方总以清泄湿热、宣透外邪为目的。

临证时可随症加减，效果良多。如常用于治疗急性黄疸型肝炎伴皮疹以及荨麻疹等皮肤病、急性肾小球肾炎、肝肾综合征、急性支气管炎、支气管哮喘、胆囊炎等。不论有无发黄，只要外有表证、内有蕴热者，皆可以本方治之。本方具有发汗、解热、平喘、止咳、利尿、解毒等作用。

（四）清热通便，除湿退黄

该法用于热盛里实、热重于湿之黄疸病。症见身目俱黄，腹满，小便不利而赤，自汗出，大便不通，苔黄脉滑数有力等。方用大黄硝石汤。方中大黄荡涤肠胃，推陈致新，具有攻积通便、清泻湿热、利胆退黄之效；硝石攻积泻热通便，泻下瘀热；黄柏、栀子清泄湿热。依据“脾色必黄，瘀热以行”的发病机理，治疗上应在清热利湿的同时加用活血化瘀，而大黄、栀子也入血分而能活血散瘀。全方共奏清热通便、利湿退黄之用，适用于病情急重，里热成实，病位偏于中下，热重于湿兼里实偏重黄疸的代表方。如症见胁痛胀满者，加郁金、川楝子、青皮等；恶心、呕吐重者，加陈皮、竹茹以降逆止呕；小便短赤而少者，宜加滑石、冬葵子等。

该法常用于治疗肝炎以及重症肝炎而症见周身、巩膜、皮肤黄染如橘子色，重者神志昏迷，或烦躁发热，或吐衄便血等。有人用该方治疗钩端螺旋体病（黄疸出血型）取得良效。

（五）清热宣通，除湿退黄

该法用于胃热偏盛之黄疸病。症见身目俱黄，心中懊侬或热痛，烦躁不眠，身热，二便不利，苔黄脉弦数等。方用栀子大黄汤。方中栀子为主药，清心除烦、解毒退黄；豆豉透解郁热而除烦；大黄、枳实消积泻热、利胆疏肝、下气除满。其病机为湿热壅于中焦，上蒸于心，湿热中阻，气机不利。病位在心中、心下，主症为心中懊侬或热痛。该方作用重在泻热除烦，以栀子、大黄配豆豉、枳实，其大黄用量仅茵陈蒿汤一半，不同于茵陈蒿汤的病机，茵陈蒿汤病位在腹中，主症为寒热不食、食谷即眩、心胸不安、腹满，其功效重在清利湿热，使邪从尿出。

该法常用于治疗黄疸性肝炎，无黄疸性肝炎以及诸热性病阳明证，具有心中懊侬而腹满便秘者。

（六）化气行水，除湿退黄

该法用于湿重于热（湿多热少）之黄疸病。症见恶寒发热，食欲减退，身目俱黄，恶心，纳呆，便溏，少腹满，小便不利，脉浮头痛，苔腻不渴。方用茵陈五苓散。方中茵陈苦寒清热，利湿退黄，五苓散通阳利水，渗利小便。本方临床可适当加减，湿重难化者，可加藿香、佩兰、白豆蔻等；兼食滞不化，胃脘胀满者，加炒枳实、白术、神曲、莱菔子等；呕逆重者，可加半夏、陈皮等；腹胀重者，宜加大腹皮、川厚朴、木香等。

该法可用于治疗黄疸性肝炎、传染性肝炎、肝大以及配制附子、葶苈子、丹参、党参等治疗心源性黄疸。

（七）养阴清热利水

该法用于水热互结伤阴证。症见小便不利或小便黄热或见尿血，渴欲饮水，或心烦不寐，或兼有咳嗽、呕恶、下利，又治血淋，小便涩痛，点滴难出，少腹满痛，发热，舌质红，苔少乏津，脉浮数或细数等。方用猪苓汤。方中阿胶为血肉有情之品，味厚而甘，既滋真阴，又能济心火以下交于肾；滑石利窍通淋，导热泻热，与阴阳交通之中而具泻热之能；猪苓、茯苓、泽泻为淡渗利湿之品，茯苓又能健脾崇土，交通心肾；猪苓导热下行而不伤阴；泽泻能行水而上，使阴津上滋，利水之中又补阴不足；且淡渗通利之品，使水去而热无所附，气行津复则口渴亦止，意即“夫诸病在脏，欲攻之，当随其所得而攻之”之义。本方证不同于五苓散证外邪初入与水结而阴未伤，即是尤在泾所说：“五苓散行阳之化，热初入者宜之，猪苓汤行阴之化，热入久而阴伤者宜之也。”

该法常用于治疗属水热互结伤阴的肾炎、肾盂肾炎、肾结核、泌尿系感染、肾结石（包括血尿）、肾积水、尿路感染、乳糜尿有尿频、尿急、尿血者。

三、利水渗湿

该法具有通利水道、渗泄水湿的作用，适用于水湿壅盛所致水肿、小便不利、痰饮、淋证等水湿（内湿）病证。该法能使尿量增多，小便通畅，将体内蓄积的水湿从小便排泄，即是虞抟所谓“治湿不利小便，非其治也”（《医学正传》）。常用利水渗湿药如茯苓、泽泻、猪苓等为主组成方剂。代表方如化气行水，兼以解表的五苓散；健脾利湿，益肾利尿的茯苓戎盐汤；滑利通窍，淡渗利水的葵子茯苓散；宣肺化饮的茯苓杏仁甘草汤；健脾利水的猪苓散；补脾制水，利水除饮的泽泻汤；利水通阳的桂枝去桂加苓术汤；益气祛风，健脾利水的防己黄芪汤；益气通阳利水的防己茯苓汤；行气散结，健脾利水的枳术汤。

应用该法治疗，须视不同病证选用有关药物，并做适当配伍。如水肿骤起，有表证者，配宣肺发汗者。但须注意，利水渗湿药如应用不当容易耗伤阴液，阴虚津伤者应慎用。

（一）化气行水，兼以解表

该法用于表邪未解之蓄水证、水湿内停及痰饮证。① 外有表证，内停水湿者。症见头痛发热，烦渴欲饮或水入即吐，舌质淡，苔白或薄白而水滑，脉浮。② 水湿内停者。症见水肿，泄泻，小便不利以及霍乱吐泻等症。③ 痰饮者。症见脐下动悸，吐涎沫而头眩，或短气而咳。代表方五苓散。五苓散方具有健脾、渗湿、利水、温通、解表等功效。方中重用泽泻为君，取其甘淡性寒，直达膀胱，利水渗湿；臣以茯苓、猪苓之淡渗，增强利水蠲饮之功；加白术健脾气而运化水湿；更佐以桂枝一药二用，既解太阳之表，又内助膀胱之气化。五药合用，则水行气化，表解脾健而蓄水留饮诸疾自除，为通里达表之剂。但本方之主要目的是化气利水，“诸湿肿满，皆属于脾”，故用白术健脾以制水；利水有赖气化，故用桂枝温阳化气，气化则水自行。本方制成散剂，取其容易发挥药效，以米汤调散服用，即桂枝汤后啜粥之意。再加多饮温水，以助药力，适当发汗而散邪，故曰“汗出愈”。

本法重在利水渗湿，故又可用于水湿内盛之水肿、小便不利。湿盛之泄泻，以此分利小便，湿去泻必止。痰饮，脐下动悸而头眩者，为饮停下焦，用本法利水，则饮去悸眩自愈。霍乱属湿浊而兼表邪者，亦可以此法利湿解表而治之。

该法用于肾炎水肿，泌尿系感染，黄疸性肝炎，慢性充血性心力衰竭，渗出性胸膜炎(包括结核性)，急慢性肠炎，单纯性肥胖症，尿潴留，脑积水，多种眼疾如青光眼、眼睑非炎症性水肿、球结膜淋巴液潴留、虹膜睫状体炎和视网膜水肿等以及治疗婴幼儿轮状病毒肠炎。此外还可用本方治疗慢性胃炎、胃肠型感冒、原发性血小板减少性紫证、汗证、肝硬化腹水，以及本方加减用于睾丸鞘膜积液、结扎术后并发阴囊血肿、卵巢囊肿、乳腺小叶增生症、闭经、带下、老年性阴道炎等，均获满意疗效。

(二)健脾利湿，益肾利尿

该法用于劳淋或膏淋证。症见尿后余沥不尽，小便不黄，刺痛不显，饮食减少，身体瘦弱，心下悸，腰膝酸软，四肢无力，舌淡苔白等。代表方茯苓戎盐汤。方中戎盐即青盐而非食盐，其性味咸寒，能疗溺血、吐血，助水脏，益精气，长于利水、清瘀热；茯苓、白术健脾利湿，故本方有健脾益肾、利湿清热作用，为通中兼补之剂，适用脾肾虚弱、湿重热轻的劳淋或膏淋者。

该方合用蒲灰散治疗急性肾盂肾炎、急性泌尿系感染等病，取得较好疗效。此外，有人用该方合用滑石白鱼散治疗膀胱结石取得了较好的疗效。

(三)滑利通窍，淡渗利水

该法用于妊娠水气(即子肿)病。症见身重，小便不利，洒淅恶寒，起即头眩，全身浮肿等。代表方葵子茯苓散，方中葵子即冬葵子，可滑利通窍，茯苓淡渗利水，两药合用利水通窍，渗湿通阳，适用于妊娠水肿之实证。因冬葵子能滑胎,故用量不宜过大,应研末为散分服。本方乃治标权宜之法,不可长期服用,一旦小便通利,则应停服。由于该病主要为气化受阻,小便不利,故应利水通阳为治,使小便通利而水湿去,水有去路而气化阳通,则诸症自除,故方后云"小便利则愈"。后世叶天士亦谓"通阳不在温,而在利小便"。本方证若兼胀满者,加紫苏、砂仁;头面四肢皆肿,加泽泻、猪苓;喘者加葶苈子、桑白皮;妇人妊娠水肿兼喘咳者,合甘草麻黄汤;泌尿系结石,加海金沙、金钱草、鸡内金、龙胆。

该法除用妊娠水肿(有气虚或滑胎史者不宜用本方)外,还可治疗肾炎水肿,或心源性浮肿效果亦著。

(四)宣肺化饮

该法用于饮邪阻肺之胸痹轻证。症见胸中气塞,短气,咳逆,吐涎沫,痰液稀淡,小便不利等。《金匮要略·胸痹心痛短气病脉证治》云:"胸痹,胸中气塞,短气,茯苓杏仁甘草汤主之。"代表方茯苓杏仁甘草汤,其中茯苓利水除湿,杏仁宣肺降逆,甘草缓中健脾,使水饮去而肺气利,其证可除。若水饮重者可与葶苈大枣泻肺汤合用,兼胸中闷痛者,酌加瓜蒌、半夏;若水饮致气滞,可合用橘枳姜汤,亦可与瓜蒌、薤白配伍运用。

该法临床上除治胸痹(冠心病心绞痛、风湿性心脏病)兼证外,并可用于呼吸系统如支气管炎、支气管哮喘、肺气肿、肺源性心脏病等。有人用本方合利膈汤治疗吞咽困难,有一定疗效。

(五)健脾利水

该法用于停饮致呕证。症见呕吐,口渴喜饮,小便不利等。由于饮停膈上而出现呕吐,呕吐后口渴喜饮,此时思水以润其燥,乃饮去阳复之征,即"先呕却渴者,此为欲解",因其胃阳始复,故不必借助温药,只需健脾利水。代表方猪苓散,方中猪苓、茯苓通调水道，以利既入之水；白术健脾运湿，以防水饮的停聚；方用散剂，是取其“散者散也”之意。诸药配合，使中阳复运，气化水行，则停饮、呕吐尽解。此呕吐不能以苦降之，若用苦降之法，必致津亡气耗而加重膈上之病。此即《医宗金鉴》上说的“利水以止呕吐也。”

该方的主要作用在于健脾利湿，临床用于治疗小儿脾虚泄泻有效，有人用该方加半枝莲治疗小儿单纯性消化不良，疗效满意。

（六）补脾制水，利水除饮

该法用于痰饮之轻证。该证为饮停心下，心阳被遏，脾胃阳气升降受阻，清阳不能上走于头目，浊阴不能下行为小便，故水饮上泛，即脾虚饮泛，蒙蔽清阳而症见头目沉重，眩晕，双目紧闭，不欲视物，动则呕吐清水，若浊阴上干清窍，尚可见头痛、鼻塞、耳鸣、面色黧黑；脾阳失运或湿浊困脾者，可见大便素溏和多寐，舌体胖大宽厚，苔白腻，脉象沉滑。代表方泽泻汤。泽泻汤出自《金匮要略·痰饮咳嗽病脉证并治》，原文第25条“心下有支饮，其人苦冒眩，泽泻汤主之”。方中重用泽泻利水除饮以下走，白术健脾燥湿以制其水邪上泛，清阳得升。两药合用，既可消除已成之水浊，又可防止水浊之邪再生，则诸症自愈。

该法广泛应用于梅尼埃病、突发性耳聋等属水饮所致者效佳，可配茯苓以减轻迷路水肿，石菖蒲通九窍，对耳部闷胀不适、耳鸣、听力下降者效佳。痰热者加黄芩、龙胆；气虚者加党参、炙黄芪；阴虚者加生地黄、石斛、麦冬等。

（七）利水通阳

该法用于水气内停兼太阳经气不利证。症见小便不利，头项强痛，翕翕发热，无汗，心下满微痛等。代表方桂枝去桂加茯苓白术汤。桂枝去桂加茯苓白术汤舍桂枝不用，乃因本证已无表邪，且汗下之后津液受伤;仍用芍药、甘草,酸甘益阴,且芍药能去水气,配茯苓、白术走里以利水;茯苓、白术相伍,健脾利湿行水;生姜、大枣健脾和中,调和诸药。各药相协,共奏健脾利水、宣通气化之功。叶天士"通阳不在温,而在利小便"之论多受示于此。

该法多用以治疗某些癫痫伴有心下悸,按之较小便不利而涩者。某些癫痫患者心下有宿痰水饮,可能是癫痫发作的触媒,故用本法有效。

(八)益气祛风,健脾利水

该法用于风湿兼气虚证。症见脉浮身重,汗出恶风,小便不利,但下重,从腰以上为和,腰以下当肿及阴部,难以屈伸,舌淡苔白脉浮等。代表方防己黄芪汤。方中黄芪味甘,性温,入肺脾二经,既可益气固表以扶正,又可利水消肿以祛邪;防己味苦辛,性寒,主入肺、脾、膀胱经,味辛能散,功可祛风,以御外邪,苦寒降泄,能利水除湿,以消浮肿;白术苦甘,性温,入脾胃经,有健脾祛湿和固表止汗之功;甘草具有益气健脾和调和药性之功;生姜既能发散风寒助黄芪固表,又能宣散水气助防己利水;大枣健脾补中,调和药性。然本方作用毕竟偏于渗利,而欲其阳气达表,微汗祛湿,还必须加被温覆,促使卫阳振奋,方后所云"服后当如虫行皮中,从腰下如冰,后坐被上,又以一被绕腰以下,温令微汗",即是卫气祛湿出表之验。所以服本方后,必须加被温覆,始能兼有微汗作用,这种护理方法亦不可忽视。在配伍剂量方面,防己、黄芪、白术能补肺脾之气,温煦卫阳,除表祛湿,宜重用;至于甘草一味,外感苔白腻者宜减量或不用。

本方为风湿热后期调整方剂,至于一切虚人、妇人产后、风湿性心脏病等身重关节疼痛,均可以本方加味治疗。如气虚者加党参补气,血虚者加当归、白芍养血。本方还可用于风湿痹病、水肿、喘咳、臌胀等多种疾病，对脾肺气虚，肌腠关节湿滞的一切证候，不论外感、内伤皆可应用。此外本方加金樱子、黄精、芡实、山药等治疗慢性肾炎蛋白尿，有一定疗效。本方还可治心源性水肿。

（九）益气通阳利水

该法用于阳气失宣、水气不行的皮水表虚证。症见四肢浮肿，按之没指，不恶风，其腹如鼓，不渴，水气在皮肤，四肢聂聂动（四肢肌肉有轻微跳动），脉浮等。代表方防己茯苓汤。方中防己能通腠理，祛水湿；黄芪走表祛湿，使皮下之水从表而散，为行皮中水气主药；茯苓淡渗利水，配桂枝以通阳化气，使水邪由小便而去；桂枝与黄芪相协，则温通肾阳，振奋卫阳，有助于散肌表之水和助肾阳气化，共奏表里分消之功；甘草调和诸药，并能顾中，协黄芪以健脾，脾旺则可制水，预防肾水泛滥，以免加重水肿。必须指出，此方用桂枝不在解表，而在配茯苓以通阳利水，故《金匮要略·心典》说"桂枝得茯苓，则不发表而行水"。此方即防己黄芪汤（上方）去白术加茯苓、桂枝而成。且上方所用防己一两，黄芪一两一分，后者防己、黄芪各三两，茯苓六两，显然后方用于肌表之水特重，其祛除皮水的作用甚强。

该法可用于肾炎、尿毒症、关节炎、营养不良性浮肿、心源性水肿等证属阳气不宣，水气泛于皮肤者。

（十）行气散结，健脾利水

该法用于脾虚气滞水停之气分病。症见心下坚，大如盘，边如旋盘等。代表方枳术汤。方中枳实行气消痞，白术健脾化饮，二药配伍，痞结之水饮即可消散。其中枳实量重于白术，消重于补，意在以消为主，适用于气滞水停、心下坚满之证。不同于枳术丸中白术量重于枳实，补重于消，以补为主，且为丸剂，作用更缓，适用于脾虚气滞食停之胸脘痞满证，两方功效缓急有异，补消有偏，可见古人制方之妙，所以张璐说："二方各有深意，不可移易。"在本方基础上加一味荷叶升发胃气主治饮食停滞，脘腹痞满而胀者效佳。偏脾虚者，重用白术；偏气滞者，重用枳实。

该方常用于治疗内脏弛缓无力（包括胃下垂、子宫脱垂、脱肛等）、慢性胃炎、消化不良、胃石症、胆结石等病，有一定的疗效。

四、温化水湿

该法主治阳虚不能化水和湿从寒化所致的痰饮、水肿、呕吐、黄汗、痹病等，常用温阳药与利湿药如附子、茯苓、白术为主组成方剂。

痰饮病的形成与人身水液代谢失常密切相关。《素问·经脉别论》云："饮入于胃，游溢精气，上输于脾，脾气散精，上归于肺，通调水道，下输膀胱，水精四布，五经并行。"这是人体水液正常流行情况，故痰饮的成因，除脾失健运外，尚可由肺脏功能失调，不能通调水道；肾阳虚弱，不能化气行水；三焦通调失职，影响体内水液的运化、敷布和排泄。水饮停留于所虚的不同部位而形成痰饮，尤以脾气虚不能为胃游溢精气为其主要病机，临床上应当根据痰饮病的分类，结合脏腑经络学说及八纲内容进行辨证论治。由于饮为阴邪，最易伤人阳气，反之阳能运化，饮亦自除，故治法当用温性药物调利之。温药有振奋阳气、开发腠理、通行水道的作用，但用温性药物不可太过，亦非燥之补之，应调和治本，此即"病痰饮者，当以温药和之"之义。痰饮既积，当利水逐饮治其标，痰饮已去，则温补脾肾治其本，也不排除苦寒攻下。

水肿病是全身气化功能障碍的一种表现，亦与肺脾肾相关，且肺脾肾三脏相互联系，相互影响。若脾虚不能制水，水湿壅盛，必损其阳，久则导致肾阳亦衰；反之，肾阳衰不能温养脾土，脾肾俱虚,亦可使病情加重;肾虚水泛,逆于肺,则肺气不降,失其通调水道之职,使肾气更虚而加重水肿。正如张景岳说:"凡水肿等证,乃肺脾肾三脏相干之病,盖水为至阴,故其本在肾;水化于气,故其标在肺;水唯畏土,故其制在脾。"对于水肿实证的一般治疗原则,可宗"腰以下肿,当利小便;腰以上肿,当发汗乃愈",此即《素问·汤液醪醴论》所说的"开鬼门、洁净府"的治法。对于中阳不振,健运失司,气不化水或肾气虚衰,阳不化气,水湿下聚所致脾肾阳虚水肿,则治以温运脾阳,以利水湿或温肾助阳,化气行水等,临床上应辨证论治。

温化水湿代表方证如下:温化痰饮,健脾利水之苓桂术甘汤;温胃利水之茯苓甘草汤;温中散寒,健脾除湿之肾著汤;暖宫除湿,杀虫止痒之蛇床子散;通阳化饮,温胃止呕之茯苓泽泻汤;温胃止呕,散饮降逆之小半夏汤;温胃止呕,引水下行之小半夏加茯苓汤;辛散寒饮之生姜半夏汤;蠲饮降逆,宣发阳气之半夏麻黄丸;行水散结,扶正补虚之木防己汤;软坚破结,扶正补虚之木防己去石膏加茯苓芒硝汤;逐水通阳,止咳平喘之泽泻汤;调和营卫,益气祛湿(退黄)之桂枝加黄芪汤;调和营卫,祛散水湿之芪芍桂酒汤;和中补脾,宣肺利水之甘草麻黄汤;温阳利水之真武汤;温阳化气,利水润燥之栝楼瞿麦丸。

(一)温化痰饮,健脾利水

该法用于中阳不足,饮停心下之痰饮者。症见胸胁支满,目眩心悸,或短气而咳,舌苔白滑,脉弦滑,或心下逆满,气上冲胸,咽喉不利,起则头眩,身振振摇,小便不利以及呕恶咳喘,甚至咳而遗尿,舌质淡嫩,苔白润甚则水滑,脉弦等。代表方苓桂术甘汤。如《金匮要略》曰:"心下有痰饮,胸胁支满,目眩,苓桂术甘汤主之。"方中茯苓为君,取其甘淡性平,健脾利湿以化饮;饮属阴邪,非温不化，故以桂枝为臣，温阳以化饮，布化津液，协君药以加强化饮利水之力。茯苓、桂枝相伍，一利一温，颇具温化渗利之效。湿源于脾，脾阳不足，则湿聚为饮，故以白术为佐，健脾燥湿，俾脾气健运，则湿邪去而不复聚；使以甘草，调药和中。药仅四味，配伍精当，温而不热，利而不峻，实为治痰饮之和剂。服此方后，当小便增多，是饮从小便而去之征。故原方用法之后，有“小便当利”四字，即张仲景所说“夫短气有微饮者，当从小便去之”之意。若咳嗽痰多者，加半夏、陈皮以燥湿化痰；心下痞或腹中有水声，可加枳实以快气行水。

该法用于治疗哮喘、心肌梗死、低热不解、梅尼埃病、脑震荡、风湿性心脏病、脑积水、高血压、慢性支气管炎，以及心源性或慢性肾小球肾炎所致的水肿等均可加味用之。

（二）温胃利水

该法用于胃阳素虚，水停胃脘之水厥证。症见手足厥冷，心下悸，口不渴等。此系由于胃阳素虚，水停中焦，阻滞气机，使中焦阳气不得宣达，水饮上逆所致。该证之厥，主因水邪，即水饮为本，手足厥冷为标，病情不急，可以缓则治本。如不治水，则使水势有增，影响于肠，续发下利。《伤寒论》指出：“伤寒厥而心下悸，宜先治水，当服茯苓甘草汤，却治其厥，不尔，水渍入胃，必作利也。”代表方茯苓甘草汤。方中用茯苓健脾利水，桂枝通阳化气；重用生姜宣散水气，治疗胃虚饮停引起的胃脘痞满、心悸、四肢不温等症；用炙甘草补虚和中，兼调诸药。诸药合用，为温中化饮、通阳利水之剂。该方与五苓散均治水饮内停证，但前方以茯苓、生姜为主，和胃化水；后者以茯苓、白术为主，健脾利水，二者有别。该方与苓桂术甘汤、苓桂甘枣汤三方仅一味药之差，所治之证就有所不同。茯苓、桂枝、甘草为三方所共有，有通阳化气行水的作用，均治水饮内停证。但本方选用生姜，长于温散水气，以治胃虚而水停于胃证；苓桂术甘汤选用白术，重在健脾，以治脾虚而水停于脾证；苓桂甘枣汤选用大枣，意在缓其冲逆，以治心阳虚而水停于下焦的欲作奔豚证。

查寻古今临床医学资料，单用该方于临床者尚未得见，但有用该方与苓桂术甘汤合方治疗某些痰饮病，有良好的效果。

（三）温中散寒，健脾除湿

该法用于寒湿腰痛之肾著病。症见局部冷、酸、痛，重着，功能不利，遇阴雨辄复增剧，脉沉，苔白腻。肾著病是寒湿留着于肾之外府，引起腰部冷痛为主的一种病证。本病多起于身劳汗出，腰部感受寒湿，邪滞经络，故治法上不必温肾，只需温化肌腠经络间寒湿，则肾著可愈。代表方肾著汤（即甘草干姜茯苓白术汤）。方中以干姜为君，取其辛热之性，温中祛寒。以茯苓为臣，淡渗利湿。两者配伍，一热一利，热以胜寒，利以渗湿，寒去湿消，则病本得除。佐以白术健脾燥湿，以助除湿之力。使以甘草调诸药而和脾胃。四药配合，共奏祛寒除湿之效，寒湿尽去，则冷重自愈。

该法常用于治疗脾虚寒湿外侵之腰痛及脾虚失运引起的大便泄泻。风湿性关节炎、风湿性脊柱炎、类风湿脊柱炎、纤维组织炎、坐骨神经痛等属寒湿者，亦可用本法治之。

（四）暖宫除湿，杀虫止痒

该法用于阴寒湿浊之邪凝着下焦之寒湿带下证。症见带下清稀，腰酸重，阴瘙痒，少腹冷等。代表方蛇床子散。方中蛇床子温肾暖宫，燥湿杀虫止痒，使寒湿得去，则带下自除。用该蛇床子散作为坐药，直接温其受邪之处。本方与矾石丸同治带下，均有杀虫止痒作用，且皆外用方，但本方苦温燥湿，主治下焦寒湿证；矾石丸清热燥湿，主治下焦湿热证。《医宗金鉴·妇科心法》则主张可在内服桂附地黄丸的同时，外用蛇床子、吴茱萸、远志、干姜等粉末，绵裹纳阴中，可收良效。

该法可用于治疗女性生殖系统的疾病如阴道炎（包括滴虫性阴道炎）、子宫颈炎等的局部治疗，且剂型不拘丸散，多煎汤熏洗，每获显效。配伍温肾壮阳之品，可治疗阳痿或宫冷不孕。

（五）通阳化饮，温胃止呕

该法用于饮阻气逆而呕渴并见证。症见反复呕吐，渴欲饮水，兼有头眩，心下悸等。代表方茯苓泽泻汤。茯苓泽泻汤出自《金匮要略·呕吐哕下利病脉证治》："胃反，吐而渴欲饮水者，茯苓泽泻汤主之。"方中茯苓、泽泻淡渗利水为君，以除既停之水；桂枝通阳化气；生姜温胃散水兼降逆止呕；白术、甘草健脾补中，培土制水，以治呕吐之本。诸药相伍，令水去阳通，胃和脾健，则诸症自除。本证"吐而渴欲饮水"，与五苓散证之消渴水逆在病机证治上颇为相似，所不同的是：茯苓泽泻汤证重点在于胃有停饮，中阳不运，故以呕渴不已为主症；五苓散证重点在于膀胱气化不行，故以小便不利为主症。在方剂的配伍方面，茯苓泽泻汤偏于温胃化饮止呕，故重用茯苓去猪苓，配以甘草、生姜；而五苓散偏于通利小便，泽泻用量独重，配以茯苓、猪苓、白术、桂枝。

该方可治幽门水肿、胃炎而症见呕吐黏液而口渴欲饮水、心下悸、小便不利者，以及慢性肾炎而小便不利者。该方加味还可以治疗慢性原发性低血压等病。

（六）温胃止呕，散饮降逆

该法用于寒饮呕吐证。呕吐的见证比较复杂，但其病机，总由胃失和降，胃气上逆所致。其辨证虽有寒热虚实与痰饮之别，但呕吐见于杂病，一般以胃寒停饮所致为常见。症见呕吐，频吐清水涎沫而口不渴，心下痞满，并可兼见头眩，眉棱骨疼痛，舌淡苔白滑，脉缓滑等。代表方小半夏汤。小半夏汤的功能主要是祛痰降逆，主治痰饮停胃，胃气上逆所致的呕吐。方中半夏开饮结而降逆气，生姜散寒和胃以止呕吐。若兼头眩、心悸，应加茯苓利水去饮以止眩悸。本方具有较强的和胃降逆作用。方中半夏、生姜功擅降逆和胃，是治呕吐的之要药，经过适当的配伍变化可治疗各种呕吐，所以张仲景止呕总离不开半夏、生姜两味。方后谓“以水七升，煮取一升半”者，乃久煎浓煎法，可减缓生半夏的毒性。

该方为治呕之祖方，临床常随证加入适当的药物，治疗各种原因导致的呕吐病证，包括梅尼埃病、神经性呕吐、胃炎、胰腺炎、肝炎、胆囊炎、尿毒症等。

（七）温胃止呕，引水下行

该法用于痰饮、呕吐、眩悸病。症见呕吐，心下痞，头目昏眩，心下悸，口渴等。代表方小半夏加茯苓汤。方中半夏辛温，归肺脾胃经，燥湿化痰，降逆止呕，重用为君；生姜亦辛温，归肺脾胃经，长于温胃涤饮止呕，合半夏增强止呕降逆之功，是为臣；加茯苓甘淡渗湿，归心脾肺肾经，引水下行，宁心益脾，使水去脾健则痰饮无以由生，为佐使药。若水饮所致恶阻、呕吐，可用伏龙肝水煎服本方。本方与小半夏汤虽同治膈间或心下有支饮，均有呕吐清水或眩的症状、寒饮之病因、散寒化饮的治法，但小半夏汤主治呕而不渴，而本方主治心下痞、眩悸、卒呕吐；小半夏汤证寒多而饮少，本方则寒饮俱重；其治法小半夏汤重在降逆蠲饮，本方意在散寒祛饮，降逆止呕。

该方可用于治疗恶阻（未有胎动等不良反应）、病毒性心肌炎等病。此方加用陈皮、炒麦芽、炒谷芽和伏龙肝可治疗肾炎尿毒症有一定的疗效。

（八）辛散寒饮

该法用于寒饮搏结于胸胃证。胸为气海，是清气出入升降之道路，且内居心肺，下邻脾胃，若寒饮搏结胸中，闭郁胸阳，气机受阻而病及肺胃，凌迫于心。症见似喘不喘，似呕不呕，似哕不哕，心中极度烦闷不适等。代表方生姜半夏汤。方中重用生姜汁辛散寒饮，佐以半夏开结降逆，饮去阳通，胸胃气机得以舒展，则病可痊愈。方后云“小冷”，即防热药格拒不纳而吐，故宗《内经》“治寒以热，凉而行之”的反佐之法。“分四服”意在量少频服，以发挥药力的持续作用，并防止药量过大而致呕吐。本方与小半夏汤均由半夏、生姜组成，虽药味相同，但用量不同。小半夏汤重用半夏降逆止呕，故用治“诸呕吐，谷不得下”者；本方则重用生姜并取汁服用，意在散饮去结，故用治寒饮搏结所致之上述病证。

该方所治病证基本同于小半夏汤（见前），只是需根据具体病证适当调整其用药剂量。

（九）蠲饮降逆，宣发阳气

该法用于水饮致悸证。水饮内停，上凌心肺，心阳被遏。症见心下悸动，咳唾清痰涎沫，胸脘痞闷，或喘或呕，脉弦滑等。代表方半夏麻黄丸。方中麻黄宣通阳气，半夏蠲饮降逆，心阳得宣，饮邪得降，则悸动自宁。因郁遏之阳不能过发，凌心之水不应速去，故以丸剂小量缓缓图之。

该法可用于冠心病、支气管炎以及急性胃炎等病的治疗，特别是对痰湿水饮内郁所致的心悸有良好的疗效。

（十）行水散结，扶正补虚

该法适用于水饮内结而有郁结之支饮证。症见咳逆倚息，短气不得卧，心下痞坚，面色黧黑，上气而渴，小便不利，其形如肿，脉沉紧。代表方木防己汤。方中木防己擅行膈间水饮，桂枝通阳化气，防己、桂枝一苦一辛，行水饮而散结气，石膏辛凉重坠，既能清解郁热，又能降逆定喘，人参益气补虚。

该法对虚实错杂、寒热兼见的膈间支饮（包括肺源性心脏病等）、眩晕、暑湿痹、鹤膝风等诸病证的治疗有效。矢数道明谓"木防己汤证即是对急慢性心脏功能不全的各种重要症状所做的简明扼要的概括"，故日本汉医常用于心脏瓣膜病及其所致的代偿功能障碍（宜加茯苓）、水肿性诸疾、心脏性喘息及其类似症、脚气病、支气管喘息症（宜加桑白皮、紫苏子和生姜）。

（十一）软坚破结，扶正补虚

该法用于饮盛热轻而兼气虚之支饮证。症见心下痞坚，实者三日复发等。代表方木防己去石膏加茯苓芒硝汤。方中于木防己汤去石膏之辛凉，再加茯苓导水下行，芒硝寒咸软坚破结，如随症加减，更合病情，微利则愈。

该法可用于胸痹痛、胸膜炎、急性肾炎、肺心病与风湿性心脏病等病证的治疗。

（十二）逐水通阳，止咳平喘

该法用于水饮内停之咳喘病。症见咳嗽，喘而胸满，胸胁引痛，甚或兼有身肿，小便不利，脉沉等。代表方泽漆汤。方中泽漆用量独重，取其逐水利下；紫参利小便以逐水（宜作紫菀以化痰止咳）；生姜、半夏、桂枝散水降逆；白前止咳平喘，并用人参、甘草扶正培脾，标本兼治；更用水饮久留，故用黄芩之苦寒以泻热。该方与厚朴麻黄汤证相似，都以咳嗽为主症，都以悬饮为主，兼夹郁热，治疗都以祛邪安正、标本兼顾为原则。但两证又有根本的不同：该方病机偏于里而结于胸胁，治疗主予攻逐；后者病机偏于上而近于表，治宜宣降。

该法可用于肺源性心脏病，或风湿性心脏病，其症见肢体水肿，或咳或喘，大小便不利以及急性肾炎肢体水肿，小便不利，大便尚实者的治疗。

（十三）调和营卫，益气祛湿

该法用于气虚湿盛阳郁之黄汗证。症见汗出色黄如柏汁，汗出后，发热，身重诸症减轻，身体发热而两胫反冷，肌肉发生跳动，胸有痛感，从腰以上必汗出，腰髋弛痛，如有物在皮中，不能饮食，身体疼痛，心烦而燥，小便不利，身肿等。代表方桂枝加黄芪汤。桂枝加黄芪汤源于《金匮要略》，具有调和营卫、扶阳通营的作用。方中以桂枝汤解肌调和营卫，啜粥出微汗，再加黄芪走表逐湿，使阳郁得伸，则热可外达，营卫调和而病自解。

该法除治疗黄汗外，并可用于气虚外感，以及气虚阳虚多汗证，凡放射治疗、化学疗法及原因不明的白细胞减少症，或黄疸见表虚汗出，用本法亦有效。

（十四）调和营卫，祛散水湿

该法用于卫郁营热、表虚湿遏之黄汗证。黄汗之词最早见于《金匮要略》："黄汗之为病，身体肿，发热出而渴，状如风水，汗黏衣……正黄如柏汁，脉自沉，何从得之？师曰：以汗出入水中浴，水从汗孔入得之，宜芪芍桂酒汤主之。"症见汗出色黄如柏汁，汗液沾衣，全身水肿，口渴，发热，胸满，甚至胸中窒，不能食，脉沉等。代表方黄芪芍药桂枝苦酒汤。方中桂枝、芍药调和营卫；重用黄芪实卫走表，配以桂枝振奋卫阳而行水湿；苦酒即米醋，既能协芍药摄营敛阴，又可泄营卫郁热。四药合用，卫阳得固，营阴得益，水湿得祛，气血畅通，则黄汗病可愈。方后谓服后当心烦者，是苦酒酸收，湿阻于内所致；服至六七日乃解者，"黄芪、桂、芍行阳益阴，得酒气血和而行愈周，盖欲使营卫大行，而邪气必达耳。云苦酒阻者，欲行而未得遽行，久积药力，乃自行耳。故曰服至六七日乃解。"(《金匮要略·心典》)。本方与桂枝加黄芪汤(上方)均用黄芪、芍药、桂枝以治黄汗，皆有宣达阳气、排除水湿的作用。但本方是周身汗出，表气已虚，故重用黄芪为君；后者是汗出不透，腰以上有汗，腰以下无汗，故以桂枝为君，调和营卫，另加黄芪。

该法可用于急性黄疸型肝炎见黄汗者。汗出者，加浮小麦、龙骨、牡蛎固表敛汗；气虚甚者，加党参、黄精益气固摄；肿甚者，加车前子、茯苓通利小便；小便不利，黄汗出者，加金钱草、虎杖利尿除湿；烦热者加栀子、黄柏清热除烦。

(十五) 和中补脾，宣肺利水

该法用于皮水表实证。症见一身面目浮肿，小便不利，无汗，不发热，不渴，脉沉等。代表方甘草麻黄汤。方中麻黄发汗宣肺利水，甘草和中补脾。方后云："重覆汗出，不汗，再服。"可知宜于表实无汗证，服该汤后，水湿之邪主要由汗而解。但汗后当慎风寒，以防外邪入内。本方与越婢加术汤的区别，本方是无汗的，无汗的原因是由于表实，后方是有汗的，而且汗很多，汗多的原因是由于内热所迫，临证宜辨之。

该法常用于治疗急性肾炎、肾盂肾炎以及右心衰竭等所致之水肿，临床时如加用利水渗湿药，疗效更佳。此外，本方虽然调节里水，但可用于喘息发作，顿服之立即轻快。

(十六) 温阳利水

该法用于脾肾阳虚，水气内停之水肿病。症见小便不利，四肢沉重疼痛，腹痛下利，四肢体浮肿，或汗出不解，其人仍发热，心下悸，头眩，身瞤动，振振欲擗地，苔白不渴，脉沉等。代表方真武汤。方中以大辛之热的附子为君药，温肾助阳，以化气行水，兼暖脾土，以温运水湿。臣以茯苓、白术健脾利湿，淡渗利水，使水气从小便而出。佐以生姜之温散，既助附子以温阳祛寒，又伍茯苓、白术以散水湿；其用白芍者，乃一药三用，一者利小便以行水气，一者柔肝以止腹痛，一者敛阴舒筋以止筋惕肉瞤。诸药配伍，温脾肾，利水湿，共奏温肾利水之效。若咳者，加干姜、细辛以散水寒，加五味子以敛肺气；小便利故去茯苓；下利甚者故去芍药之苦泄，加干姜以温中及加益智仁以温中止泻；呕者可加重生姜以和胃降逆止呕，可加吴茱萸、半夏以温胃止呕。原文方后去附子，但虚寒呕吐并不禁忌附子，且附子为本方要药，似可不去。

该法可用于心力衰竭之水肿、高血压性心脏病之水肿；消化系统疾病如胃炎、胃下垂、溃疡病、腹泻等出现阳虚水停见证者，以及慢性肾小球肾炎、甲状腺功能低下、慢性支气管炎、慢性肠炎、肠结核、梅尼埃病等属脾肾阳虚、水湿内盛等的治疗。

（十七）温阳化气，利水润燥

该法用于上燥下寒水停证。症见小便不利，其人若渴，全身浮肿，兼眩晕，烦热，失眠，畏寒肢冷腹冷，腰以下痛，脉沉等。代表方栝楼瞿麦丸。《金匮要略·消渴小便利淋病脉证并治》谓：“小便不利者，有水气，其人若渴，栝楼瞿麦丸主之。”方中天花粉、山药润燥生津止渴于上，所谓上浮之焰非滋不息也，茯苓、山药补益脾土，输运水津于中，瞿麦、茯苓渗导水气于下；更以炮附子温肾阳而暖水化气，所谓下积之冷非暖不消也。方后又云“腹中温为知”，是里阳不足的反证，可知附子为方中主药。如此则阳气宣通，水气下行，津液上润，诸症自愈。至于服法，药量由小渐大，缓以为丸，亦欲渐复阳气之意。观本方配伍，温阳不伤津，润燥不碍阳，淡渗不劫阴。温润利并行不悖，肺脾肾三焦兼顾，蜜丸递进，实为肾气丸之变制。然两方温阳化气之功虽同，但本方重在滋阴润燥，蒸津利水（肾失其开），而肾气丸旨在蒸津摄水

（肾失其阖），各有所长。

该法对阳弱气化不利，水停不行，上喘、中胀、下癃的慢性肾炎、尿毒症、心源性水肿，在本法基础上再加椒目、沉香、车前子、怀牛膝更佳；本法对脾肾虚寒的产后水肿、阴户内收症、石淋（宜重用瞿麦）、癃闭和前列腺肥大所致的小便不利亦有效。

第六节 温 里 法

温里法是通过温里助阳、散寒通脉作用，以温散脏腑经络之寒邪，治疗里阴寒证的一种方法。

《素问·至真要大论》曰“寒者热之”“治寒以热”“清者温之”“劳者温之”“寒淫于内治以甘热，佐以苦辛”“寒淫所胜，平以辛热，佐以甘苦”。张仲景根据《内经》的理论，在所著的《伤寒杂病论》中，结合临床实际，常因阳虚的部位不同或寒邪所犯的部位不同，又将温里法分为温中祛寒、温通心阳、温通胸阳、温经散寒、回阳救逆等治法。其目的在于使阳气恢复，寒邪消散，经络通利，血脉和畅，进而脏腑经络功能得以恢复，里阴寒证自可消除。

温里法多使用辛温燥热之品，在临床运用时，首先应辨清寒热之真假，如热伏于里，热深厥深，出现热极似寒、火极似水的真热假寒证时，应绝对禁用温里法。运用温里方药时，还当因时、因地、因人制宜，注意用量。如平素火旺或失血阴伤之体，即有寒证须用温里法治疗时，用量宜少，中病即止，以免劫阴动血，寒去热生。又如夏季天气炎热，用量宜轻；冬季天气寒冷，用量可适当增大。若阴寒太甚，服温热药物入口即吐者，又可少佐寒凉之品，或热药冷服，以免格拒不纳。

一、温中祛寒

该法主治中焦脾胃虚寒证。脾胃属土，位居中州，胃主受纳，脾主运化，胃主降浊，脾主升清。若中焦脾胃阳气虚衰则运化失职，升降异常，势必导致阴寒内生，出现肢体倦怠，四肢不温，脘腹胀满，腹中冷痛，不思饮食，口淡不渴，或呕吐不利，吞酸吐涎，舌淡苔白润，脉沉细或迟缓等症。常用温中祛寒药如干姜、吴茱萸、蜀椒、生姜等，并配伍健脾补气药如人参、白术、饴糖、炙甘草等治疗。代表方证如温中复阳法的甘草干姜汤证；温中散寒、健脾燥湿法的理中汤（人参汤）证；温胃暖肝、降逆止呕法的吴茱萸汤证；温中健脾、调补气血法的小建中汤证；温中补虚法的黄芪建中汤证；温中散寒、缓急止痛法的大建中汤证等。

（一）温中复阳

温中复阳法，重在温复中焦脾胃之阳气，以治疗中焦阳虚，阴寒内盛，或治疗上焦阳虚，肺中虚冷之证。代表方剂为甘草干姜汤。方中甘草炙用以补益中焦之气；干姜炮用则温中而不过辛散。且甘草用量倍于干姜，用甘草气味之甘平以和中缓急，用干姜气味之辛热以温中逐寒。二药合用，辛甘化阳，所以有温复阳气的作用。本方可治疗因中焦阳虚不温四末之手足厥逆，心神失于濡养之烦躁，阴寒犯胃，胃气不和之呕逆。本方亦可治疗因上焦阳虚，肺中虚冷之虚寒肺痿；阳虚不能化气，气虚不能摄津之频吐涎沫；上焦虚冷，不能制约下焦之遗尿、小便频数；肺中虚寒、清阳不能上升之头眩等病证。此通过温脾胃之阳气以达到温肺复气之目的的温中复阳法，亦称为补土生金法。

根据异病同治理论，该法常用于治胃脘痛、遗尿、劳淋、吐血、鼻衄、泄泻、眩晕等虚寒病证。

（二）温中散寒，健脾燥湿

该法重在温补中焦脾胃阳气，恢复其运化、升降功能，以治疗中焦脾胃虚寒，寒湿内盛，运化失职，升降失常所致病证。代表方剂为理中汤或丸(亦名人参汤)。干姜大辛大热，温脾阳，祛寒邪，扶阳抑阴；人参甘温微苦，大补元气，助运化而复升降；白术苦甘性温，健脾燥湿；炙甘草甘平性温，益气和中。炙甘草与诸药等量，其寓意有：一为合人参、白术益气健脾；二为缓急止痛；三为调和药性，是佐药而兼使药之用。四药配合，有温有补有燥有和，使中焦之寒得辛热而去，中焦之虚得甘温而复，使清阳升而浊阴降，运化健而中焦治。因其具有温运中阳，调理中焦的治疗作用，故名"理中"。所谓"理中者，理中焦"正是此意。或云人参汤由甘草干姜汤加人参、白术而成。治疗因中焦虚寒、寒湿内盛之腹中冷痛、霍乱吐利交作、头痛、发热、身疼痛、口不渴之证；或因大病瘥后，脾阳虚弱，运化无权，不能统摄津液，津上溢于口之喜唾涎沫且久久不愈之证；或因中焦阳气虚衰，寒凝气滞，阴寒之邪上乘阳位之胸痹而见心中痞塞、胸满、胁下气逆上冲心胸等症；或因脾阳虚衰，不能统血，所致阳虚失血、面色萎黄、形寒神疲、舌淡苔白、脉象沉细无力等症。张仲景原方为一方二法，可根据证情之缓急而决定汤、丸之用，缓则用丸，急则用汤。服药以后，可进热粥，以助药力温养中气。

运用本法时，当遵循仲景辨证论治的要求。若因肾虚水气冲动而症见脐上悸动者，应去白术之壅滞，加桂枝以温肾降冲；若因胃寒气逆而症见"吐多者"，减去白术，以防补脾而使气壅，再加生姜以温胃散饮，下气止呕；若因脾阳不升，水湿下趋而症见下利严重者，故还需用白术健脾燥湿以止泻利；若因水气凌心而症见心下悸者，当加茯苓以淡渗利水，宁心定律；若因脾不散津，水津不布而症见渴欲饮水者，宜重用白术健脾气，助运化以行津液；若因中气虚而症见腹中痛者，应加重人参用量，以补中益气；若因中阳虚里寒较甚而症见腹中冷不解，始终不欲饮水者，应重用干姜以温中祛寒；若因阳虚寒凝，气滞不行而症见腹中胀满者，当去白术之壅滞，加附子辛温通阳以破阴。并强调药后观察，服药后，腹中由冷转为温热，说明有效，可以续服。

该法常用于治疗因中焦脾胃虚寒，运化、升降失常之急慢性胃肠炎、胃及十二指肠溃疡、胃下垂、胃扩张、功能性消化不良、肠易激综合征、慢性结肠炎、肝炎、肠蛔虫症等消化道疾病，亦可用于慢性支气管炎、冠心病、月经过多及功能性子宫出血等病证。

（三）温胃暖肝，降逆止呕

该法具有温中补虚、降逆止呕、散寒泄浊作用，以治疗阴寒内盛，胃气不降，浊阴上逆之证，代表方剂为吴茱萸汤。吴茱萸辛苦大温，不但能温胃散寒、降逆止呕，而且能疏肝解郁、行气止痛，故有止痛、止呕两种功效；生姜辛温散寒，暖胃止呕；人参甘温、大枣甘平，补虚和中。且吴茱萸配伍人参能温中补虚；配伍生姜则温中止痛，降逆止呕之力更强。四药合用，相得益彰，发挥其温中散寒、温胃暖肝、降逆止呕、泄浊止痛的功效。故本方用以治疗因胃阳虚衰，寒饮内停，或中焦阳虚，浊阴上逆之“食谷欲呕”之证；或因阴盛阳虚，正邪剧争，中焦升降失常之“吐利”；寒邪内盛，阳气尚能与阴邪剧争，以致呕吐剧烈而有“烦躁欲死”之象；或因肝寒犯胃，浊阴上逆之“吐涎沫”；足厥阴肝经与督脉会于巅顶，肝经寒邪循经脉上冲至巅顶之“头痛”；或因寒饮中阻，胃气上逆，胸阳不展所致“呕而胸满”等症。

该法常用于治疗急性胃肠炎、慢性胃炎、消化性溃疡、慢性胆囊炎、神经性头痛、神经性呕吐、妊娠呕吐、眼疾、高血压、梅尼埃病等辨证属于肝胃虚寒，浊阴上逆所致者。其辨证要点为食谷欲呕，胸膈满闷，或胃脘作痛，嘈杂吞酸，或颠顶冷痛，痛时干呕或呕吐清稀涎沫，畏寒肢冷，舌淡苔白，脉沉迟或缓弱等。

（四）温中健脾，调补气血

该法重在补益脾胃，益气生血，调和阴阳，以治疗脾胃阴阳两虚而偏于阳虚之证，代表方剂为小建中汤。方中饴糖味甘，微温，主补虚乏，止渴，去血；炙甘草甘以建中缓急；大枣甘温，补中益气，养血安神，缓和药性；桂枝辛以通阳调卫；生姜发汗解表，温中止呕，温肺止咳；芍药酸以和营止痛。其中桂枝、炙甘草相伍，辛甘化阳助饴糖温补中虚；芍药、炙甘草相伍，酸甘化阴而缓急止痛。是甘温与酸甘二法合用。虽以甘温补脾为主，但又能调和阴阳。因其具有温中健脾，建立中焦脾胃之气的作用，故名“建中”。脾胃居中州，为营卫气血化生之源，中气立则化源足，五脏皆可得养。故以本方为代表的温中健脾，调补气血法，是治疗五脏虚劳病的方法之一，亦是《内经》“劳者温之”的具体应用。治疗脾胃阴阳两虚而偏于阳虚的虚劳等病。由于阴阳两虚以致阴阳失序，出现寒热错杂之证。如阴虚生内热，则见衄血、手足烦热、咽干口燥；阳虚生外寒，则见里急、腹痛；心营不足则心悸；阳虚阴不内守则梦遗失精；气血不足不能荣养四肢，则四肢酸疼；或脾胃气血虚弱，不能外荣，所致虚劳萎黄；或中焦脾胃虚寒，所致“妇人腹中痛”。

小建中汤是补益脾胃之祖方，但脾胃亏虚有阴阳之别，小建中汤偏于甘温扶阳，临床辨证当以阳虚为主。若阴虚内热明显，症见舌红、脉数，则不宜使用。

仲景原方后云：“呕家不可用建中汤，以甜故也。”呕吐多属脾胃湿热所致，小建中汤味甘甜，足以壅气助湿生热，故呕家一般忌用。

该法广泛用于治疗多种消化系统虚弱病证，如胃脘痛、腹泻、便秘等，特别对消化性溃疡病、胃炎腹痛属虚寒者有较好疗效。该法亦用于产后虚羸，症见腹中疼痛不止、气短、少腹拘急、痛引腰背、不能饮食者，宜加当归。此外，该法还用于治疗神经衰弱、再生障碍性贫血、慢性肝炎、功能性低热、白血病等。

（五）温中补虚

该法重在益气温中，补虚缓急，以治疗脾胃阴阳两虚气虚较甚者。代表方剂为黄芪建中汤，即由小建中汤加黄芪而成，用小建中汤甘温补脾，再加黄芪益气补中以缓急迫，故重点以治气虚为主，亦是《内经》“虚者补之”“劳者温之”的具体应用。因其温养脾胃之力较温中健脾、调补气血法的小建中汤为强，故所治“虚劳里急，诸不足”的证情亦较小建中汤证略重。“里急”是腹中拘急；“虚劳里急”包括了悸，衄，腹中痛，梦失精，四肢酸疼，手足烦热，咽干口燥等阴阳两虚之证；“诸不足”指病机是脾胃阴阳气血皆不足。张仲景使用温中补虚法治疗阴阳两虚偏于气虚之证，除上述“虚劳里急”证候外，还应有少气、自汗或盗汗、身重或不仁等症。

该法因为能使中气恢复、脾胃健运、气血充足、阴阳调和，所以广泛用于治疗属于脾胃虚寒所致的消化性溃疡、萎缩性胃炎、过敏性鼻炎、慢性化脓性中耳炎、慢性铅中毒、慢性肝炎、神经系统疾病、妇科疾病，以及气血两虚所致的血卟啉病。尤其对中阳虚弱之胃及十二指肠溃疡有很好疗效，且对溃疡面有愈合作用。

（六）温中散寒，缓急止痛

该法功在大祛阴寒而复建中焦虚损之阳气，以治疗脾胃虚寒的腹满痛或虚寒蛔厥之证。代表方剂为大建中汤。方中蜀椒辛热，温胃逐寒，散积杀虫；干姜辛热，温中散寒，和胃止呕。二药相伍，可温中散寒而除内盛之阴寒。人参甘温，大补脾肺之气，与饴糖相伍，更能温补脾胃。仲景以辛热甘温之品大建中气，温中散寒，缓急止痛。故本方可用于治疗因脾胃阳衰，中焦寒盛，寒凝气滞不通所致之“心胸中大寒痛”；阴寒犯胃，浊阴不降所致之呕吐；阴寒犯脾，运化无权所致之“不能饮食”；腹中寒气上逆攻冲，或中气虚寒而蛔动上入其膈所致之上腹部剧痛，甚则腹壁包块，“上冲皮起，出现有头足，上下痛而不可触近”等症。

该法广泛用于治疗脾胃虚寒所致的胃肠痉挛、肠粘连、肠坏死、十二指肠球部溃疡、胃扩张、腹膜炎、胆道蛔虫、肠蛔虫病、蛔虫性肠梗阻、心绞痛、早期嵌顿疝、阑尾炎、胰腺炎、肾结石及胃下垂等疾病。

（七）健脾温中，安胎除湿

该法具有安胎、养胎、温胎、固胎的作用，以治疗妊娠脾虚寒湿所致的胎动不安之证。代表方剂为白术散。白术甘苦性温，健脾燥湿以安胎；川芎味辛性温，和肝舒气以养胎；蜀椒味辛性热，温中散寒以温胎；牡蛎咸涩微寒，收敛固涩以固胎。四药合用，体现了健脾温中、安胎除湿的治法，以治疗妊娠妇女因素体偏于脾阳虚，寒湿内盛，以致气血生化不足，不能正常荣养胎儿，胎儿发育不良，而有胎动不安表现者。如因脾虚而寒湿中阻，气滞不通所致的脘腹时痛；脾虚而运化失职所致的不思饮食、呕吐清涎、大便溏薄、白带清稀甚至胎动不安等症，均可用本方治疗。

仲景原方服法中指出的“心下毒痛，倍加川芎”，“毒痛”即剧痛，倍加川芎以活血定痛；“心烦吐痛，不能饮食”，为寒湿凝聚而致胃气上逆，故加细辛温通散寒，加半夏辛开降逆，则“吐痛”可愈。

（八）温中散寒，降逆止呕

该法具有温中化饮作用，可治疗中阳不足、寒饮上逆之证，代表方剂为半夏干姜散。半夏味辛性温，善于降逆止呕；干姜味辛性热，善于温阳守中而散寒。二药合用能温中散寒、降逆止呕，方以浆水煮服，取其甘酸调中止呕之用。“顿服之”则药力集中，取效快捷，更能治疗因中阳不足，寒饮内盛，胃气上逆之证，如中阳不足，胃寒气逆所致之“干呕、吐逆”症，寒饮不化、聚而为涎、逆而上出所致之口“吐涎沫”症。

该法所主半夏干姜散证与温胃暖肝、降逆止呕法所主吴茱萸汤证，都有“干呕”“吐涎沫”症状，但因二者的病机不同，故治法亦异。温中散寒，降逆止呕法的病机是中阳不足，寒饮上逆，其治在胃；温胃暖肝、降逆止呕法的病机是胃寒夹肝气上逆，则为肝胃同治。

（九）温中散寒，补虚降逆

该法具有温中、补虚、蠲饮、和胃的作用，以治疗胃虚寒饮之恶阻证，代表方剂为干姜人参半夏丸。方中以干姜温中散寒；人参扶正补虚；半夏、生姜汁蠲饮降逆、和胃止呕。全方可使中阳得振，胃气得降，则呕吐可止。四味合用，体现了温中散寒、补虚降逆的治法，且用丸而不作汤能收到和缓补益之效。仲景用于治疗因胃虚寒饮，气机上逆，胃失和降所致的“妊娠呕吐不止”，或伴呕吐清水或涎沫，口淡不渴，或渴喜热饮，头眩心悸，倦怠嗜卧，舌淡苔白滑，脉弦或细滑等症。

由于方中的干姜、半夏均为妊娠禁忌之药，配以人参后既可扶正补虚，又可益气固胎。正如陈修园所说：“半夏得人参，不仅不碍胎，且能固胎。”但对于素体虚弱，并有半产漏下病史的患者则当慎用。

根据异病同治的原则，该法常用于治疗因脾胃虚寒所致的胃脘痛、呕吐，以及冲脉之气上逆犯胃所致的脾胃虚寒型妊娠恶阻等病证。若胃热阴伤者，不宜使用。

（十）温运脾阳，宽中除满

该法具有行气除满、健脾益气的作用，以治疗因脾虚气滞所致的腹胀满证，代表方剂为厚朴生姜半夏甘草人参汤。方中厚朴苦温，下气除湿，宽中消满；生姜辛温，散饮和胃而通阳气；半夏辛温，降逆开结，燥湿化痰。本方腹胀满因脾虚气滞而致，若只消不补，则脾气难复，邪气易于复聚故佐人参、甘草甘温补益脾气而助运化。五药配合，补而不滞，消而无伤，为消补兼施之剂，且行气除满之药量大于健脾益气之药，针对脾虚气滞病机，寓有治标宜急、治本宜缓的意义。仲景所立温运脾阳、宽中除满治法，用于治疗“发汗后”(即不当发汗而发汗)或发汗太过之后，脾气受损，脾虚不运，或生痰湿，使气机壅滞而导致的腹部胀满。“腹胀满者”，具有“按之不痛”“腹满时减，复如故”，或喜温、喜按等虚寒腹满证特征。

有云厚朴生姜半夏甘草人参汤为小柴胡汤化裁而来，因证属里虚，故去柴胡、黄芩之苦寒；因夹壅满，又去大枣之滋润，而加厚朴辛苦温以下气开滞除满。

该法常用于治疗因脾虚气滞所致的腹部胀满或夹湿者，如消化不良、慢性胃炎、慢性胰腺炎、胃及十二指肠溃疡、慢性结肠炎、慢性肝炎、胆囊炎、前列腺炎、便秘等属上证者。

(十一) 行气化饮，温胃降逆

该法重在行气除饮，以治疗因饮阻气滞而气滞偏盛的胸痹轻证，代表方剂为橘枳姜汤。方中用橘皮理气和胃，宣通气机；枳实下气消痰，泄满散结；生姜温胃化饮。三药合用，体现行气化饮、温胃降逆治法。仲景用于治疗因饮阻气滞而气滞偏盛的“胸痹、胸中气塞、短气”；因气滞而水饮停蓄，胃气不降，则兼见心下痞满、呕吐气逆等症。

(十二) 温胃化饮，下气降逆

该法具有温化水饮、通阳行气的作用，以治疗因寒饮气逆所致的心痛轻证，代表方剂为桂枝生姜枳实汤。方中用桂枝温通心阳，平冲降逆；生姜散寒化饮，和胃降逆；桂枝与生姜相伍，功能通阳散寒、温化水饮；枳实消痞除满、开结下气，并能增强桂枝平冲之效。三药合用，组成温胃化饮、下气降逆治法。仲景用于治疗因寒饮停聚于胃所致的“心中痞”塞，胃脘部痞闷不舒之症；因胃气与阴寒之邪俱逆所致的“诸逆心悬痛”，即气逆抢心，干呕气塞，心窝部牵引疼痛等症。

该法常用于治疗寒饮气逆所致的慢性胃炎、胃下垂，或属于心胃阳虚、寒饮阻滞所致的冠心病之心绞痛，风湿性心脏病而症见“心中痞”“心悬痛”者。

（十三）通阳和胃，理气止呕

该法具有散寒止呕、理气和胃的作用，以治疗因胃寒气逆所致的干呕、哕逆、手足厥冷之症，代表方剂为橘皮汤。方中用橘皮理气和胃；生姜散寒止呕。二药相伍，组成通阳和胃、理气止呕治法。仲景用于治疗因寒邪在胃，胃失和降所致干呕、哕逆；因寒阻气逆、阳气不达四末所致手足厥冷。使用此治法，能使寒去阳通，胃气和降，则呕哕与厥冷自愈。且因其病轻浅，容易药到病除，故仲景在方后注云“下咽即愈”。

该法常用于治疗胃虚气逆所致的呃逆、呕吐症。

（十四）调和阴阳，潜镇摄纳

该法具有调阴阳、和营卫、固精液的作用，以治疗因阴虚及阳而阴阳两虚的虚劳失精证，代表方剂为桂枝加龙骨牡蛎汤。方中用桂枝汤调和阴阳，加龙骨、牡蛎潜镇摄纳，使阳能固，阴能内守，而精不外泄。仲景用于治疗阴阳两虚、心肾不交所致的“男子失精、女子梦交”。如因精液耗损，阴损及阳，下焦失于阳气温煦，而症见少腹弦急、阴头寒冷；精血衰少，不荣于上，而症见目眩、发落、脉极虚芤迟、清谷亡血、失精。阳失去阴的涵养，浮而不敛；阴失去阳的固摄，走而不守；阴阳失去维系而致心肾不交。故症见男子失精，女子梦交。

该法亦是《内经》“劳者温之”“甘药调之”的具体运用，临床多用于治疗有梦或无梦之遗精、带下、自汗、盗汗、偏汗、遗尿、乳泣等症，其辨证属于阴阳两虚，不能阳固阴守者。该法亦用于治疗神经官能症、神经衰弱、产后多汗、冠心病心悸多汗、失眠、消化系统疾病、呼吸系统疾病、小儿心脏病，以及小儿遗尿。

（十五）散寒降逆，温中止痛

该法具有温中散寒、化湿降逆、补中缓急的作用，以治疗脾胃虚寒，水湿内停所致的腹满痛证，代表方剂为附子粳米汤。附子温中散寒以止腹痛，半夏化湿降逆以止呕吐，粳米、甘草、大枣扶益脾胃以缓急迫。五药合用，组成散寒降逆、温中止痛治法。正如《金匮方歌括》云：“腹中雷鸣，胸胁逆满，呕吐，气也。半夏功能降气，腹中切痛，寒也，附子功能祛寒，又佐以甘草、粳米、大枣者，取其调和中土，以气逆为病进于上，寒生为病起于下，而交乎上下之间者土也，如兵法击其中坚而首尾自应也。”本方用于治疗因脾胃阳虚，阴寒内生导致的腹满痛；阳虚寒盛，水湿不化，攻走肠间导致的肠鸣；脾胃虚寒，胃气上逆导致的呕吐；脾胃阳虚，阴寒内盛，寒气上逆导致的胸胁逆满等症。使用本法，能使腹中之寒气得散，气逆得降，则满、痛、呕诸症自除。

该法常用于治疗急性胃肠炎之属虚寒证者。

二、温通心阳

该法用于治疗心阳虚证。心为君主之官，属火，主血，藏神，主神明。仲景根据“血汗同源”理论，论述了过汗损伤心阳，导致心阳虚证。又结合心阳虚不同程度导致的不同兼症，如心下悸、烦躁、惊狂、脐下悸欲作奔豚或必发奔豚等，选用桂枝以温通心阳，并分别配伍甘草、龙骨、牡蛎、茯苓、大枣、白芍等，组成温通心阳的不同治法，如温通心阳法的桂枝甘草汤证，温通心阳、潜镇安神法的桂甘龙牡汤证，温通心阳、镇惊安神法的桂枝救逆汤证，温通心阳、化气行水法的苓桂甘枣汤证，温通心阳、平冲降逆法的桂枝加桂汤证等。

（一）温通心阳

该法具有补益心阳作用，以治疗因发汗过多，损伤心阳所致的心阳虚证，代表方剂为桂枝甘草汤。方中桂枝辛甘微温，入心助阳；炙甘草性味甘温，益气和中。桂枝本为营分药，得甘草，则补中气而养血。二药相伍，辛甘化阳，以温通心阳，使心阳得复，则心阳不足之证自愈。仲景用于治疗心阳素虚之人，或又发汗过多，内伤心阳，则心阳不足，心脏失去阳气的庇护则空虚无主，导致心中悸动不安，心气虚微，欲得外护则喜按，故其人常以双手按其心胸，以除心悸。

该法常用于治疗心阳不足，或气阴两虚之心悸、怔忡、不寐、汗出及短气等病证。

（二）温通心阳，潜镇安神

该法具有补益心阳、重镇收涩、潜敛心神作用，以治疗心阳虚之烦躁证，代表方剂为桂枝甘草龙骨牡蛎汤。桂枝、甘草补益心阳；龙骨、牡蛎重镇收涩、潜敛心神。四药合用，组成温通心阳、潜镇安神治法。仲景用以治疗因火逆复下，又加烧针，导致迫汗外泄，损伤心阳而致心神浮越，使人发生惊恐而致心神不安，或心神失于温养而且不能潜敛于心之心烦躁动不安之症。

该法常用于治疗因神精精神因素引起的心悸、心律失常、心血管神经官能症，或慢性杂病属心阳虚的烦躁者。

（三）温通心阳，镇惊安神

该法具有扶心阳、安神气、去痰饮的作用，以治疗心阳虚损，亡阳惊狂之证，代表方剂为桂枝去芍药加蜀漆牡蛎龙骨救逆汤。方中用桂枝汤去芍药之阴柔以补益心阳、宣通血脉；蜀漆味苦辛而性寒，以涤痰逐邪，开窍止惊，而兼散火邪；龙骨、牡蛎重镇潜敛以安定心神。诸药合用，组成温通心阳、镇惊安神治法。仲景用于治疗心阳不足，痰扰心神之证。如“伤寒脉浮”，本应发汗解肌，但误用火劫，汗出过多，伤亡心阳，则心神不得敛养而致心神浮越；由于心胸阳气不足，水饮痰邪乘机扰心，心被痰扰，导致惊狂、心悸、卧起不安等症。用此法使心阳复，心神安，痰邪去，则诸症自除。病因火邪所致，且证候紧急，故方名“救逆”。

该法近代用于治疗不同原因所致的心阳不足、痰迷心窍而见心悸、惊狂、卧起不安、脉象疾数等症，如癫痫、癔病、神经官能症等。

上述三法方证均属于心阳虚，但证情有轻重之分。温通心阳法的桂枝甘草汤证，以心悸、欲得按为主症，属心阳虚之较轻者；温通心阳，潜镇安神法的桂甘龙牡汤证，为心神浮越之烦躁证，属心阳虚损较重者；而本法方证，为火劫亡失心阳，心阳浮越之惊狂、卧起不安之证，属心阳虚损更重，以致达到亡阳程度。

（四）通温心阳，化气行水

该法具有通阳降逆、培土制水作用，以治疗心阳虚而欲作奔豚之证，代表方剂为茯苓桂枝甘草大枣汤。方中茯苓味甘淡，性平，能利水渗湿，健脾安神，本品药性平和，利水而不伤津，用于水湿证、脾虚证，为利水渗湿要药。桂枝以助心阳而平冲降逆。茯苓与桂枝相伍，能交通心肾，治疗动悸，又能通阳化气行水，以止逆气。炙甘草温中扶虚，大枣健脾养液。甘草与大枣相伍，以培土制水，制其上逆之水饮。或云本方为桂枝甘草汤加茯苓、大枣而成。四药合用，组成温通心阳，化气行水治法。仲景用于治疗因心阳虚之饮逆奔豚证。由于病者下焦素有水饮内停，气化不利，加之发汗过多，损伤心阳，心火衰则不能制水于下，水气初动，与阳气相搏，以致病者自觉脐下筑筑而动，有“欲作奔豚”之势，此为奔豚证的待发证候，其人必有小便不利之症。

该法常用于治疗神经性心悸、假性痫病、神经衰弱、慢性胃炎及胃酸过多等疾病。

（五）温通心阳，平冲降逆

该法具有调和阴阳的作用，以治疗心阳虚而冲气上逆的奔豚证，代表方剂为桂枝加桂汤。方中重用桂枝，佐以甘草、生姜、大枣，辛甘化阳，以温通心阳，平冲降逆；芍药、甘草，酸甘化阴。两组药相伍以调和阴阳，而组成温通心阳、平冲降逆治法。仲景用于治疗病因发汗后，又烧针令其汗，过汗使心阳虚而不能制下，心肾不足，下焦水寒之气，随冲气上逆，凌犯心胸，导致“必发奔豚、气从少腹上至心”。

该法常用于治疗胃肠型感冒、癔病及自主神经性癫痫。

三、温通胸阳

该法用于治疗因上焦阳虚，寒饮上乘，导致阳虚邪闭的胸痹典型证、较重证、偏实证，或治疗因阳虚而水饮随冲气上下妄动所致的支饮变证，如“胸背痛”“心痛彻背”“胸满，胁下逆抢心”，又如“气从小腹上冲胸咽”及“下流阴股”等症。仲景选用薤白、白酒、桂枝以温通胸阳。再根据病机阳虚邪闭的不同程度，或阳虚冲气妄动的具体病机及不同证候，配伍相关药物，如：豁痰逐饮用瓜蒌、半夏，泄满降逆用枳实、厚朴，化饮敛气用茯苓、五味子等，进而组成温通胸阳的不同治法，如通阳散结、豁痰下气的栝楼薤白白酒汤证，通阳散结、逐饮降逆的栝楼薤白半夏汤证，通阳散结、泄满降逆的枳实薤白桂枝汤，通阳敛气平冲的桂苓五味甘草汤证。

（一）通阳散结，豁痰下气

该法具有宣痹通阳、行气祛痰的作用，以治疗因阳虚邪闭、痰饮气滞所致胸痹之典型证，代表方剂为栝楼薤白白酒汤。方中用瓜蒌以宽胸开结，利气涤痰；薤白以通阳宣痹，行气散结；白酒以助药上行，温开肺气，辅助心阳。三药合用，组成通阳散结、豁痰下气治法。仲景用于治疗因阳虚邪闭、气滞不通所致的“胸背痛”，痰饮气滞所致的“短气”，肺失宣降所致的“喘息咳唾”。寸口脉沉迟，是上焦阳虚，胸阳不振之象；关上小紧数，是中焦停饮，阴寒内盛之征。使用本方，能使痹阻得通，气化痰行，则“胸背痛”诸症得除。

该法常用于治疗冠心病心绞痛、风湿性心脏病之心衰、肺源性心脏病之心衰、胸膜炎、肋间神经痛、急慢性支气管炎、肋软骨炎，以及其他原因所引起的胸背疼痛等属胸阳不足证者。

（二）通阳散结，逐饮降逆

该法具有宣痹通阳、化痰行气、逐饮降逆作用，以治疗因阳虚邪闭，痰涎壅塞所致的胸痹较重证，代表方剂为栝楼薤白半夏汤。方中用瓜蒌、薤白、白酒以宣痹通阳，豁痰下气，加半夏之辛温以开郁行气，逐饮降逆。四药合用，组成通阳散结、逐饮降逆治法，以治疗“胸痹不得卧，心痛彻背者”。由于有过多的痰涎壅塞胸中，阻滞气机，导致咳喘不能平卧；胸背阳气不通畅，导致心痛彻背。使用本方，则胸阳得通，痹阻得开，痰饮得除，诸症得愈。

该法常用于治疗因胸阳不通，痰饮壅盛所致的冠心病心绞痛、慢性支气管炎、慢性胆囊炎、慢性胃炎、心包炎、心律失常、肺源性心脏病、舒张性心率衰竭、心脏神经官能症、病态窦房结综合征、急性心肌梗死、肋间神经痛、乳房胀痛等疾病。

（三）通阳开结，泄满降逆

该法具有通阳化气、平冲降逆、理气散结、消痞泄满的作用，以治疗因阳虚邪闭，饮逆胸胁所致停痰蓄饮的胸痹偏实证。代表方剂为枳实薤白桂枝汤。该方从栝楼薤白白酒汤演变而来：去白酒之升散；加桂枝通阳化气，平冲降逆；枳实消痞除满；厚朴宽胸下气；且桂枝、薤白能通阳宣痹；瓜蒌开胸中痰结。五药合用，组成通阳开结、泄满降逆治法。仲景用于治疗因阳虚邪闭所致的喘息咳唾、胸背痛、短气，因阴寒邪气偏盛、饮逆胸胁所致的心中痞闷、胸满、胁下之气上逆冲心，说明病势由胸膺部向下扩展到胃脘两胁，且胁下之气逆而上冲，形成胸胃同病。由于停痰蓄饮所致的胸痹偏实证，应兼见腹满、大便不畅、舌苔厚腻、脉象弦紧等阴寒邪气较著之征。根据“急者治其标”“实者泻之”理论，使用本法，可使痞结得开，痰饮得去，胸胃之阳得复，则胸痹实证可愈。

该法常用于治疗因阳虚邪闭、饮逆胸胁所致的冠心病心绞痛、心肌梗死、肋间神经痛、渗出性胸膜炎、慢性阻塞性肺病、慢性支气管炎、液气胸、支气管哮喘、结核性胸膜炎、风湿性心脏病、非化脓性肋软骨炎、胃肠功能紊乱、胃溃疡兼便血等疾病。

（四）通阳敛气平冲

该法具有通阳化饮、敛气平冲、降逆缓急的作用，以治疗因阳虚水饮随冲气上下妄动的支饮变证，代表方剂为桂苓五味甘草汤。方中桂枝辛温，通阳以化饮，炙甘草甘温，扶中以缓冲，二味辛甘化阳以平冲气；茯苓甘平、健脾利饮，导水邪从小便而去；五味子酸温，收敛散漫浮逆之阳气，与甘草相伍，又兼有酸甘化阴之功，使虚阳不致上越。四药合用，组成通阳敛气平冲治法。仲景用于治疗因素体阳虚的支饮患者服用小青龙汤后，表邪虽解而内饮未消，阳虚水饮妄动，虚阳上越，引发冲气，导致“气从小腹上冲胸咽”，其人“面翕热如醉状”；水饮上干清阳，故有时头冒目眩；又因阳虚无权制敛冲气，当冲气下降时，则饮随气降即“因复下流阴股”；冲气上逆则一身之气皆逆，膀胱无气以化水，故见“小便难”；由于上焦阳虚，饮留在胸，故“寸脉沉”“多唾”；脾肾阳虚，津不上承，阳气不能外达四末，故“尺脉微”“手足厥逆”“口燥”；气血不能温煦濡养四肢筋脉、营卫运行迟滞，而见“手足痹”即手足麻木不仁。服用本方能使阳气通，水饮化，冲气平，小便利，昏冒愈。

该法常用于治疗内有寒饮、气机逆乱所致的慢性支气管炎、支气管哮喘、肺源性心脏病、胃痛、气厥等疾病。

四、温经散寒

该法用于治疗阳气不足，或阴血亦虚，经脉受寒，血行不利所致的病证，常用温经散寒药如桂枝、细辛、麻黄、生姜、干姜、附子、乌头、天雄等与补益药如人参、当归、芍药、白术、白蜜、甘草、大枣、茯苓、薏苡仁等配伍治疗。仲景在《伤寒杂病论》中应用较多，如温经散寒、除湿止痛法的附子汤证，养血通脉、温经散寒法的当归四逆汤证，养血通脉、温经散寒、暖中降逆法的当归四逆加吴茱萸、生姜汤证，温阳逐阴、散寒止痛法的乌头赤石脂丸证等。

（一）温经散寒，除湿止痛

该法具有温补元阳、祛寒除湿、暖宫安胎的作用，治疗阳虚寒湿身痛之证或阳虚寒盛之妊娠腹痛证。代表方剂为附子汤。方中重用炮附子温经祛寒止痛；伍以人参温补而壮元阳；伍以白术、茯苓健脾而除寒湿；佐以芍药和营血而通血痹，又能加强温经止痛的功效。五药合用，正体现了温经散寒、除温止痛的治法。仲景用于治疗“少阴病”阳气虚弱，因里阳不足，生阳之气不举所致“脉沉者”；阳气虚衰、不能充达四肢所致“手足寒”；阳气虚衰，水寒不化，寒湿留着于经脉骨节之间所致“身体痛”“骨节痛”；背为督脉循行部位，阳虚而寒湿凝滞，督脉先受影响所致的“背恶寒”；又因里无邪热，所以其人“口中和”；或“妇人怀娠六七月”，因阳虚寒盛、胞宫失于温煦所致的“腹痛恶寒”“少腹如扇”等症。

附子汤证与真武汤证同属肾阳虚兼水湿之邪为患，但附子汤证阳虚较甚，寒湿之邪凝滞于骨节之间，以身体痛、骨节痛为主；真武汤证为阳虚而水气浸渍内外，以头眩、心悸、身瞤动为主。两方的药味大部相同，皆用附子、白术、茯苓、芍药，所不同之处，附子汤的附子、白术是真武汤的一倍，并伍人参，重在温补元阳；真武汤的附子、白术只是附子汤的一半，更佐生姜，重在温散水气。

该法常用于治疗因阳虚寒湿或阳虚寒盛所致的阳痿、风湿痹痛、心血管疾病、小便不利、不孕症、习惯性流产、胃溃疡、糜烂性胃炎、胃下垂、肝炎、肠炎、白带、阴痒、妊娠腹痛、早产等病证。

（二）养血通脉，温经散寒

该法具有温补通脉、助阳生阴作用，以治疗血虚寒凝之手足厥寒证，代表方剂为当归四逆汤，即桂枝汤去生姜，倍用大枣，加当归、细辛、通草而成。方中当归、白芍养血和营，桂枝、细辛温经散寒，甘草、大枣补益中气，通草通行血脉。七药组方，具有和厥阴以散寒邪之功，调营卫以通阳气之效。仲景用于治疗因血虚感寒，寒邪凝滞，气血运行不畅，四肢失于温养所致的“手足厥寒”；因血虚寒凝，血脉不畅所致的“脉细欲绝者”。

成无己说：“手足厥寒者，阳气外虚，不温四末，脉细欲绝者，阴血内弱，脉行不利，与当归四逆汤，助阳生阴也。”本方能使血补而不滞，阳动而不亢，经脉得温而寒邪自除，故具有温补通脉之功。

本方与四逆汤、四逆散均治四肢厥逆，又都方名“四逆”，临床当作鉴别。四逆汤和当归四逆汤均治阴厥、寒厥，但四逆汤证为肾阳虚衰，阴寒内盛，肢冷严重，过肘过膝，并见一身虚寒征象，脉沉微，治用大辛大热之品以回阳救逆；当归四逆汤因肝血不足，经脉血少，寒邪内侵，客于经脉之中，其肢厥程度较四逆汤为轻，并见血虚舌淡、脉细等征象，故治以补血温经散寒；四逆散治阳厥、热厥，是由传经热邪内陷，阳气内郁不达四末而见厥冷，其冷在肢端，不过肘膝，其肢冷是假，内热阳郁是真，故尚见身热、脉弦等症，治用调畅气机偏于寒凉之品。此三方虽然均治四肢厥逆，但用药各有侧重，正如周杨俊所说："四逆汤全在回阳起见，四逆散全在和解表里起见，当归四逆汤全在养血通脉起见。"

该法常用于治疗因血虚寒凝所致的末梢循环障碍、四肢脉管炎、雷诺病、冻疮、痛经、闭经、不孕症、偏头痛、坐骨神经痛、颈椎病、消化性溃疡、肺源性心脏病、糖尿病神经病变、多发性神经炎、下肢静脉栓塞、血小板减少性紫癜、三叉神经痛、肢端感觉异常、手术后肠粘连腹痛及全身麻痹等病证。

（三）养血通脉，温阳散寒，暖中降逆

该法具有补营血而通经脉、温寒凝而行瘀涩的作用，以治疗血虚寒凝，兼有里寒之证。代表方剂为当归四逆加吴茱萸生姜汤。方用当归四逆汤以养血通脉，温阳散寒；加吴茱萸、生姜、清酒以暖中降逆。仲景用此法治疗因血虚寒凝、内有久寒所致的"手足厥寒、脉细欲绝""其人内有久寒者"。因患者平素胃中有寒，且足厥阴肝经藏营血而应肝木，内寄相火，故虽有沉寒，亦不可施辛热之品如干姜、附子之类，以避免扰动相火，耗伤营阴。加吴茱萸、生姜以温中祛寒，用清酒和水煎药，可加强活血祛寒作用，且生姜、吴茱萸宣泄苦降。本方具有"散寒而不助火、养营血而不滞邪"的特点，实为厥阴营虚、内有久寒之良方。正如黄元御《长沙药解》所说：

"以肝司营血,久寒在肝,荣血冷涩不行。当归四逆补营血而通经脉,吴茱萸、生姜温寒凝而行瘀涩也。"从药测证,"内有久寒",当是头痛(以颠顶痛为主)、干呕、吐涎沫等症。

该法常用于治疗因血虚寒凝、内有久寒所致的大动脉炎、肾动脉狭窄、帕金森病、老年类风湿骨关节伴骨质疏松、寒冷性多形性红斑、围绝经期障碍、肢端动脉痉挛、运动性癫痫等病证。

(四)散寒除湿,通阳行痹

该法具有温经散寒、除湿止痛作用,以治疗因寒湿壅塞、胸阳被遏所致胸痹急证。代表方剂为薏苡附子散。方中重用炮附子以温里祛寒、通阳止痛;薏苡仁以除湿宣痹,且能缓解筋脉拘挛。二药合制为散剂以应急用,能使寒湿去,阳气通,则胸痹急证可除。仲景用于治疗因寒湿壅塞上焦,胸阳被遏,不通则痛所致之胸痹急证,即有喘息咳唾、胸背疼痛或心痛彻背等症,且胸痛剧烈,伴有筋脉拘挛。

该法常用于治疗因寒湿壅塞、胸阳被遏所致的心前区剧烈绞痛如刺,并骤发口眼、四肢抽搐,可伴有面色苍白,唇舌青紫,身冷肢厥,脉沉伏,或涩,或微细而迟者;或用于治疗寒湿痹病,腰膝疼痛,筋脉拘急,屈伸不利,得热则减,遇寒则剧者;或治疗因寒湿所致的肋间神经痛、胸部神经痛、肋软骨炎等病证;或可明显改善支气管哮喘急性发作期的临床症状,显著缩短病程,加快病情的痊愈,且降低复发率。

(五)温阳逐阴,散寒止痛

该法具有温阳散寒、峻逐阴邪的作用,用于治疗因阴寒痼结,寒气攻冲所致的心痛重症。代表方剂为乌头赤石脂丸。方中炮乌头、炮附子、蜀椒、干姜均为大辛大热之品,协同配伍,逐寒止痛之力极强;赤石脂温涩调中,收敛阳气,以免辛热之品散而无制。五药为末蜜丸，体现了温阳逐阴、散寒止痛治法，仲景用以治疗因阴寒之邪上逆阳位，阻碍气血运行所致的“心痛彻背，背痛彻心”之症，其特点是心背相互牵引的剧烈疼痛，伴见四肢厥冷、脉象沉紧等症。

该法常用于治疗因阴寒痼结，寒气攻冲所致的腹痛、胃脘痛、十二指肠溃疡之心背痛、心绞痛、风湿病的关节炎症、慢性前列腺炎、雷诺病、糖尿病足、下利、腹髋疼痛等病证。

（六）温阳散寒，缓急止痛

该法具有破积散寒止痛作用，以治疗因阴寒痼结所致的寒疝病。代表方剂为大乌头煎。方中乌头性大热，以治沉寒痼冷；用蜜煎煮，令水尽而成膏状，乌头气味尽入蜜中，变辛为甘，变急为缓，既能减轻药毒，又可延长药效，发挥其破积散寒止痛作用，体现了温阳散寒、缓急止痛的治法。仲景用于治疗因阴寒痼结所致的寒疝绕脐痛，由于剧烈疼痛而冷汗自出、四肢厥冷、脉象沉紧者。

该法常用于治疗病机是寒气凝结脘腹，气机上下不通所致的肠胃痉挛、慢性胃炎、慢性肠炎、腰椎间盘疾病、雷诺病、糖尿病周围神经病变、类风湿关节炎、风湿性关节炎等病证。

（七）补益脾肾，摄精除痛

该法具有温补中阳、收摄肾精的作用，以治疗因脾肾阳虚所致之男子失精证，代表方剂为天雄散。方中附子能壮命门之阳以补先天之本；白术能健脾以培精气之源；桂枝助附子壮阳补虚；龙骨收敛浮阳，固摄阴精。四药合用，正体现了补益脾肾、摄精除痛治法，用于治疗因脾肾阳虚所致之男子阳痿失精、腰膝冷痛等病证。

该法常用于治疗因脾肾阳虚所致之前列腺炎、前列腺肥大、乳糜尿、重症肌无力、神经衰弱及性功能减退等病证。

(八)祛寒止痛,调和营卫

该法具有两解表里寒邪的作用,可治疗因内外皆寒、表里兼病的寒疝兼表证。代表方剂为乌头桂枝汤。本方由大乌头煎与桂枝汤相合而成。方中乌头用蜜煎煮以祛寒止痛,桂枝汤以调和营卫而散表寒。此乌头煎与桂枝汤合用,组成祛寒止痛、调和营卫治法。仲景用于治疗因内外皆寒表里兼病之证,如因寒气内结所致之"寒疝腹中痛",因阴寒内盛、阳气不能达于四肢所致之手足"逆冷",复因寒冷之极以致手足麻痹而不仁,又因寒邪痹阻肌表、营卫不和所致之身体疼痛等病证。服药后,如醉状或呕吐,是药以中病的"瞑眩"反应。

该法常用于治疗因脾胃虚寒、内外皆寒、表里兼病所致的慢性肠胃炎及溃疡、慢性胆囊炎、慢性盆腔炎、肠胃痉挛、肠胃型感冒、慢性非特异性溃疡性结肠炎以及强直性脊椎炎等病证。

(九)温经通阳,辛散水气

该法具有温阳散寒、通利气机、宣行水饮和发汗作用,以治疗阳虚阴凝之水气病中的气分病。代表方剂为桂枝去芍药加麻辛附子汤。方中以麻黄、细辛、附子助阳温经发汗,桂枝、生姜通阳化气、温散寒饮,甘草、大枣补益中气。七药合用,体现了温经通阳、辛散水气治法。仲景用于治疗水气病中的气分病因阳虚阴凝,大气不转,水饮停聚心下所致"心下坚,大如盘,边如旋杯"者;或因阳虚阴凝而兼有手足逆冷、腹满肠鸣、恶寒身冷、骨节疼痛、四肢麻木不仁、舌淡苔白、脉象沉紧等。仲景在方后指出:"当汗出,如虫行皮中,即愈。"可见本方具有发汗作用,"虫行皮中"是阳气振奋,复行周身,推动阴凝之邪外达肌腠之征。

该法常用于治疗因阳虚阴凝所致的感冒、慢性气管炎、肝硬化腹水、肝肾综合征、风湿性或肺源性或充血性水肿,或用于治疗心肺肾阳气亏虚、水饮内停所致的心肺急症。

（十）温阳散寒，祛风止痛

该法具有散风寒、止疼痛的作用，以治疗因阳虚复感风寒所致发作性头痛、眩晕。代表方剂为头风摩散。方中炮附子大辛大热，温散经络之风寒；食盐咸寒微辛，入血分去皮肤之风毒。两药合用，为散外治，涂搽头部患处，发挥其散风寒、止疼痛的功用，其效便捷。温阳散寒、祛风止痛法仲景用于治疗因脾肾阳虚、复感风寒所致的头痛、眩晕，或用治外感风寒突发头痛、偏头痛等病证。

该法常用于治疗因脾肾阳虚，复感风寒，寒气凝结，经气不通所致的三叉神经痛、神经性头痛、血管神经性头痛、顽固性头痛等病证。

（十一）散寒止痛，化饮降逆

该法具有温经散寒、化饮止呕、镇心安神的作用，以治疗因脾肾虚寒，水饮上逆之腹痛、手足逆冷。代表方剂为赤丸。方中乌头与细辛相伍，温经散寒，通阳止痛，以治疗沉寒痼冷所致之腹痛肢冷；茯苓与半夏相伍，健脾燥湿，化饮止呕；朱砂为衣，重镇安神定悸。诸药炼蜜为丸，体现了散寒止痛、化饮降逆治法。仲景用于治疗因脾肾阳虚，水饮内盛，寒气夹水饮上逆所致之腹痛、呕吐、心下动悸；因阳气不足，不能外达四末所致之手足逆冷。

该法临床可用于治疗因阳虚寒饮为患，而见腹痛、肠鸣、肢冷、呕吐、眩悸、舌胖苔白滑、脉沉弦等症，其病情较为平缓者，或用于治疗痛经、冠心病、血管闭塞性脉管炎。

（十二）辛温通利

该法具有破结通利、温肝散寒作用，以治疗因寒气凝结足厥阴肝经所致之阴狐疝气。代表方剂为蜘蛛散。方中蜘蛛熬焦，以破结通利，正如《高注金匮要略》所说：“蜘蛛腹大，为下入少腹之专药，且性主提携束缚，以辛温生气之桂枝为配，则温补关元气海之阳神，以祛客寒，得开举收煞之功用，以坚弛坠，阴狐疝宁有不愈者哉。”蜘蛛配桂枝之辛温芳香，二药组成辛温通利治法，相协为伍，入厥阴破郁结，能辛温通利足厥阴肝经之脉，散寒化气以治狐疝。仲景用于治疗因寒气凝结厥阴、肝气失于疏泄、流注无定、聚散无常所致之阴狐疝气，即阴囊“偏有大小、时上时下”，似有物状，卧则入腹，立则入囊，重者由阴囊牵引少腹剧痛，轻者仅有重坠感。

该法可用于治疗因寒气凝结足厥阴肝经所致之急性睾丸痛、小儿偏坠等病证。

五、回阳救逆

该法用于治疗阳气衰微，内外俱寒，甚致阴盛格阳或戴阳等证。常用辛温燥热的附子、干姜、葱白等与甘温补气的人参、炙甘草等药物配伍。该法在《伤寒杂病论》中应用较多，且记述较详，如急救回阳法的干姜附子汤证，回阳救逆法的四逆汤证，破阴回阳、通达内外法的通脉四逆汤证，回阳益阴法的茯苓四逆汤证，回阳救逆、益气生津法的四逆加人参汤证等。

（一）急救回阳

该法具有退阴复阳作用，以治疗肾阳虚的烦躁证。代表方剂为干姜附子汤。方中附子、干姜大辛大热，以复先后天脾肾之阳。附子生用则破阴回阳之力更强，顿服则使药力集中，且回阳迅速。二药合用，体现了急救回阳治法。仲景用于治疗“下之后，复发汗，昼日烦躁不得眠……脉沉数，身无大热者”。汗下使阳气大伤，虚阳被盛阴所逼，欲争不能，欲罢不甘，昼日阳旺，能与阴争，故昼日烦躁不得眠；入夜则阳气衰，无力与阴争，故“夜而安静”。少阳证喜呕，阳明证多渴，今“不呕，不喝，无表证”，乃是病邪已离阳而入阴。阴邪内盛,但未达到阳气外亡之程度,故身无大热。成无己说:“下之虚其里,汗之虚其表……身无大热者,表无热也。又无表证而脉沉数,知阳气大虚,阴寒气胜,与干姜附子汤退阴复阳。”

该法常用于治疗暴寒伤阳、心腹冷痛、霍乱转筋甚或猝然晕倒等症。

(二)回阳救逆

该法具有申发阳气、祛散阴寒、温经暖肌的作用,以治疗少阴病阴盛阳虚的四肢厥逆,或太阳病误汗亡阳,或太阴病脾阳虚等证。代表方剂为四逆汤。方中炙甘草甘温,温养阳气;干姜、生附子辛温、助阳散寒。《医宗金鉴》有“甘草得姜、附,鼓肾阳,温中寒,有水中暖土之功;姜、附得甘草,通关节,走四肢,有逐阴回阳之力。肾阳鼓,寒阴消,则阳气外达,而脉自升,手足自温矣”的解析。成无己曰:“此汤申发阳气,祛散阴寒,温经暖肌,是以四逆名之。”三药合用,组成回阳救逆治法,亦是《内经》“寒淫于内,治以甘热”“寒淫所胜,平以辛热”“辛以润之”的具体运用。仲景用于治疗因阴盛阳虚或阳气欲脱之太阴、少阴寒化之证。如阳气衰微,阴寒内盛,阳气不能达于四肢所致四肢厥冷,手冷过肘,足冷过膝;或少阴心肾阳气虚衰,阴寒内盛,阳虚不能温养全身所致恶寒蜷卧,神疲欲寐;或肾阳虚不能温煦脾阳,脾肾阳虚,阴寒内盛所致呕吐腹痛,下利清谷;或阳气虚衰,不能鼓动阴血运行所致脉微细或脉沉微细;或因阳虚不固,阴液外泄所致大汗出,汗出过多则阳亡于外。

该法常用于治疗因阴盛阳虚所致之心肌梗死、心力衰竭、急慢性胃肠炎吐泻过多,或因阳气欲脱之急证大汗出所见之休克、虚脱,顽固性风湿性关节炎,以及单纯型精神分裂症等。四逆汤在保护心肌、改善心功能、防止缺血-再灌注的损伤等均具有较好的防治作用。

（三）破阴回阳，通达内外

该法具有散阴通阳，使寒去阳复而脉复出的作用，以治疗因阴盛格阳的真寒假热证。代表方剂为通脉四逆汤。由于干姜、附子的用量倍于四逆汤，因而温阳祛寒的力量更强，故能大壮元阳，速破在内之阴寒而除阴阳之格拒，共招外热返之于内。炙甘草、生附子、干姜三药合用，组成破阴回阳、通达内外治法。仲景用于治疗阴盛格阳的“里寒外热”之证，或因阳气大衰，阴寒内盛所致的少阴病下利清谷，手足厥逆，脉微欲绝；或因阴盛于内，虚阳被格于外所致之身反不恶寒；或虚阳被格于上所致之面色赤。具体运用时，若因脾肾阳虚，气血凝滞所致腹痛，当加芍药以活血和络；若因阴寒犯胃，胃气上逆所致干呕，当加生姜以和胃降逆；若面赤者，加葱以通格上之阳；若因虚阳上浮，郁于咽嗌所致咽痛，则加桔梗以利咽开结；若因阳气大虚，阴液内竭所致利止脉不出，则加人参以益气生津，固脱复脉。

该法常用于治疗心肾阳虚、阴盛格阳所致的休克、心力衰竭、急慢性肾功能衰竭、风湿性关节炎、急慢性肠胃炎等病证。

（四）破阴回阳，宣通上下

该法具有驱阴通阳的作用，以治疗少阴阴盛戴阳证。代表方剂为白通汤。方中用葱白以通被格于上之阳使下交于肾，用附子启下焦之阳使上承于心，用干姜温中土之阳以通上下，用量很轻，欲其迅速发挥通阳作用。三药合用，体现了破阴回阳、宣通上下的治法。仲景用于治疗因脾肾阳虚，阴寒偏盛，下焦不得温煦，水谷不别所致之下利；阳气虚衰，不能鼓动阴血运行所致之脉微或脉微细；少阴虚寒所致之但欲寐，手足厥逆；阴盛阳虚，虚阳被格于上所致之面赤的戴阳证。

该法常用于治疗因心肾阳虚戴阳所致的心力衰竭、尿毒症、肝昏迷、霍乱、肠伤寒，以及眼科之前房积液、雷诺病等病证。

（五）回阳益阴

该法具有回阳救逆、益气生津、宁心安神的作用，以治疗因汗、下后阴阳俱虚的烦躁证。代表方剂为茯苓四逆汤，即四逆汤加茯苓、人参而成。方中用干姜、生附子回阳以救逆；人参益气生津，安精神，定魂魄；且干姜、生附子与人参配伍，回阳之中有益阴之效，益阴之中有助阳之功；茯苓健脾，宁心安神；炙甘草益气和中，且能调和诸药。五药合用，体现了回阳益阴治法。仲景用于治疗因太阳病，汗不得法伤阳，误下又伤阴，阴阳两伤，以致少阴内虚，阴阳俱不足，水火失济而导致的烦躁不宁之症，且兼有阳虚为主的恶寒、四肢逆冷、下利、脉微细等症。

该法常用于治疗因阴阳俱虚所致的心力衰竭和慢性肾炎之水肿，也可用于治疗慢性头痛。

（六）回阳救逆，益气生津

该法具有回阳复阴、阴阳双补的作用，用于治疗因亡阳脱液所致的霍乱吐利、恶寒脉微等症。代表方剂为四逆加人参汤。方中用附子、干姜、炙甘草即四逆汤以回阳救逆，加人参以益气固脱、生津滋液，故具有回阳复阴、阴阳双补的功效。四药合用，组成回阳救逆、益气生津治法。仲景用于治疗因亡阳脱液所致之“恶寒脉微而复利，利止亡血也”。由于霍乱吐利，气随津泄，导致阳虚；又因阳虚不能温化水谷，敛摄津液，而致泄利不止；继因津伤液脱，无物可下，以致利自止；“亡血”，乃亡失津液之谓；因阳亡液脱，津液内竭，故症见恶寒、脉微。

该法常用于治疗各种疾病出现的亡阳脱液危象，症见手足厥冷、汗多气促、脉微欲绝者；亦可用于治疗婴幼儿秋季腹泻；或加茵陈治疗重症黄疸肝炎也有用于治疗因心肾阳虚或欲脱阴损所致的心力衰竭、心肌缺血、心肌梗死、急性肠胃炎过度吐泻以及休克、肝昏迷等病证。四逆加人参汤具有改善冠脉循环、改善心肌缺血、缓解心绞痛症状的作用，而且可改善血脂及生活质量。

（七）回阳救逆，益阴和阳

该法具有破阴回阳、通达内外、益阴和阳作用，以治疗因阳亡阴竭所致“吐已下断，汗出而厥，四肢拘急不解，脉微欲绝者”。代表方剂为通脉四逆加猪胆汁汤。方中以通脉四逆汤破阴回阳，通达内外而救逆；加猪胆汁以益阴和阳。猪胆汁苦寒性滑，一可借其性寒，引干姜、附子大辛大热药物入阴，以制盛阴对辛热药物之格拒不受，具有“甚者从之”之意；二则借其苦润以润燥滋液，既可补益吐下后之液竭，又可制约干姜、附子辛热伤阴劫液之弊，此所谓益阴和阳之法。四药合用，组成回阳救逆、益阴和阳治法，用于治疗因阳亡阴竭所致的“吐已下断，汗出而厥，四肢拘急不解，脉微欲绝者”。由于大吐大下使阳亡而阴竭，以致无物可吐而自已，无物可下而自断；阳亡欲脱，津液不摄，故使汗出淋漓；阳亡阴竭，四肢筋脉失于温养柔润，所致四肢拘急。

本法方证与回阳救逆、益气生津法的四逆加人参汤证比较，病机皆为阳亡液竭，但证候有轻重之分。四逆加人参汤证病势轻，只见恶寒、脉微、厥逆、下利止而亡血等症；阴盛于内，格阳于外，出现内真寒、外假热的格阳证，宜通脉四逆加猪胆汁汤，从阴引阳，反佐以用。本方证病势重，不仅阳亡势急，阴竭亦甚，且多有格拒之势，故见前述诸症。

（八）破阴回阳，宣通上下，兼咸苦反佐

该法特点在于导引阳药入阴，使阴阳交通而发挥其回阳救逆作用，以治疗因少阴阴盛戴阳证服热药发生格拒所致的“利不止，厥逆无脉，干呕，烦者”。代表方剂为白通加猪胆汁汤。方中用葱白、附子、干姜即白通汤以破阴回阳，通达上下；加人尿、猪胆汁之咸寒苦降，导引阳药入阴，使阴阳交通，则热药不被寒邪所格拒，而发挥其回阳救逆作用。虽是五药组成方剂，但要求先将热药煎好，然后和入寒药，正合《素问・至真要大论》"热因热用""甚者从之"之义，亦体现了破阴回阳、宣通上下、兼咸苦反佐治法特点，用于治疗少阴阴盛戴阳证服热药白通汤后发生格拒而症见下利不止、厥逆无脉、干呕而烦等症。仲景强调药后观察，指出服白通加猪胆汁汤后可能出现顺、逆的不同转归。脉暴出是阴液枯竭，孤阳无依完全发露于外，是死候；若脉微续是阴液未竭，阳气渐复之象，则预后较好。

第七节　逐水法

逐水法，是应用峻逐水饮之剂，以祛除结聚于体内之痰饮水邪的一种治法。本法又称为攻逐水饮法，属于八法之中"下法"的范畴。

痰饮是人体津液输布功能障碍而形成的病理产物。人体津液来源于水液，水液的排泄与脏腑功能密切相关，其中包括脾之转输上行、肺之通调下降、肾之蒸腾开阖，以及三焦气化调节等协同作用，共同形成不可分割的代谢环节，上述某个环节的功能失常，均可导致水液内停，积聚而成痰饮水邪。同时痰饮水邪一旦形成，可随气机之升降而无处不到，每易发生上犯胸胁、下走肠间、外溢肌肤之变。饮为阴邪，多易损伤阳气，故本证以寒湿证居多。然痰饮水邪为患，病情复杂，有热与水结而停蓄某个部位者，有夹热上攻者，亦有夹湿下注者。因此在治疗过程中，当视停蓄之部位、病邪之兼夹、病势之变化，以及病情之轻重而加以变化而"随证治之"。

其中须明确的是,此处逐水之法非一般水湿内停,乃水液停蓄较重而难以解除者,故单纯温化、淡渗、燥湿、利水之品难以奏效,当须峻下逐水之剂,或兼以温化、淡渗、燥湿方能收功。

仲景使用逐水法主要用于水热结聚或痰饮停蓄之证,如攻逐水饮之十枣汤,分消利水、导邪下行之己椒苈黄丸,泻热逐水破结之大陷胸汤,温寒散水、涤痰破结之三物小白散,以及泻肺逐水之葶苈大枣泻肺汤等。上述治法有寒热兼夹之不同、病变部位之区别、攻逐分消之区别,内容十分丰富。总之,在《伤寒杂病论》中,逐水之治法已经初步形成,具体包括攻逐水饮法,攻逐水饮、相反相成法,分消水饮、导邪下行法,温化蠲饮、苦寒泻热法,泻热逐水破结法,泻热逐水、峻药缓攻法,逐水清热、软坚散结法,温寒逐水、涤痰破结法以及泻肺逐水法等,下面将分述之。

尤须注意者,逐水之法多为里实证而设。若表证未解,里实不甚,则应先表后里之法治疗;若表证未除,里实已成者,宜表里同治。同时逐水法所用药物或方剂力多峻猛,易伤正气,故年老体弱、病后津伤、产后血虚及孕妇当禁用或慎用,同时应做到辨证准确,密切观察病情,中病即止。

一、攻逐水饮

该法适用于水饮停聚于胸胁为主要病机的病证,《伤寒论》中所述为太阳中风,引动水邪所致。主症为心下痞硬满,引胁下痛。因水气为患,上下攻窜,尚可见到下利、呕逆、漐漐汗出、发作有时、头痛、短气等症状。《金匮要略》中该法主治悬饮证,其病机为水饮停聚于胸胁而无外邪,症见咳吐唾沫、胸胁引痛、脉沉而弦,又治痰饮犯肺所致咳家脉弦,以及素罹咳逆倚息、气短不得卧、其形如肿之支饮证,更见咳烦、胸中痛等症。方用十枣汤,由芫花、甘遂、大戟、大枣组成。方中甘遂善行经隧之水，大戟善泄脏腑之水，芫花善消胸胁伏饮痰癖。诸药合用，有攻逐水饮、消肿除满之功效。因药力峻猛，故须“强人服一钱匕，羸人服半钱，温服之”，“得下快利后，糜粥自养”，是于峻下逐水之时不忘顾护胃气。复因三药皆有毒，故用大枣十枚为君，正如柯韵伯《伤寒附翼》中所言：“预培脾土之虚，且制水势之横，又和诸药之毒，既不使邪气之盛而不制，又不使元气之虚而不支，此仲景立法之尽善也。”后世亦用本方治疗部分水饮所致臌胀、水肿及某些顽痰等病证。若本证兼发热恶寒、脉浮者为表证未解，当先行解表，而后攻里。临床常用于治疗渗出性胸膜炎、腹水、水肿等病证，亦有用于治疗小儿肺炎、胃酸过多，以及顽痰所致的哮喘、眩晕等病症。此外，十枣汤在对妇科疾病、眼科疾病、心包积液、骨科创伤并发症的临床应用中也取得了一定的研究进展。体质虚弱、孕妇应慎用。

二、攻逐水饮，相反相成

该法适用于水饮停留，阳气不通之留饮证。症见心下坚满，脉沉伏，苔滑腻，未经攻下而其人欲自利，虽下利而心下续坚满等。方用甘遂半夏汤。方中甘遂攻逐水饮；半夏散结除痰；芍药、甘草、白蜜酸收甘缓以安中，既可缓和甘遂峻下之性，又有解毒之功。方中甘遂、甘草同用，适犯“十八反”之戒，然取其相反相成之功，以逐留饮之邪。临床仅见个案报道将此方用于治疗腹水、臌胀、水肿、咳嗽喘息、胃脘痞痛、闭经等病证。

三、分消水饮，导邪下行

该法适用于水停肠间，饮邪内结，阳气被阻，水气不化，津液不能上承之痰饮证。症见腹满，口舌干燥，浮肿，小便不利，脉弦滑有力等。方用己椒苈黄丸。方中防己、椒目辛宣苦泄，导水邪从小便而出；葶苈子、大黄攻坚决壅，逐水邪从大便而去。前后分消，则脾气转输，津液自生。正如程云来《伤寒直解》所云："防己、椒目导饮于前，清者从小便而出；大黄、葶苈推饮于后，浊者从大便而下也。此前后分消，则腹满减而水饮行；脾气转则津液生矣。"治证以形证俱实者为宜，性质以热结为妥，而肠道蓄饮，热证少，寒性多，故用时宜适当权衡，可适当加温热药。若兼脾虚气亏，虚实夹杂者，可配合补益药，以防峻攻伤正，饮去复聚。临床以己椒苈黄丸治疗饮邪结聚，壅塞不通所致的各种病证，如肺源性心脏病、肺源性脑病、心包炎、心包积液、胸膜炎、肝硬化腹水、幽门梗阻、慢性泄泻、痰饮型胃肠神经官能症等。

四、温化蠲饮，苦寒泻热

该法适用于水饮内停，胃热随经上冲于面而形成的水饮夹热证。症见面赤口干，咳嗽胸满，呕吐，或大便干结等。方用苓甘五味姜辛夏杏大黄汤。方中茯苓淡渗利水，五味子收敛肺气，干姜、细辛温化水饮，半夏降逆止呕，杏仁宣利肺气，大黄苦寒以泻胃热。临床多用本方治疗慢性支气管炎、支气管哮喘，以及渗出性胸膜炎等疾病。

五、泻热逐水破结

该法适用于太阳表邪化热内陷，与水饮互结于胸膈形成的大结胸证。症见心下痛，按之石硬，甚则从心下至少腹硬满疼痛而不可近，日晡所小有潮热，舌燥而渴，脉沉紧等。方用大陷胸汤。本方由大黄、芒硝、甘遂组成，方中甘遂峻逐水饮，破其结滞；大黄苦寒，泻热通下；芒硝咸寒，泻热软坚破结。药虽三味，然力专效宏，为泻热逐水破结之峻剂。本方煎服法应当注意，应先煮大黄，去滓后纳芒硝，煮一二沸，最后纳甘遂末，而不去滓。因甘遂煎煮后逐水之效减弱，故连末服下，增其逐水之功。本方与大承气汤均用芒硝、大黄，但因病因病机病位不同，故药物配伍有别，其煎法之先后方法各异。同时本方比大承气汤药力更为峻猛，故须仔细辨证。大承气专主肠中燥粪，而大陷胸并主心下水食。燥粪在肠，必推逐之力，因此须用枳实、厚朴；水饮在胃，必兼破之长，因而用甘遂。大承气煮枳实、厚朴而后纳大黄，大陷胸汤先煮大黄后纳诸药。同时，大陷胸汤服药后，还应“得快利，止后服”，是恐过剂损伤正气，示人中病即止，由此而推，体质虚弱、老人、孕妇皆当慎用或禁用。现代临床常用本方治疗肠梗阻、急性胰腺炎、急性胃炎、胸腔积液、急性腹膜炎，以及因肝肾疾患引起的腹水等证属水热互结者。

六、泻热逐水，峻药缓攻

该法适用于病发于阳而下之太早，邪热内陷与痰水互结于胸膈，病势偏于上的结胸证。症见胸中结痛，项强，汗出，如柔痉状，还可见呼吸急促、大便秘结等，脉多弦紧，舌苔多厚腻。方用大陷胸丸。本方由大黄、葶苈子、芒硝、杏仁、甘遂、白蜜组成。方中大黄、芒硝泻热破结以荡实邪；甘遂峻逐水饮；杏仁、葶苈子泻肺利气；白蜜甘缓和中。诸药合用，共奏泻热逐水之效。本方药力虽峻，但变汤为丸，又制其小服，并用白蜜同煎，是变峻逐为缓攻，且加入泻肺利气之品，更利于结胸证而邪结部位偏上者。本方是大陷胸汤之缓剂，服后“一宿乃下”。若不下者，可继续服，直至泻下邪去才可。本方虽可“更服”，但也不可过服，以防伤正。本方现代临床较少使用，有使用本方治疗胸腔积液、肺部感染的个案报道。

七、逐水清热，软坚散结

该法适用于大病瘥后，气化不行，湿热壅滞，水饮停聚于腰以下，有水气之证。症可见腰以下肿满，下肢浮肿，按之凹陷，胸腹胀满，腹水不消，小便不利，脉搏沉而有力等。方用牡蛎泽泻散。方中牡蛎较坚以行水；泽泻渗湿利水；葶苈子宣肺泻水；蜀漆、商陆根逐痰水，治肿满；海藻咸能润下，使水邪从小便而去；天花粉生津止渴，与牡蛎相配伍，有软坚散结之功。诸药合用，走而不守，因势利导，使水邪从小便而去，共奏逐水清热之功。现代临床可用此方治疗肝硬化腹水、肾炎、渗出性胸膜炎等疾病。

八、温寒逐水，涤痰破结

该法适用于寒与痰结，阻滞胸膈形成的寒实结胸证。症见胸胁心下硬满而痛，或疼痛拒按，呼吸不利，大便不通；或咳而胸满，振寒，脉数，咽干不渴，时出浊唾腥臭，久久吐脓如米粥；或痰涎盛，呆滞不语等。本证无烦渴等热象，舌苔白滑，脉沉弦或沉迟有力，方用三物白散。方中巴豆辛热峻泻，以下沉寒冷饮结聚；贝母清金化痰，开结解郁；桔梗开提肺气，排吐痰涎。三物合用，有温下寒实、涤痰破结之功，可使寒痰积冷经吐下而去。方用米汤送服，恐峻药伤正，借其以护胃气。现代临床可用此方治疗肺脓疡、痰厥、胆囊炎、胆石症、胆道蛔虫症及流行性出血热等疾病。

九、泻肺逐水

该法适用于肺痈初期，表证已解，而脓尚未成，或脓已成肺壅特甚，属于形气俱实者。症见喘咳不能平卧，鼻塞流清涕，一身面目浮肿等。本方还可用于治疗支饮不得息，症见胸闷喘咳、呼吸困难者。方用葶苈大枣泻肺汤。方中葶苈子性苦味寒，能开泄肺气，具有泻下逐痰水之功，又因其逐邪之力峻猛，防其伤及正气，因此佐以大枣之甘温而缓和药性，使其祛邪而不伤正。临床常用本方辨证治疗痰浊壅肺所致的咳喘，如渗出性胸膜炎、胸腔积液、肺源性心脏病之水肿及多种原因引起的心衰等。

第八节 补益法

补法是通过补虚强壮，以改善机体虚弱状态，补益人体气血阴阳及脏腑虚损，解除虚证的一种治疗方法，属八法之一。

虚弱之证可因先天之不足或后天失养形成，与五脏功能密切相关，其临床表现多为阴阳气血之不足，因此补法又有补气、养血、益阴、温阳、气血双补及阴阳并调等不同。早在《内经》《难经》中就有"虚则补之""损者益之""虚则补其母""泻南方、补北方"之论述，后至唐代王冰进一步发展，指出治元阳之虚应"益火之源，以消阴翳"，而治真阴之竭又应"壮水之主，以制阳光"之治法。在《伤寒杂病论》中，补益法也常见应用，如补阳、补阴、阴阳双补、气血双补等等。对于单纯血虚者，将在"理血法"一节中论述，脏腑之虚将在相关章节出现。本节重点讨论补阳、补阴及阴阳双补之治法，阴阳气血并补之炙甘草汤证将放入阴阳双补治法中论述。

补法用于治疗虚弱病证，应用之时应先分辨气血、阴阳之虚损，以及虚证所在脏腑，然后选用相应的方法，方能准确有效。补法为虚证而设，对于正虚而邪未尽者，则不宜过早或单独使用补法，以免"闭门留寇"，宜与祛邪药同用，以"扶正祛邪"；同时对"大实有羸状"及"至虚有盛候"之虚实真假证，又应准确辨证，方能无误。

一、补阳

补阳法是根据阳气虚衰而拟订的治法，适用于阳虚证。阳气有温煦和推动脏腑及温养四肢百骸之功，与阴液保持对立统一的协调关系而维持人体正常的生理功能。肾主藏精，为真阴真阳之本，故阳气虚弱多以肾阳虚为主，常伴见气化不利而不能行水之主，当以温肾化气之法治疗；又如津伤肺叶失养之肺痿病，其源在于脾虚不能运化，故须补脾阳以复运化之功，则津液化生之源恢复，津生肺叶润而肺痿愈，此即后世所谓“补土生金”之法。

（一）温肾化气

该法适用于肾阳不足，膀胱气化不利证，症见腰膝冷痛、酸软无力、四肢不温、少腹拘急冷痛、小便不利等；亦用于治疗“短气有微饮”，证属下焦不能化气行水，以致水泛心下者，症见畏寒足冷、小腹拘急不仁等；还可用于治疗因肾阳衰微，既不能蒸腾津液以上润，又不能化气以摄水的“消渴，小便反多，以饮一斗，小便一斗”之下消证。妇人转胞证属肾气虚弱、膀胱气化不足者，亦可用此法治疗，其主要症状为脐下急痛、小便不通、少腹满而不得溺、烦热不得卧而反倚息等。方用肾气丸。方中重用干地黄大补肾精之不足；山药甘以补脾；山茱萸味酸而甘，不仅能补肾固精，又有收敛固涩之效。三味相合，补肾阴之不足。又肾水不足，则心火易亢，肝火易炽，故佐以牡丹皮制虚火。肾精亏损，阴损及阳，遂略佐附子以补肾阳之亏虚。方中温阳药所占比例较小，这种配伍，目的不在峻补肾阳，乃借温阳以化气，以生肾气之意，少用之正是《内经》所谓“少火生气”。用茯苓、泽泻，淡渗祛湿以利小便。桂枝一药而有二用，通阳以助附子之温补，利水以助茯苓、泽泻之淡渗。诸药合和，补肾阴之虚弱以生气，助肾阳之不足以利水，而起到温肾化气利水之功。本方配伍的精妙在于温补肾阳药物和滋肾填精药物的配伍，更在于此两类药物用量的轻重不同。临床多于治疗多种疾病，如内科高血压病、肝硬化、慢性咳喘、肾炎水肿、尿崩症、尿潴留、淋证、腰痛、溃疡病、胃炎、糖尿病等；妇科月经不调、不孕症、滑胎小产、白带多、崩漏、结扎术、后腰痛等；男科阳痿早泄、遗精、性交不射精等；以及老年性白内障、耳鸣耳聋、慢性中耳炎、牙周脓肿、牙痛、口舌生疮、喉痹、失音等。凡表现为肾阳虚弱者，皆可以本方或加减药物治疗。其他如强的松引起的肾上腺皮质功能低下，停用激素或撤减激素过程中服用肾气丸，可预防或治疗撤药综合征等。

（二）补土生金

该法适用于肺热灼伤津液，肺叶失养所致的肺痿病。症见咳唾涎沫不止，咽燥口渴等。方用生姜甘草汤。方中甘草、人参、大枣温补脾胃，以倡气血生化之源，使津液充足而肺津得复；生姜辛散，辛以宣肺行气，使肺气得畅，则上归于肺之津液可布散而濡润于肺，使肺痿得除。正如沈明宗《金匮要略编注二十四卷》中所言：“甘草、人参、大枣扶脾胃而生津液，以生姜辛润宣行滞气，俾胃中津液溉灌于肺，则回枯泽槁，不致肺热叶焦，为治肺痿之良法也。”观全方组成，所治病证的病位在肺，病机为津液损伤，肺叶受损，然主以治脾胃之药，实为补土生金之法，本方补脾胃既所以倡气血生化之源，倡气血生化之源既所以养阴增液，养阴增液既所以治津伤不濡之肺痿。因此，本方补土生金即所以治病以求其本也，临床多用于治疗支气管炎、支气管哮喘恢复期及慢性胃炎等疾病。

二、补阴

该法是根据阴液亏虚而拟订的治法，适用于阴虚证。阴液有濡润和滋养脏腑的作用，与阳气相互协调维持人体正常的生理功能。《伤寒杂病论》补阴法主要包括酸甘复阴法治疗阴血不足，筋脉失养之脚挛急证；滋阴润燥，和中止痛法治疗阴伤虚火上炎之咽痛证；养阴清热，安神宁心法治疗肝阴亏虚，心血不足证等。

（一）酸甘复阴

该法适用于阴血不足，筋脉失养所致的脚挛急证。症见腓肠肌痉挛，以及因阴虚失濡所致身体多个部位的拘挛急迫疼痛等症，其腹证为两则腹直肌紧张，脉象多弦脉或细脉。方用芍药甘草汤。方中芍药酸苦微寒，益阴养血，柔肝缓急止痛；炙甘草甘温，补中缓急。二药合用，共奏酸甘化阴、舒缓挛急之功，使阴液得复，筋脉得养，则挛急自解，疼痛得止。临床上本方广泛用于治疗肢体横纹肌或内脏平滑肌的紧张、痉挛及疼痛，如腓肠肌痉挛、面肌痉挛、胃扭转、胃肠痉挛导致的脘腹疼痛、肠粘连性疼痛、胆绞痛、肾及输尿管绞痛、痛经、肋间神经痛、三叉神经痛、坐骨神经痛、偏头痛等，也常用于治疗胃或十二指肠溃疡、便秘、足跟痛、急性腰扭伤、筋膜病等。

（二）滋阴润燥，和中止痛

该法适用于下利之后，阴液不足，虚火上火所致的咽痛证。症见下利，咽痛，胸满，心烦，口咽干燥，声音嘶哑，舌红少苔，脉细数等。方用猪肤汤。方中猪肤味甘微寒，能滋养肾水，润肺滋燥，退虚热；白蜜甘平，补中润肺，益阴生津；白米粉甘平，和中补益脾胃。三药合用，共成甘润平补之济，具有滋阴润燥、和中而止咽痛之功。临床上常用本方治疗慢性咽喉炎、发热性疾患恢复期、老年性皮肤干燥症，以及血小板减少、再生障碍性贫血等。

（三）养阴清热，安神宁心

该法适用于肝阴不足，心血亏虚所致的“虚劳心烦不得眠”。因肝阴不足则生内热，心血亏虚则心神不安，故临床可见心烦不得眠、心悸眩晕、口干、脉弦细、舌红少苔等症。方用酸枣仁汤。方中酸枣仁酸以养肝血，安心神；川芎味辛以理血疏肝；茯苓、甘草味甘以健脾宁心安神；知母性寒以清虚火除烦热。全方共奏补血调肝、养阴清热、安神宁心之效，主治肝血不足，虚热内扰之“虚劳虚烦不得眠”。本方临床辨证用于治疗失眠、神经衰弱、忧郁症、焦虑性神经症、精神分裂症妄想型、围绝经期综合征及男科、皮肤科、心血管系统疾病等。

三、阴阳双补

阴阳双补法是根据阴阳两虚而拟订的治法，适用于阴阳两虚证。《伤寒杂病论》中包括扶阳益阴法治疗汗后阴阳两虚证，通阳复脉、滋阴养血法治疗心之气血阴阳俱虚证，以及补虚祛风法治疗虚劳诸不足、阴阳气血均不足兼有外感证等。

（一）扶阳益阴

该法适用于阴阳两虚证，原治虚人误汗所致之发汗病不解、反恶寒等症，还可治疗筋脉拘挛、腿脚疼痛、头痛面赤而背寒肢冷，或冷热无常、胃脘疼痛等症。方用芍药甘草附子汤。方中附子温经扶阳，辛散温通，通行十二经，走而不守，善散经脉瘀滞。芍药益阴和营，甘草和中，共成阴阳双补之剂。临床上本方可用于胃或十二指肠溃疡、腰腿痛、自主神经功能紊乱等疾病。

（二）通阳复脉，滋阴养血

该法适用于心之气血阴阳俱虚证。因心阴不足则心失所养，心阳不振则鼓动无力，故以脉结代、心动悸为主要临床症状，除此之外，还可见怔忡、胸闷、气短、神倦、头晕、自汗、口咽干燥、虚烦不寐、便秘、面白无华或手足冷等症。此外，肺痿病见多涎沫、心中温温液液，或虚劳不足，症见汗出而闷、脉结代等均属本证范畴。方用炙甘草汤。方以炙甘草为君，补中益气，而昌气血生化之源；人参、大枣补脾养心，益气滋液，以助气血生化之原；生地黄、阿胶、麦门冬、麻子仁养心阴，滋心血，充养血脉；桂枝合甘草温补心阳，阳以助阴液之生化，更合生姜、清酒宣通血脉，流通气血。诸药合用，共奏阴阳双补、气血俱复、通阳复脉之功。临床可用本方治疗各种原因引起的心律失常、心肌炎、冠心病、风湿性心脏病、自主神经功能紊乱等疾患，小儿秋季迁延性腹泻、特发性血小板减少性紫癜、老年顽固性失眠等，感染性、发热性疾病后期也常用本方。

（三）补虚祛风

该法适用于虚劳诸不足，气血阴阳虚弱，兼以感受外邪之证，多种虚损之证均可用此法治疗。可见面白、神疲、体倦乏力、心悸、眩晕、恶寒发热、咳嗽、肢体酸痛等症。本证由虚而致外感，故治疗应以补虚为主，不能单纯祛风，否则反而损伤正气。故应以补脾胃为主，恢复气血生化之源，则气血阴阳可望恢复。方用薯蓣丸。本方为治“虚劳风气百疾”而设，有补气养血、疏风散邪等功效。方中山药专理脾胃，人参、白术、茯苓、干姜、豆卷黄、大枣、甘草、曲益气调中，当归、川芎、芍药、地黄、麦冬、阿胶养血滋阴，柴胡、桂枝、防风祛风散邪，杏仁、桔梗、白蔹理气开郁，诸药合用，补气血阴阳诸不足，共奏扶正祛邪之功。现代研究证明薯蓣丸在提高免疫功能、增强体质等方面都有较好的疗效，临床可广泛应用于脾胃虚弱、气血亏虚而兼外感者，并可用于治疗肺结核、心肌炎、泌尿系统疾病、皮肤病、慢性疲劳综合征等。

第九节　祛 痰 法

祛痰法是使用祛痰药物以排除或消解痰涎而治疗各种痰病的

方法。

痰在体内，随气升降，无处不到，变生诸证，如咳喘、呕吐、眩晕、胸满、心下痞满、咽中痛、咽中如有炙脔、时时吐浊、但坐不得眠等。痰虽为发病之因素，却又是病理产物，因此，必须抓住痰的成因，才能从根本上进行治疗。

《金匮要略》所论痰饮即淡饮，指饮邪，但其中的确涉及今之痰（仲景谓之“浊唾”）的内容。在运用祛痰治法时，当分清其寒热虚实，辨明其标本缓急，有的放矢。

《素问·至真要大论》曰“寒者热之、热者寒之”“燥者润之”“坚者削之、客者除之”“结者散之”。张仲景根据《内经》理论，在《伤寒杂病论》中，结合临床不同证候和痰的不同性质，又将祛痰治法分为燥湿化痰、清热化痰、温化寒痰、利窍涤痰等治法。

一、燥湿化痰

燥湿化痰法用于治疗湿痰为病。湿痰的生成，由于脾阳不振，运化失司，水湿停留，凝集为痰。若痰气交阻，则症见心下痞满、噫气不除；或脾虚不运，则症见心胸间虚、气满不能食；或痰凝气滞，则症见咽中如有炙脔；若气血不足，湿痰夹风，则症见四肢烦重、心中恶寒不足。常用燥湿化痰药如半夏、橘皮等为主组方。仲景根据不同病机，又将燥湿化痰法分为燥湿化痰、和胃降逆法的旋覆代赭汤证，健脾理气、燥湿化痰法的《外台》茯苓饮证，开结化痰、顺气降逆法的半夏厚朴汤证，养血补脾、化痰祛风法的侯氏黑散证等。

（一）燥湿化痰，和胃降逆

该法具有除痰下气、消痞除噫的作用，以治疗因痰气交阻所致之“心下痞硬，噫气不除”等症。代表方剂为旋覆代赭汤。方中旋覆花性味咸温，能消痰下气散结以软痞硬，能升能降而疏肝利肺；

赭石质重坠，能重镇降逆；配半夏、生姜之辛温而散，以涤痰散饮而开心下之痞结；配人参、大枣、甘草之甘温益气以补脾胃之虚。七药合用，具有除痰下气、消痞除噫作用，而体现了燥湿化痰、和胃降逆的治法。本方用于治疗伤寒病在表，若汗不得法，或经吐下之误，虽表邪已解，但脾胃气伤，运化腐熟功能失常则痰饮内生；或胃虚气逆，升降失和，痰气交阻导致“心下痞硬，噫气不除”等症。

该法常用于治疗因胃气虚弱、痰气内阻所致的顽固性呕吐、癔病、梅尼埃病、慢性胃炎、胃及十二指肠溃疡、胃下垂、胃扩张、幽门不全梗阻、贲门癌术后之噎膈、贲门息肉、贲门肿瘤、食道痉挛、食管神经官能症、支气管扩张、贲门失弛缓症、膈肌痉挛、反流性胃炎及神经性呃逆等。

（二）健脾理气，燥湿化痰

该法具有“消痰气、令能食”的作用，以治疗因脾虚不运所致之“心胸间虚，气满，不能食”等症。代表方剂为《外台》茯苓散。方中人参、白术、茯苓补中健脾以助运化，使新饮不再复生；生姜、橘皮、枳实燥湿理气化痰且助人参、白术、茯苓健脾助运，改善消化，增加饮食，共奏“消痰气、令能食”的功用。六药合用，组成健脾理气、燥湿化痰治法，用于治疗饮病吐后，因脾虚不运所致的“心胸间虚、气满、不能食”等症。

该法常用于治疗因脾虚不运所致的慢性胃炎、胃及十二指肠溃疡、胃下垂等慢性消化道疾病，以及慢性支气管炎而痰饮偏胜者。

（三）开结化痰，顺气降逆

该法具有顺气、解郁、消痰、散结的作用，以治疗因咽中痰凝气滞所致之梅核气病。代表方剂为半夏厚朴汤。方中半夏味辛，化痰散结，降逆和胃；厚朴苦温，下气除满，助半夏宣通郁气，散结降逆；生姜辛温散结，助半夏降逆和胃。此三药辛以散结，苦以降逆，温以化痰；配茯苓甘淡，利饮化痰；配紫苏叶辛温芳香，升降并行，宣气解郁。五药合用，能使气顺、痰消、结散、郁解，正合《内经》“结者散之”“高者仰之”的经旨。该法治疗因七情郁结，气机不畅，气滞痰凝，上逆于咽喉之间所致的患者自觉咽中梗阻，若有异物之感，咯之不出，吞之不下，但饮食无碍的“咽中如有炙脔”的梅核气病。

该法常用于治疗因痰凝气滞所致的癔病、胃肠神经官能症、食道痉挛、气管炎等病。

（四）养血补脾，化痰祛风

该法具有养血活血、补脾益气、祛风散邪、化痰降逆、清热敛阴的作用，以治疗因心脾两虚、气血不足、湿痰夹风所致之“四肢烦重、心中恶寒不足”等症，代表方剂为候氏黑散。方中用当归、川芎养血活血，白术、茯苓、人参、干姜补脾益气，防风、菊花、细辛、桂枝祛风散邪，矾石、桔梗化痰降逆，黄芩、牡蛎清热敛阴。十四味药组成养血补脾、化痰祛风治法。仲景用其治疗病因风邪直中脏腑经络，邪在心脾，脾为之困的“四肢烦重”；或治疗阳气虚，风未化热，心血不足的“心中恶寒不足”。

该法近代常用于治疗风湿性关节炎，属于平素脾虚而风湿偏重者。亦有人主张用该法治脑血管意外者。

二、清热化痰

该法用于治疗热痰为病。热痰的生成，多因热淫于内，灼津成痰，或痰郁化火。若痰热互结于胃脘则症见“正在心下、按之则痛”；若痰火郁结则症见“咽中伤，生疮，不能语言，声不出”；若痰热瘀血蓄结肺中则症见“咳有微热、烦满、胸中甲错”。常用苦寒或甘寒清热药如黄连、苦酒、鸡子清、苇茎等与化痰药如半夏、瓜蒌、薏苡仁、瓜瓣等组方治疗。本法汤证包括清热涤痰开结法的小陷胸汤证；涤痰消肿、敛疮止痛法的苦酒汤证；清肺化痰、活血排脓法的《千金》苇茎汤证等。

（一）清热涤痰开结

该法具有苦降辛通、泻热和胃、开胸除痰、润肺下结的作用，以治疗因痰热互结于心下胃脘所导致的“小结胸病，正在心下，按之则痛，脉浮滑者”。代表方剂为小陷胸汤。方中用黄连之苦寒以清泄心下之热，用半夏之辛温涤痰化饮而散结，瓜蒌之甘寒清热涤痰开结润下。三药相伍，能使痰与热各自分消，而结滞亦自行解除。仲景创此清热涤痰开结治法，用于治疗因表邪入里，或表证误下，邪热内陷，与痰相结于心下胃脘部所致的心下硬满、按之则痛、不按不痛，其脉浮滑，浮主有热而浅，滑主痰热之邪，即小结胸病。

该法常用于治疗因痰热互结、气郁不通所致的渗出性胸膜炎、支气管炎、急慢性胃炎、胆囊炎、肋间神经痛、急性肺不张、大叶性肺炎、急性胰腺炎、冠心病心绞痛等病证。

（二）涤痰消肿，敛疮止痛

该法具有辛开苦泄、涤痰散结、润燥利咽、敛疮消肿的作用，以治疗因痰火郁结于咽喉所致“少阴病，咽中伤，生疮，不能语言，声不出者”，代表方剂为苦酒汤。方中半夏涤痰散结，鸡子清润燥利咽，苦酒敛疮消肿。半夏配鸡子清利窍通声而无燥津涸液之虑；半夏配苦酒辛开苦泄，劫痰敛疮作用更强。三药相伍，一敛一散，一润一燥，使阴复火降，痰火郁结消散，体现了涤痰消肿、敛疮止痛治法。本法用于治疗因少阴水亏，不能上济君火；痰火郁结，咽喉疮伤，发生溃疡，波及会厌以致“不能语言，声不出者”。服法“少少含咽”，可使药物直接持续作用于患部而提高疗效。

该法常用于治疗因痰火郁结所致的咽喉部炎症、咽痛、失音、咽部溃疡及口腔溃疡等病证。

(三) 清肺化痰,活血排脓

该法具有清肺泻热、下气排脓、活血祛痰的作用,用以治疗因痰热瘀血蓄结肺中所致的肺痈病,代表方剂为《千金》苇茎汤。方中用苇茎之甘寒清肺泻热,疗风热痰嗽;薏苡仁、瓜瓣下气排脓,善消内痈;桃仁活血化瘀,润肺滑肠。四药合用,组成清肺化痰、活血排脓治法。用于治疗因痰热瘀血蓄结肺中所致的“咳有微热,烦热”,吐腥臭黄痰脓血;因气滞血凝,肌肤失养所致的“胸中甲错”,心胸部皮肤粗糙如鳞甲状的肺痈病。

该法常用于治疗因痰热瘀血、蓄结肺中所致的肺炎、支气管扩张、肺脓疡、鼻窦炎、百日咳,以及眼科诸疾如天行赤眼、金疡玉粒、白珠俱青、花翳白陷、色似胭脂、神气枯瘁等病证。

三、温化寒痰

该法用于治疗寒痰为病。寒痰的生成,由于脾胃阳虚,寒饮内停。若痰湿阻络则症见咽中痛;若阳虚支饮复发则症见咳嗽胸满;若支饮饮气上逆则症见眩晕呕吐等。常用辛热药如干姜、细辛、桂枝等与化痰药如茯苓、半夏、杏仁等组方治疗。如涤痰开结,散寒止痛法的半夏散及半夏汤证;温肺化饮止咳法的苓甘五味姜辛汤证;温肺化饮,去水止呕法的苓甘五味姜辛夏汤证;温肺利气,化饮消肿法的苓甘五味姜辛夏杏汤证。

(一) 涤痰开结,散寒止痛

该法具有通阳散寒、涤痰开结、补中缓急的作用,以治疗少阴客寒兼痰湿阻络的咽痛。代表方剂为半夏散及半夏汤。本方既可为散剂,亦可作汤剂。方中以半夏之辛温涤痰开结,而除痰湿之阻滞；以桂枝之辛热通阳散寒，而解客于少阴之风寒；以甘草之甘平补中缓急，且清热解毒。三药合用，表里兼治，组成涤痰开结、散寒止痛治法。用于治疗因风寒客于少阴，兼痰湿阻络所致的“少阴病，咽中痛”，其咽虽痛必不红肿，苔白而滑润，伴有恶寒、气逆、痰涎多等症。客寒夹痰咽痛，非此莫效。

该法常用于治疗因少阴客寒兼痰湿阻络所致的上呼吸道感染之咽炎、咽喉炎。

（二）温肺化饮止咳

该法具有散寒蠲饮、止咳泄满的作用，以治疗因阳虚支饮患者服用桂苓五味甘草汤后出现的冲气已平，支饮复发的“更咳，胸满者”，代表方剂为苓甘五味姜辛汤。方中以干姜之辛热温肺散寒以化饮泄满；细辛之辛散温肺散寒，助干姜散其凝聚之饮而止咳；茯苓之甘淡健脾渗湿；五味子敛肺气而止咳；甘草和中而调和诸药。五药合用，组成温肺化饮止咳治法。用于治疗用桂苓五味甘草汤后，冲逆虽平，但寒饮射肺，支饮复发，以致“冲气即低，而反更咳，胸满”的体虚支饮证。

该法常用于治疗辨证属于体虚支饮的老年慢性支气管炎、肺气肿或有轻度肺水肿，而见有身肿者。

（三）温肺化痰，去水止呕

该法具有温阳散寒、祛饮降逆的作用，以治疗支饮饮气上逆所致的眩冒、呕吐。代表方剂为苓甘五味姜辛夏汤。方中用苓甘五味姜辛汤以温肺化痰，加半夏以去胃中水饮而降逆止呕。六药合用，组成温肺化痰、去水止呕治法，用于治疗“渴反止者，为支饮也，支饮者，法当冒，冒者必呕”等症。

该法常用于治疗支饮饮气上逆所致的慢性气管炎、肺气肿、肺源性心脏病。

（四）温肺利气，化饮消肿

该法具有辛开苦泄、温阳散寒、宣利肺气、利水消肿的作用，以治疗体虚支饮，水去形肿之证。代表方剂为苓甘五味姜辛夏杏汤。方中用苓甘五味姜辛半夏汤温阳散寒，加杏仁辛开苦泄，宣利肺气，利水消肿。七药合用，组成温肺利气、化饮消肿治法，用于治疗阴阳两虚支饮患者服用苓甘五味姜辛半夏汤后脾胃调和，水去呕止者；也可治疗由于反复咳喘，表气未宣，肺失通调，水溢皮肤，导致身肿之症；亦治伴见尺脉微、手足痹等气血虚痹证。

该法常用于治疗具有体虚支饮特征的慢性气管炎、肺气肿、肺源性心脏病。

四、利窍涤痰

利窍涤痰法用于治疗痰浊壅肺之证。若顽痰壅肺，肺失肃降则症见咳逆上气，时时吐浊，但坐不得眠；若肺痿气寒，胸阳不布，则症见吐涎沫。常用利窍涤痰的皂荚为主组方治疗，如宣壅导滞、利窍涤痰法的皂荚丸证；调和营卫、平喘涤痰法的桂枝去芍药加皂荚汤证。

（一）宣壅导滞，利窍涤痰

该法具有涤痰除垢、峻药缓攻的特点，以治疗因痰浊壅肺的咳喘之证，代表方剂为皂荚丸。方中以皂荚之辛咸，辛以散之，咸以软坚，宣壅导滞，利窍涤痰。由于药力峻猛，故用酥炙蜜丸，以润其燥烈之性；再用枣膏调服，以兼顾脾胃，为峻药缓攻，使痰除而正不伤。仲景创此宣壅导滞、利窍涤痰治法，用于治疗因痰浊壅肺，气道不利所致的咳嗽气喘；肺中稠痰，随上气而出所致的“时时吐浊”；由于痰浊壅盛，虽频频吐浊，而咳逆喘满不减，不能平卧，卧则气逆更甚以致“但坐不得眠”。

该法常用于治疗因痰浊壅肺、形气俱实的老年慢性气管炎、中风口噤、喉闭、肺痈等病。

（二）调和营卫，平喘涤痰

该法具有散寒温肺、除痰润燥作用，以治疗虚寒肺痿“吐涎沫”症，代表方剂为《千金》桂枝去芍药加皂荚汤。方中用桂枝温通胸肺、宣行营卫；用甘草、生姜、大枣温补心肺阳气，生津润燥；用皂荚通窍涤痰。五药合用，组成调和营卫、平喘涤痰治法。用于治疗肺痿气寒不温、胸阳不布致使肺中津液枯燥，因而成痿；由于气不摄津与输布，则津液凝聚为涎沫而吐出。

该法常用于治疗虚寒肺痿而痰浊壅盛，或夹表虚者，如慢性支气管炎、慢性咳嗽、咯痰、吐有涎沫及顽痰等病证。

第十节 理血法

理血法，是消散瘀血、制止出血而使血液在血脉中正常运行的治疗方法。

血液是维持人体生命活动的重要物质。正常情况下，血行脉中，周流全身，灌溉五脏六腑，濡养四肢百骸。若某种原因致血行不畅，停留于体内，则成瘀血；或离经妄行，溢于脉外，而为出血。《素问·调经论》曰：“血气不和，百病乃变化而生。”使用理血法，即是为了达到养血、活血、祛瘀、止血，以及调经、理伤等目的，故理血法广泛用于各种瘀血及出血诸证。临证之时应当区分：瘀血者宜活血；出血者宜止血；血虚者宜补血、养血。

血之与气，阴阳互根。气为血帅，血为气母，气行血行，气滞血凝，故理血之法，又常与行气、益气法合用，以调畅血脉。《素问·至真要大论》所谓“疏其血气，令其条达，而致和平”是也。

理血法的使用，必须辨清血证致病的原因，区别寒热虚实及标本缓急。按其作用，理血法可分为活血祛瘀及止血两大法门。至于养血法，见于补虚法中，此不赘述。

一、活血祛瘀

凡能促进血行、消散瘀血的治法称为活血祛瘀法，简称活血法。其中，作用较强的活血祛瘀法又称破血法。本法属于“八法”中的消法范畴。

人身气血，贵乎流通，一有怫郁，百病生焉。人之有生，赖血液供给的精微以成形，形再化为气，以进行各种功能活动。故血液流行不畅，则气化代谢障碍，形质之补充与营养受碍，形化为气受窘，则会给人体结构和功能造成损害和障碍。且由于人体在运动过程中经常会有各种病变干扰血液运行，病理过程中各种病变均可导致瘀血，故血行不畅即所谓瘀血，几乎成为所有疾病过程中普遍存在的病证。临床所见，瘀血既是某些病因所致的病理产物，又是进一步引起血瘀证的原因。瘀血证不仅见于某些疾病的某一阶段，同时还由于瘀血所形成的原因不同、停滞的部位不同，而产生各种不同的病证，如血结癥瘕的鳖甲煎丸证、干血内结的大黄䗪虫丸证、血瘀成痈的大黄牡丹汤证、脐下干血的下瘀血汤证、血瘀腹痛的红兰花酒证、癥病下血的桂枝茯苓丸证等等。活血化瘀法就是为了达到行血、散瘀、通经、通络、通窍，以及消肿、消癥、止痛、止血等目的。现代研究认为，活血化瘀的作用原理在于改善微循环，抗凝血，维持正常纤维蛋白的溶解活性，减少血浆纤维蛋白原含量，增加网状内皮系统的吞噬功能等。

应用活血祛瘀法，应掌握瘀血的特征：疼痛部位固定不移；出血色暗夹有血块；外伤肿块必皮色青紫。另尚有面色晦暗、舌质紫暗或有瘀斑等。

活血祛瘀法临床运用虽很普遍，但仍当坚持辨证论治的原则，分清寒热虚实、瘀滞程度及部位，有针对性地恰当选方用药，并注意同其他治法配伍运用。因活血化瘀之品多有不同程度的耗损正气、伤及阴血之弊，故纯虚无瘀者不宜使用本法。或虽为虚中有瘀之证，亦应慎用，或不宜长期使用本法。又本法常用药物大都具有行血活血促进血流的作用，故妇人月经期、正常妊娠、产后无瘀者，皆不宜使用本法。然若因瘀致月经不调，或妊娠兼瘀，或异位妊娠，或产后恶露不畅，则又可酌情应用本法，此"有故无殒亦无殒"之谓。现代药理研究认为，活血化瘀药有使血压下降的趋势，故血压偏低者亦不可泛用久用。

（一）破血下瘀

该法具有清热破结、荡逐瘀血的作用，主治妇人产后瘀血内结、腹部疼痛的病证。代表方剂为下瘀血汤，方出《金匮要略·妇人产后病脉证治》。方中大黄清热破结，荡下瘀血；桃仁破血除瘀，润燥解凝；土鳖虫性寒，破瘀通络。用蜜为丸，一可顾护胃气，以防伤正；二可缓土鳖虫腥臊之味。酒煮顿服，以助药力。服后新血下如猪肝色状，新血即所谓瘀血，下如猪肝，即瘀血下行，药已中病。适用于妇人产后腹中有瘀血着于脐下，腹痛拒按等症，亦可用治于经水不利者。使用本方，将药材捣成粉末则药材有效成分煎出率高；以酒煎丸，取其通经活络之功以助诸药直达病所；短时煎煮，大黄短煎则荡逐瘀血力强；土鳖虫短煎则逐瘀破结力猛。该方不像一般汤剂是煎后去渣服用，而是和丸顿服，利于药材有效成分的吸收。临床使用本方，已不局限于瘀血留着于脐下，也可用于瘀血蓄积，久病入络者。要注意辨别瘀血留着的确切凭证，不必局限于小腹有硬痛、肌肤甲错，只要舌色紫绛，或有瘀斑、瘀点，或舌下静脉怒张，或唇紫，或身面见红点、红纹，或目呈紫蓝色，其脉象为迟紧、沉结或涩，有瘀血征象者皆可用，否则不可滥用。桃核承气汤、抵当汤、抵当丸也适用于本法。本法现代临床多用于早期肝硬化、晚期肝硬化、溃疡病、肠粘连、慢性盆腔炎、脑血栓形成、子宫肌瘤、痛经、卵巢囊肿、慢性盆腔炎、坐骨神经痛、慢性肾病、下肢深静脉血栓形成后综合征、狂犬病等疾病的治疗。

（二）消瘀化癥

该法具有活血化瘀、通调血脉的作用，主治妇人妊娠而宿有癥病者。代表方剂为桂枝茯苓丸，方出《金匮要略・妇人妊娠病脉证并治》。方中桂枝温通血脉；芍药凉血活血；桃仁、牡丹皮活血化瘀；茯苓健脾以化湿浊，俾血利气畅而瘀消癥行。用蜜为丸，从小剂量开始服，即每日食前一丸，是示人祛邪不可过服伤胎之意。桂枝茯苓丸具有寒温并用，通因通用的特点。临床上常以少腹有癥块，血色紫黑晦暗，腹痛拒按为辨证要点。适用于妇人经停受孕成胎，经断未到三个月，因癥病阻于血脉，血液不循常道，而漏下不止，胎动不安的证候。因瘀而漏下，故癥积不去，则漏下不止，只有使用本法，下其癥积，恢复血脉正常运行，方可安胎。桂枝茯苓丸主治癥胎互见之证，即宿有癥病又兼受孕，并因癥病而致孕后下血不止，其立论依据源于《素问・六元正纪大论》“有故无殒亦无殒”之旨。其除治疗癥病下血外，近期临床常用本方加减治疗子宫外孕、子宫肌瘤、异位妊娠、盆腔炎，以及多种妇科血证如功能性子宫出血、月经过多、老年性经水复来、产后恶露不止、产后大出血、人流后出血不止、安环后出血不止等有瘀血征象者，也有用于前列腺增生、前列腺痛者。

（三）活血通瘀

该法重在调营活血，通行血脉，祛瘀开闭，用治于瘀血留滞经水不利之证。代表方剂为土瓜根散。方中土瓜根即王瓜根,其性苦寒,善祛热行瘀;土鳖虫祛瘀破血;白芍和营血而止痛;桂枝行经络之滞。因有瘀滞,故以土瓜根为主,合以桂枝,所谓寒因热用也。加酒送服,助行药势。适用于瘀血停滞,阻碍行经,月经似通不通,欲止不止,月经虽行而不利,少腹满痛,按之有硬块,月经不准,而一月两潮者。若外阴溃肿,或子宫脱垂,或赤白带下,或癞疝肿者,亦可用本方加减为治。所告诫者,经水不利,有血瘀与血虚之不同,因气滞血瘀者,少腹胀痛或刺痛,自当行气活血为主;因于血虚者,则腹无胀痛,然有气血不足之象,则以培补气血为主。经水不利,经一月再见,病涉瘀血,自当用土瓜根散去瘀以调经;而临床所见经一月再见之证,还有因血热所致即出现月经先期或经期紊乱者,则不宜使用本法,应根据具体脉证而辨证论治。

（四）缓中补虚,祛瘀生新

该法重在补虚扶正,活血化瘀,峻药缓攻,以达到扶正而不留瘀、祛瘀而不伤正的目的,用以治疗正气虚衰,血脉凝积,干血内积的病证。代表方剂为大黄䗪虫丸,方出《金匮要略·血痹虚劳病脉证并治》。方中君以大黄,从胃络中宣瘀润燥;佐以黄芩清肺卫,杏仁润心营,桃仁补肝虚,生地黄滋肾燥,干漆性急飞窜,破脾胃关节瘀血,虻虫性升入阳分破血,水蛭性下入阴分逐瘀,蛴螬去两胁下坚血,土鳖虫破坚通络行伤,神功厥伟,故方名标而出之;芍药、甘草扶脾胃,解药毒。仲景谓此方"缓中补虚",《绛雪园古方选注·中卷》说:"缓中补虚者,缓舒也,绰也,指方中宽舒润血之品而言也。"适用于五劳七伤,瘀血内停,虚中夹实,症见羸瘦腹满、纳食减少、肌肤甲错、两目暗黑、舌有瘀斑、脉沉涩带弦者。治疗此病,仲景不用煎剂,而炼蜜为丸,乃取其干血非濡不散,癥块经闭非破不通,正虚血瘀,峻药缓攻之意也。然观本法,方中坠胎药较多,故妊娠者禁服。本法现代多用于慢性肝炎、肝硬化、结核性腹膜炎、食道静脉曲张、脾肿大、前列腺炎、子宫肌瘤、输卵管结核、输卵管粘连不通、卵巢肌瘤及其他有瘀血见证病者的治疗。

（五）破瘀消痞，扶正祛疟

该法重在破癥散瘕，行瘀消肿，除邪养正，用治于久疟不愈，气血亏虚，痰瘀凝聚，居于胁下，结成痞块的“疟母”病证。代表方剂为鳖甲煎丸，方出《金匮要略·疟病脉证并治》。方中鳖甲入肝，软坚消结，除邪扶正，合煅灶灰浸酒祛瘀消积而为主药；大黄、芒硝、桃仁泻血中邪热，破瘀通滞；蜣螂、土鳖虫、鼠妇、蜂窝助大黄、芒硝、桃仁消坚破瘀；紫葳、牡丹皮活血行血，去血中伏热；乌扇、葶苈子开脾利肺，合石韦、瞿麦以清利湿热；人参、阿胶、芍药补气养血，扶正和营；柴胡、黄芩、桂枝、干姜、半夏、厚朴疏利肝胆，调理寒热，运化痰湿。诸药合用，攻补兼施，寒热并调，消癥散瘕，驱疟去邪之功昭然。主治慢性疟疾，胁结癥瘕，胁下有块，腹中疼痛，时有寒热，纳呆消瘦，舌暗有瘀点，脉弦小紧者。鳖甲煎丸组方完密周到，理气活血，扶正达邪，临床应用不可仅仅局限于疟母，凡因气血凝滞，腹内有肿块者，皆可加减为治。本法现代常用于慢性肝炎、肝硬化、血吸虫病、疟疾、黑热病所致之肝脾肿大，以及子宫肌瘤、卵巢囊肿、肝血管瘤、顽固性胸胁痛、肝癌、垂体瘤、心绞痛、高脂血症等及其他有瘀血征象者。

（六）破血逐水，兼以养阴

该法重在破血散瘀，攻逐水邪，养血扶正。适用于妇人水血俱结血室的病证。代表方剂为大黄甘遂汤，方出《金匮要略·妇人杂病脉证并治》。方中大黄攻遂瘀血，甘遂去其停水，盖古人治有形之病，以急去为主，故用药不嫌其峻；又妇人水血互结于血室，有病发于“生后”（即产后）者，则加阿胶养血以补虚，且兼能驱血中伏火也。主治妇人产后，水与血结在血室，少腹胀满，其形高起如敦状，小便微难，口不渴者。凡经水不调，男女癃闭，小腹胀满，或淋毒沉滞，梅淋小腹痛不可忍，溲脓血者，亦可用本方加减为治。本法现代多用于月经停闭、产后尿潴留、肝硬化腹水等病的治疗。

（七）活血利气，清利湿热

该法重在养血活血，利气解郁，清热散结，通利小便。适用于妊娠血虚，下焦湿热的病证。代表方剂为当归贝母苦参丸，方出《金匮要略・妇人妊娠病脉证并治》。方用当归活血润燥为君；贝母清热散结、利气解郁为臣；佐使苦参利湿清热，尤能入阴利窍，滑石通五脏六腑之燥结而善利小便，合奏养血润燥、清热利窍之功。主治妇人怀孕之后，血虚有热，气郁化燥，复有下焦湿热，症见小便频数、淋漓不爽、尿色黄赤，或兼大便秘结、舌红苔黄、脉滑数者。从临床上看，凡血虚有热，膀胱津伤，水气不利而小便难者，皆可用本方加减为治。因本法具有滋阴润燥、清热散结之效，故肠道燥热而见大便难者亦可用之。本法现代多用于肾盂肾炎、尿道炎、膀胱炎、妊娠便秘、习惯性便秘、慢性胃炎、胃溃疡、慢性支气管炎等病的治疗。药理研究证明，本方所用之当归有改善血流动力学及血液流变学的作用，贝母能镇咳祛痰、解除平滑肌痉挛，苦参能扩张肾脏血管、兴奋膀胱平滑肌，故本方既能用治小便不利之症，又能治疗慢性咳嗽等病症。

（八）清利湿热，活血行瘀

该法重在清热利湿，活血祛瘀，排脓解毒。用治于湿热毒瘀狐惑酿毒或肠风下血的病证。代表方剂为赤小豆当归散，方出《金匮要略・百合狐蜮阴阳毒病脉证治》。方中赤小豆消热毒，散恶血，补血脉，除烦排脓，用之为君；当归补血活血，生新去陈为佐；浆水味酸，解热疗烦，入血为辅使也。治疗狐惑之病，身无热，心微烦，默默欲卧，目赤涩痛，目眶与眵发黑，或眼内酿有脓血，视物昏花，脉虚数因湿热壅遏，瘀血内积，日久成脓所致者；或痔疮出血，血色鲜红，或便脓液，大便不畅，舌苔黄腻，脉数而为湿热蕴结、灼伤阴络所致者。上述二病，一为狐惑有脓，一为脏毒有脓，病位不一，然同属湿热毒壅为患，故可同用本法为治。据临床观察，本证酿脓的部位，有在眼球前房，或喉部，或阴部，或肛部，或大肠下端者，是学者不可拘一为识。本法现代临床多用来治疗白塞综合征、痔疮出血、肛裂等；因其具有清热利水、解毒活血的功能，故亦常用于肾脏性水肿、肝脏性水肿、心脏性水肿、炎症性水肿、特发性水肿及经前水肿等病的治疗。

（九）利气活血，燥湿除热

该法重在通利气血，清热燥湿。适用于胞宫内有瘀血，郁为湿热的病症。代表方剂为矾石丸，方出《金匮要略·妇人杂病脉证并治》。方中以烧矾石为主，其气味酸寒而性燥，寒可清热，燥能胜湿，酸敛收涩止带；又以杏仁利气散血润燥为辅。矾石性燥，则也需反佐杏仁以润之。两药合用，可奏行气散血、燥湿止带之功。主治妇人因气血郁滞、化生湿热所致的月经闭止，或经行不畅，带下量多，或带来色黄黏稠、臭秽，或外阴瘙痒等症。用此方时，当将上药研末，炼蜜和丸如枣核大，纳入阴中，以止带下瘀。然通观本方，似为“专治下白物而设，未能攻坚癖，下干血也”（程云来语）。若瘀血不下，干血不润，则应参入活血通经之品。现代药理研究认为，矾石除能燥湿杀虫，收敛止血外，还具有良好的抗阴道滴虫和抗菌作用，常用于治疗带下、阴痒等妇女生殖系统炎症病变，还可用于传染性肝炎、慢性细菌性痢疾、狂躁型精神病、癫痫、疥癣等病症的治疗，既可外用，又可内服。但使用本法时须知矾石有毒，内服尤当慎重。剂量大刺激性亦大，可引起口腔、喉头烧伤及呕吐、腹泻等不良反应,甚至虚脱、死亡。中毒后可用牛奶洗胃,并用镁盐作为抗酸剂。虚脱者当对症处理。

(十)活血行瘀,利气止痛

该法重在通经活血,行气破滞。适用于风邪入腹,扰气乱血,腹中刺痛的病证。代表方剂为红蓝花酒,方出《金匮要略·妇人杂病脉证并治》。方中仅用红蓝花(即红花)一味,性味辛温而微苦,生血行血,祛瘀止痛,配伍酒用,助药行血,力则更大。主治妇人产后,或经前、经期,遭风寒邪毒,血气与之相搏,致腹中刺痛,拒按,兼见产后恶露不尽,或经行不畅,色暗红有块,脉涩或弦者。本法临床运用颇广,古代医家尝以红蓝花酒疗妇人经水来前,每惯腹痛,或胎死腹中,胎衣不下等症。现代药理研究证实,红蓝花中含有钾盐、腺苷等物质,能抑制心脏,降低血压,对平滑肌的紧张度与收缩有兴奋作用;可增强子宫的紧张性和兴奋性,促使子宫收缩;还有镇静、解痉、镇痛、通经等作用。故临床广泛运用于月经不调、痛经、产后腹痛、产后恶露不净等妇科疾患及循环系统、血液系统等疾患凡见有瘀血表现者的治疗,效果令人满意。

(十一)行气活血,通阳散结

该法重具有行气散结、活血通络、宣通阳气之作用。代表方剂为旋覆花汤,在《金匮要略·五脏风寒积聚病脉证并治》与《金匮要略·妇人杂病脉证并治》中均有应用。方用旋覆花咸温,下气散结,舒肝利肺;葱白通胸中之阳气;新绛(陶弘景谓绛为茜草,新绛为新刈之茜草,唐宗海谓新绛乃茜草所染)引入血分,活血化瘀。主治肝著病,胸胁痞闷不舒,甚则胀痛,捶踏稍减,发病初期喜欲热饮者。另妇人流产后下血不止,或经来淋漓不尽,寸口脉弦而大,证属肝郁气滞,瘀血阻络者,亦可使用本方治疗。本法现代多用来治疗慢性肝炎、肝硬化、冠心病、急慢性支气管炎、胸膜炎、肋间神经痛、胆囊术后综合征、顽固性心绞痛等病。须注意者，有临床研究认为，本法所用主药旋覆花含有绿原酸物质，对人体有致敏作用。但只要适当掌握药物剂量，辨证用药，布包煎煮，一般不会出现不良反应。

（十二）破气散结，和血止痛

该法具有破气导滞、和血散结、缓急止痛的作用。代表方剂为枳实芍药散，方出《金匮要略·妇人产后病脉证治》。方用枳实烧黑入血，行气去瘀，下气破结；芍药和营通脉，缓急止痛，还能防止枳实攻伐太过。二药相伍，一阴一阳，一气一血，攻不伤正，酸收而不恋邪。且用大麦粥送服，能护胃安中，调理气血。然方中枳实、芍药用量较小，破瘀力弱，故于瘀血证较轻者为宜。因本方活血行气，故尚有消散痈肿、排除脓毒之功。适用于产后腹痛，烦满不得卧，或不欲饮食，大便不畅，舌红苔少或薄黄，脉弦者。枳实芍药散即排脓散去桔梗，不用鸡子黄用大麦粥，方意相近，故亦可用治于痈脓。本法现代常用于胃脘痛、胃下垂、子宫脱垂、痛经等病证。

（十三）化瘀利窍，泻热利水

该法具有化瘀消肿、清热利湿、通利小便的作用。代表方剂为蒲灰散，方出《金匮要略·消渴小便不利淋病脉证并治》。方用蒲灰（即蒲黄粉，亦有用香蒲烧灰者，有用败蒲烧灰者）凉血消瘀，通利小便；滑石清热利湿，通利九窍。适用于湿热引起的小便不利，或短赤或尿血，尿道疼痛，小腹急痛，痛引脐中的病症。临床运用时多与其他药物相配伍，较少单纯使用。本法现代多用于治疗泌尿系感染、血尿等病症。对蒲灰一药，历代注家认识不一，众说纷纭：有谓蒲灰是菖蒲所烧之灰；有谓是蒲席所烧之灰；有谓是香蒲所烧之灰；有谓是蒲蒻所烧之灰；有谓是蒲黄。蒲黄止血多炒用，散瘀多生用，从本方配伍滑石治疗小便不利看，当是生用之蒲黄粉。

（十四）消瘀活血，化湿退黄

该法具有清热消瘀、化湿利水的作用。主治女劳疸兼有瘀血湿热的病证。代表方剂为硝石矾石散，方出《金匮要略·黄疸病脉证并治》。方中硝石（即火硝）性味苦寒，功能消瘀泄满，清热凉血；矾石（即皂矾）性味酸寒，功能化湿利水，清热解毒；大麦粥甘平养胃，并以缓解硝矾刺激之弊。适用于身体、手足心发热，傍晚尤甚，畏寒发冷，面额暗黑，小腹拘急，或腹部胀气，小便不利，大便色黑，时作溏泄，脉沉细涩，舌质紫斑，苔白腻等证候。因本法功在消瘀活血，清热化湿，故不仅用治于女劳疸兼有瘀血，而且可用于治疗其他类型的黄疸病症，如胆石症所致的黄疸、钩虫病所致的黄疸等，现代多用于肝硬化腹水的治疗。尚须说明者，女劳疸有不兼瘀血而纯属肾虚者，则非本法所宜，而当采用补肾为治。如偏于肾阴虚者，宜用六味地黄丸或左归丸化裁；偏于肾阳虚者，宜用肾气丸或右归丸化裁；若肾虚兼有瘀血者，则可采用标本同治法。

（十五）行气活血，消肿杀虫

该法具有通气行血、消积除胀、解毒杀虫的作用。主治小儿疳虫蚀齿的病症。代表方剂为小儿疳虫蚀齿方，方出《金匮要略·妇人杂病脉证并治》。方用雄黄辛温有毒，解毒杀虫；葶苈子苦寒，祛湿消肿；猪脂甘寒，滑窍行瘀；槐枝苦平，揩齿去衄，行气止痛。具体用法：雄黄、葶苈子研末，取腊日猪油初溶，用槐枝一头包上棉花，涂上药膏，点药烤烙其患部。适用于小儿疳热生虫，牙龈糜烂，或牙齿蛀蚀的证候。本法现代临床运用的报道较为少见。

（十六）利血润燥，消瘀通便

该法具有补虚润燥、活血消瘀、通利二便的作用。主治黄疸伤阴化燥或妇人阴吹的病证。代表方剂为猪膏发煎，方出《金匮要略·黄疸病脉证并治》。方中猪膏甘凉，补虚润燥，利肠胃，通小便；乱发苦温，活血消瘀，开关格，利水道。适用于皮肤黄而晦暗，或有腹胀，大便秘结，小便不利，舌苔薄，脉细数而涩的证候。因本法重在润燥消瘀，故若妇人阴吹即由胃肠燥结，腑气不畅，浊气下泄，干及前阴并兼瘀血者，亦可使用猪膏发煎为治。关于本方的服法，有学者使用本方，乱发与猪膏煎熬很长时间，乱发仍不能消失变为膏状，患者难以服用。关于这种观点，有待在临床实践中进一步证明。须告诫者，黄疸患者一般忌食重油，故针对《金匮要略·黄疸病脉证并治》“诸黄，猪膏发煎主之”条，有学者提出质疑，谓此条“必有脱简”（《金匮要略浅述·黄疸病脉证并治》）。李克光主编《金匮要略讲义·黄疸病脉证并治》说：猪膏发煎主治“由于燥结而兼血瘀所引起的萎黄证”，认为“本条所谓‘诸黄’应该活看，因为本方不能治一切黄疸，更不可用于湿热黄疸”。然近期临床亦有采用本方治疗黄疸兼见阴伤便秘的报道，学者当细心审辨、灵活施用本法为是。

（十七）补血和血，散寒止痛

该法具有补血和营、益气建中、祛寒止痛的作用。主治妇人产后虚寒腹痛的病证。代表方剂为《千金》内补当归建中汤，方出《备急千金要方·卷三》。此方即小建中汤加当归。方中当归、芍药补血养阴，以行营气；桂枝温中，通行血气；甘草、饴糖补中益气；生姜、大枣调和营卫。合而用之，可调阴阳，建中气，养血补虚，和营止痛。适用于妇人产后腹痛不已，或少腹拘急不舒，喜得温按，并牵引腰背作痛，兼见气短，食少神疲，或产后虚弱形瘦，面色不华，口淡便溏，唇舌色湿，舌苔薄白，脉象虚缓的证候。若产后失血过多，或崩伤内衄，阴血大亏，可于上方加地黄、阿胶以补血敛阴。本法现代临床多用于胃脘痛、痛经等属于虚寒性质的病证。

（十八）养血散寒，补虚止痛

该法具有养血行血、益气生血、散寒止痛的作用。主治寒疝里急及产后腹痛的病证。代表方剂为当归生姜羊肉汤，方出《金匮要略・腹满寒疝宿食病脉证治》。方中当归养血而行血滞；生姜散寒而行气滞；又主以羊肉味厚气温，补气而生血，俾气血得温，则血自散而痛自止矣。《素问・阴阳应象大论》谓："形不足者，温之以气；精不足者，补之以味。"本方深合其旨也。适用于腹中痛及胁痛里急，痛势较缓，以及产后腹中拘急，绵绵作痛，喜温喜按，舌淡苔白，脉虚缓或沉细的证候。本方现代临床多用于脘腹痛、产后腹痛、男子不育、白细胞减少症、血小板减少性紫癜等病症的治疗。现代药理研究认为，本法所主方药具有抗炎镇痛、抗贫血、抗维生素 E 缺乏等作用，含有蛋白质、脂肪、钙、磷、铁、核黄素等多种成分，皆为人体所需，不仅可以治病，而且可以强身保健。

（十九）温阳行痹，益气活血

该法具有温经通阳、益气补虚、通利血脉的作用。主治血痹营卫气血不足的病证。代表方剂为黄芪桂枝五物汤，方出《金匮要略・血痹虚劳病脉证并治》。方中黄芪益气固表；桂枝温经通阳，又助黄芪、芍药运行气血；芍药调血养营；重用生姜之辛通，旨在宣发其气，气行则血通痹除；大枣合生姜甘温补中，祛风散寒，调和营卫，又为温阳行痹之助。适用于血行不畅，阳气痹阻，而肌肉麻木不仁，或游走疼痛，状如风痹，脉象寸口关上微、尺中小紧等证候。本方是治疗血痹的常用方，一般适用于血痹病较轻者。若血痹久病入络，筋挛麻痹较重者，则宜于本方中加党参、桃仁、红花、丹参、丝瓜络等以活血化瘀，通行血脉；寒邪较甚者，可加川乌、草乌、附子等以温阳散寒，通络行痹。本法现代临床多用于风湿性关节炎、类风湿关节炎、坐骨神经痛、末梢神经炎、自主神经功能紊乱、中风后遗症等疾病的治疗。

（二十）温经散寒，养血行瘀

该法具有温经暖宫、益气补虚、活血化瘀的作用。主治冲任虚寒兼有瘀血所致的崩漏病证。代表方剂为温经汤，方出《金匮要略·妇人杂病脉证并治》。方中吴茱萸、桂枝、生姜温经散寒，暖和胞门；当归、川芎、牡丹皮、芍药、阿胶养血益阴，和血行瘀；麦冬滋阴润燥，补养心肺；人参、甘草补益中气，以开化源；半夏降逆和胃，以止带下。总为温经养血之剂，有去瘀生新之功。适用于崩漏不止，阴道流血，血色暗而有块，淋漓不畅，小腹里急，腹满，午后发热，手掌发热，心中烦热，唇口干燥，脉象沉涩或弦涩等证候。因本法可以暖宫温经、补血祛瘀，故亦可治疗妇人少腹寒积，久不受孕或月经不调等病。现代药理研究认为，本法所主温经汤有较强的子宫收缩作用，主药之一的当归对子宫具有双向调节作用。通过对促性激素分泌的影响研究证实，温经汤可作用于间脑，促进 LH-RH 的分泌，进而促进脑垂体激素的分泌，以及卵巢性激素的分泌亢进，加速性成熟。本法现代临床多用于月经不调、崩漏、妊娠下血、胎动不安、不孕、产后腹痛、带下等妇科病症。近期临床该法的使用范围尚在不断扩大，如不少医家采用本法用治于男性病症如疝气、睾丸冷痛、精少不育等亦有效果。

（二十一）调补冲任，固经养血

该法具有和血止血、养血调经、固本安胎的作用。主治妇人冲任脉虚、阴气不能内守而下血的病证。代表方剂为胶艾汤，方出《金匮要略·妇人妊娠病脉证并治》。方中干地黄、芍药、当归、川芎即后世四物汤，能养血和血、调理冲任；芍药合甘草缓急止痛；阿胶专于养血止血，艾叶温经暖胞，二者又为治崩漏、腹痛、胎漏下血的要药；甘草又可调和诸药；清酒以行药势。诸药合用，和血止血、暖宫调经之功昭然。适用于妇人经水淋漓不尽，或小产后阴道出血不止，或妊娠下血伴腹痛隐隐，喜温喜按，所下血色暗淡，可夹有少许血块，舌质淡苔白润，脉沉细或沉滑无力等证候。胶艾汤是治疗阴血亏虚、冲任损伤所致崩漏、胞阻或胎动不安的常用有效方，临床运用本方时可随证化裁。如腹不痛者，可去川芎；血多者，酌减当归用量，并加贯众炭、地榆炭；气虚或少腹作坠者，加党参、黄芪、升麻；腰酸疼者加杜仲、川续断、桑寄生；胎动不安者，加陈丝棉、苎麻根。然纵观本法，所主药物当归、川芎、艾叶，究属辛温气胜之品，唯血虚气寒者宜之；若血分有热，漏下不止，或肝火过旺，妊娠下血者，则非所宜，医者审之。本法现代临床多用来治疗功能性子宫出血、月经过多、妊娠出血、妊娠腹痛、产后恶露不尽、取环出血、人流后出血，以及胃、十二指肠溃疡合并出血等病证。

二、止血

凡能制止体内外出血的治法，统称为止血法。《伤寒杂病论》中出血证甚多，究其原因，大致可分为三类：一是热迫，二是寒凝，三是瘀阻。临床常见的失血证候有咯血、衄血、吐血、尿血、便血、崩漏等。各种出血之证，如不及时制止，往往使血液耗损，失血过多则导致全身衰竭。若大出血不止，还将气随血脱，危及生命。故止血法在治疗中具有重要意义。

止血法的运用首先应辨清出血的部位。《张氏医通·诸血门》说："从上溢者，势必假道肺胃；从下脱者，势必由于二肠，及从膀胱下达耳。"因此临证之时要针对不同的部位选用相应的止血法。

由于出血的原因较为复杂，是以止血法应用之时往往还需根据不同的病因及证候配合其他的治法。如中气虚寒、血不归经而吐血者，当温中以止血，用柏叶汤；热邪炽盛，迫血妄行而吐衄者，当苦寒清泄止血，用泻心汤；瘀血兼热而尿血者，当化瘀利窍泻热，等等。若出血过多，气随血脱者，单用止血法恐缓不济急，则当大补元气以固脱止血。

（一）温中止血

该法具有温阳守中、收敛止血的作用。主治中气虚寒、血不归经所致的吐血病证。代表方剂为柏叶汤，方出《金匮要略·惊悸吐血下血胸满瘀血病脉证治》。方中侧柏叶清肃而降，折其上逆之势而止血；干姜、艾叶温中，暖气以摄血；马通汁育阴止血，能引血下行，且监干姜、艾叶之燥。四药共奏温中收敛止血之功。马通，即马粪用水化开，以布绞汁澄清入药；如无马通，用童便代替亦可。适用于吐血日久不止，量少色淡或暗，面色苍白或萎黄，形倦神疲，舌淡苔白，脉虚缓无力的证候。须告诫者，本法只适宜于阳虚气寒不能摄血者，若阴虚火盛迫血妄行者，则非所宜。本法现代临床常用于上消化道出血、支气管扩张咯血等疾病的治疗。

（二）理脾摄血

该法具有温中和胃、涩肠止血的作用。主治脾胃虚寒不能摄血所致大便下血的病证。代表方剂为黄土汤，方出《金匮要略·惊悸吐血下血胸满瘀血病脉证治》。方中灶心黄土，又名伏龙肝，能温中健脾和胃，涩肠止血；配附子、白术温阳健脾以摄血；熟地黄、阿胶滋阴养血以止血；黄芩苦寒作为反佐，以防温燥动血之弊；甘草和药调中。诸药合用，成“温脾止血”之剂。适用于大便下血，先便后血，血色暗淡，或解黑便，脘中疼痛，面色苍白，肢冷脉细，舌淡苔白等证候。黄土汤为治胃肠虚寒不能摄血的有效方剂，其适应范围并不限于下血，凡属脾气虚寒不能统血引起的吐血、衄血、妇女崩漏等，皆可加减使用。本法现代临床多用于上消化道出血、急性坏死性肠炎、肠结核出血，以及鼻出血、内痔出血、子宫出血等疾病的治疗。

（三）苦寒清泻，降火止血

该法具有清热泻火、消痞止血的作用。主治血热妄行吐血衄血及热结心下、气机壅滞致心下痞塞的病证。代表方剂为泻心汤，方出《金匮要略·惊悸吐血下血胸满瘀血病脉证治》。方中黄芩、黄连清热降火，泻心经热，心血自宁；大黄苦泻，引血下行，使火气下降，则血静而不妄行。前人所谓："泻心即泻火，泻火即止血"，即此意也。适用于心火亢盛，火犯胃络而见吐血、衄血、面赤舌红、烦渴便秘、脉数有力等证候。据有关医家考证，《伤寒论·辨太阳病脉证并治》第154条之大黄黄连泻心汤亦为本方，其专为治"热痞"而设，故本方亦可治疗心下痞满，按之柔软不痛，关脉浮数的证候。本法所用药物如大黄、黄连、黄芩抗菌谱很广，对金黄色葡萄球菌、霍乱弧菌、大肠杆菌、痢疾杆菌、绿脓杆菌、钩端螺旋体、阿米巴原虫、各型流感病毒、皮肤真菌等均有抑制作用；大黄酸类物质有泻下通便的作用；泻心汤水醇提取液对常压下异丙肾上腺素、亚硝酸钠和氰化钾等方法引起的急性缺氧现象有明显的对抗作用；另有实验表明泻心汤尚具有抑制血小板凝集、抗凝血作用，可用于某些血管梗塞性疾病。本法现代常用于治疗急性胃肠炎、上消化道出血、肺出血、结膜炎、巩膜炎、小儿急性口疮、急性扁桃体炎、痢疾、肝性血卟啉病，以及高血压、脑血管意外、功能性子宫出血及因热引起的皮肤病等。

（四）消瘀行血，止血利尿

该法具有散瘀止血、清热利湿的作用。主治湿热郁于血分的血淋病证。代表方剂为滑石白鱼散，方出《金匮要略·消渴小便不利淋病脉证并治》。方中血余炭消瘀止血，通利关窍；白鱼通理血脉，理水下气；滑石清利湿热。适用于下焦瘀血，气血不畅，湿郁化热，小腹胀痛，小便不利，小便黄赤，或有尿血的证候。药理实验证明，本方中所用药物白鱼味甘，行水道而通淋涩；乱发含胱氨酸，为角蛋白的一种，此外尚含有胎类。本方现代多用于泌尿系疾病、妇科疾病的治疗。

第十一节　固涩法

固涩法是通过收敛、止涩、固表，以解除气、血、精、津液耗散，滑脱不禁之证的一种治疗方法。

气、血、精、津液是维持人体正常生命活动的物质，一旦过度消耗，则会产生耗散滑脱之证，甚至产生危急重症。耗散滑脱之证，多因正气内虚，虚而不固所致，因此，固涩法以收敛固涩为目的，防止病情发生危急之变。

《素问·至真要大论》中有"散者收之"之论述，后世又有"涩可固脱"之论述，因而固涩法所用药物多属收敛固涩之品。固涩法有涩肠固脱止利之法以治久痢，有温涩收敛止血之法以治出血，有敛肺法以止咳，有温阳固表法以止汗等不同。《伤寒杂病论》中有涩肠固脱止利之赤石脂禹余粮汤证、桃花汤证及诃梨勒散证等，有温涩收敛止血之黄土汤、胶艾汤等，有温阳固表止汗之桂枝加附子汤证等。本节主要讨论涩肠固脱止利之法，至于温涩收敛止血法及温阳固表止汗法参见相关章节。

固涩法是为气、血、精、津液耗散滑脱之下而设，故因实而致者不宜使用，外邪未尽者不宜早用。同时，固涩法多为"急则治其标"

而设,欲治其本,当合补虚法以标本同治,或先治标,后治本。

一、涩肠固脱止利

该法适用于下焦滑脱不禁证,原文为利在下焦,经服泻心汤、理中汤而利不止中益甚。可表现为下利日久不愈,或滑脱不禁,或兼见黏液、脓血,或肛门脱出。其腹痛喜温喜按,所下脓血色暗不鲜,无热象,脉迟弱或沉细,舌苔白。妇人还可见崩中、漏下、白带绵绵不止等症。方用赤石脂禹余粮汤,方出《伤寒论·辨太阳病脉证并治》。方中赤石脂甘酸性温,功能温涩收敛;禹余粮味甘无毒,有固涩之效。共为收涩固脱而治久利滑脱之方。临床可用于治疗慢性肠炎、慢性痢疾所致腹泻、便血、脱肛,以及慢性妇科疾患所致漏下、白带等。

二、温中固脱止利

该法适用于脾肾虚寒,下元不固,大肠滑脱证。症见下利不止,便脓血,腹痛,小便不利。其便脓血色暗而不鲜,腹痛绵绵,喜温喜按,无明显里急后重,可伴疲乏倦怠,脱肛,脉细弱,舌淡苔白。本证与白头翁汤证均可见下利便脓血,但一属虚寒,一为湿热,病机截然不同。本法还可治疗某些因下元不固所致的崩中、漏下等。方用桃花汤,方出《伤寒论·辨少阴病脉证并治》。方中赤石脂甘温而涩,涩肠止利,《神农本草经》言其主"泄痢,肠癖脓血,阴蚀,下血赤白";干姜辛,守而不走,温中散寒;粳米味甘养胃和中。赤石脂之用法值得注意,取其一半与诸药同煎,以温里涩肠,一半筛末中服,用药汁冲服,意在令其附着肠道,以加强收敛作用而涩肠止利。全方合用,共奏温中固脱利之功。原然而于治疗少阴病虚寒下利便脓血证。临床常用于治疗慢性细菌性痢疾、慢性阿米巴痢疾、慢性肠炎,以及某些妇科疾患。

三、敛肺涩肠,止利固脱

该法适用于中气下陷,气虚不固之虚寒性肠滑气利之证。症见下利泄泻,滑脱不禁,大便随气而出,脱肛,肛门重坠,舌淡苔白润,脉沉弱等。虚脱不禁之久咳、久泻、久痢等亦可使用。方用诃梨勒散,方出《金匮要略·呕吐哕下利病脉证治》。方中诃子性温味涩,敛肺涩肠,煨用则专以涩肠固脱止利,并用粥饮和服,取其益胃而健中之效。临床用于治疗急性细菌性痢疾、白喉带菌者。

第十二节　涌吐法

吐法是通过令患者发生呕吐,以消除停留在咽喉、胸膈、胃脘部位的痰涎、宿食、毒物的一种治疗方法。

痰涎壅塞咽喉,或停于胸膈,或滞于胃脘,或食物毒物留于胃中而不能吸收等,及时运用吐法,疏通病邪,清除痰涎、宿食及毒物,可解除病证。吐法能引邪上越,宣壅塞而导正气,即所谓“其在上者,因而越之”之意。

吐法有服用催吐方和探吐之不同。须注意的是,吐法属攻邪,作用多迅猛,因此必须仔细辨证,中病即止,对于年老、体弱者、孕妇、产后均应慎用或不用;同时,吐后还应注意调理脾胃,宜食糜粥,以养胃气。

《伤寒杂病论》中吐法主要用于痰涎宿食壅塞胸膈上脘,胸阳不得宣畅之下。症见病如桂枝证,头不痛,项不强,寸脉微浮或乍紧,胸中痞硬,气上冲咽喉不得息,心下满而烦,饥不能食;若胸中阳气被遏,不能布达于外,还可出现手足厥冷一症。此外,还可兼有痰塞喉中，不能言语，懊侬不安，欲吐不能等症。《金匮要略》还用于治疗宿食在上脘，见有胃中宿食不化，或痰涎壅塞引起的胸膈胀满等症。方用瓜蒂散。方中瓜蒂味极苦，性升催吐；赤小豆味酸性泄，兼能利水。二药配伍，有酸苦涌泄之功。豆豉轻宣辛散，载药上浮，助瓜蒂以催吐。赤小豆、豆豉又系谷类之品，可顾护胃气，使峻吐而不伤正。临床用本方治疗食物中毒、胃扩张、消化不良、精神病、中风及某些呼吸系统疾患。应注意的是，本方中瓜蒂属有毒之品，使用太过或不当可发生中毒，甚至导致危急重症的发生。

第十三节　针 灸、外 治

《伤寒杂病论》中一部理法方药有机结合的中医典籍，其中治法十分丰富，包含了汗、吐、下、和、温、清、消、补八法，在辨证的基础上，立法处方进行治疗。书中不仅使用药物治疗，而且论及针灸治法以及外治法。仲景确立的治疗原则，对于病在脏腑者多用药物治疗，而病在经脉者多用针灸治疗。除内服药物及针灸治疗外，还使用了外治法，其中包括熏洗、撒扑、坐药、浸泡、外摩等。

一、针刺法

仲景用针刺一法，多用于阳证，亦有用于三阴经之实热证者，盖因刺法长于通络泻邪故也。有明言所取穴位者，如风池、风府、大椎、肺俞、肝俞、期门、关元等；有提出所取经络者，如针足阳明等；亦有仅指部位者，如刺腨肠等。因多用于治疗实邪，故手法以泻法为主。针刺之法，见于《伤寒论》的有 10 条，《金匮要略》6 条，其中复出 2 条，实有 14 条。根据各种针刺方法运用之目的、作用机理及所治病证，可归纳为如下几种情况。

（一）截断传经

《伤寒论》第 8 条："太阳病，头痛至七日以上自愈者，以行其经尽故也。若欲作再经者，针足阳明，使经不传则愈。" 本条说明针刺截断传变之治法。太阳病程已达七日，说明病有自愈之机，若头痛等症消失，则为欲愈之兆。若病无自愈之象，则提示正气不足以抗邪，外邪可能内陷生变，其传变之一则是病从热化，伤津化燥，传入阳明。因此，值此之际，及时针刺足阳明，促进气血运行通畅，增强正气之抗邪能力，可截断传经之变。至于当刺何穴，陈修园《伤寒论浅注・辨太阳病脉证》中指出："若未愈，欲作再经者，阳明受之，宜针阳明足三里穴以泄其邪，使经不传则愈。"

（二）疏通经络

《伤寒论》第 24 条："太阳病，初服桂枝汤，反烦不解者，先刺风池、风府，却与桂枝汤则愈。"本条指出对于病重药轻者，当针药并施。太阳中风，主以桂枝汤，法当汗出病解。然有用之不效者，乃病重而药轻之故也。服药后正气得药力之助，正邪相争更为剧烈，因而烦闷不适。此时宜予针刺风池、风府，疏通经络，以泄停滞之邪，再与桂枝汤，针药并施，祛邪之力更强，则疾病可愈。但风池为足少阳经穴，风府乃督脉经穴，而病在太阳，为何不取太阳之穴而反取此二穴呢？盖督脉总领诸阳，太阳之脉连于风府，且两穴均布于太阳经之分野；二者均以"风"为名，说明均为祛风散邪之有效穴位。故取二穴，疏经通滞，针药并用，疾病可愈。

（三）疏泄实邪，以治纵横

《伤寒论》第 108 条："伤寒腹满，谵语，寸口脉浮而紧，此肝乘脾也，名曰纵，刺期门。"属肝乘脾之证。其中谵语为肝气盛所致，腹胀满则是脾土受肝木乘克所致，如此，肝气放纵，侮其所胜，故名曰"纵"。肝气乘脾有虚实之分，其中虚证以扶脾为主，实下宜泻肝为要，本证以实证为主，故治疗宜刺肝之募穴期门，以疏泄肝经之实邪。第 109 条："伤寒发热，啬啬恶寒，大渴欲饮水，其腹必满，自汗出，小便利，其病欲解，此肝乘肺也，名曰横，刺期门。"属肝乘肺之证。其中发热、啬啬恶寒为肝气过盛，反侮其所不胜，形成"肝乘肺"之证。肺主皮毛，肺受肝邪所乘，毛窍开阖失司，故发热恶寒；肺主治节，通调水道，肺病则不能下输膀胱，故小便不利；木火刑金，肺金受灼，故渴欲饮水。腹满与小便不利并见，为水气停蓄不化，气机不利所致。因肝气横逆，上犯于肺侮其所不胜，其曰"横"。因此亦用泻实之法，针刺期门，则肺脏不受其侮，而诸症消失。

（四）针刺泻邪，太少双解

《伤寒论》第 142 条："太阳与少阴并病，头项强痛，或眩冒，时如结胸，心下痞硬者，当刺大椎第一间、肺俞、肝俞，慎不可发汗，发汗则谵语，脉弦，五日谵语不止，当刺期门。"证属太阳少阳并病，其中头痛项强为太阳经脉受邪，头目眩晕为胆火沿少阳经脉上干空窍所致。时如结胸而实非结胸，为少阳经气不利，故心下痞塞硬满，时轻时重，重时则出现疼痛，而似结胸。本病病在经脉，故以针刺治疗，取大椎、肺俞、肝俞。因大椎为三阳之交会，刺之祛风，针刺肺俞可理气散邪，两者相配，以解太阳之邪；刺肝可疏泄胆火，以和解少阳之邪。如不刺而以汤剂发汗，势必导致津液更伤，而致木火炽烈。木盛侮土，故发谵语。乃当刺肝之募穴期门，以泻木火，火清则谵语自止。第 171 条："太阳少阳并病，心下硬，颈项强而眩者，当刺大椎、肺俞、肝俞，慎勿下之。"证属太阳少阳并病，颈项强为邪犯太阳经脉，心下硬、头目昏眩为少阳经气不利，胆气内郁所致。病在经脉，故应以刺法治疗，而不能以下法治之。取大椎、肺俞以解太阳之邪，取肝祛少阳之邪。此两条均属太少并病，邪在经脉，故均应用刺法泻邪，汗下皆非所宜。

（五）刺泻实热，以治热入血室

《伤寒论》第143条："妇人中风，发热恶寒，经水适来，得之七八日，热除而脉迟身凉，胸胁下满如结胸状，谵语者，此为热入血室也，当刺期门，随其实而泻之。濈然汗出而愈。"第216条"太阳病，下血谵语者，此为热入血室，但头汗出，刺期门，随其实而泻之，濈然汗出而愈。"上述二条均为针刺治疗热入血室证。第143条为太阳病热入血室的证治。其中妇人中风，发热恶寒是表证。证属外感，而适逢经水来潮，血室空虚，则表邪乘机内陷。热邪深入血室，与血相搏形成本证。因表证已罢，故外热去而身凉。热与瘀血结于血室，脉道阻滞不利，故脉迟。肝之经脉循于两胁，肝为藏血之脏，今因血室郁滞，必致肝脉受阻，气血流行不利，故胸胁下满，如结胸状。血热上扰，神明不安，故发谵语。此皆热入血室所致，故刺期门，以泻热除实，以期门为肝经之募穴故也。第216条则为阳明病热入血室的证治。阳明病，谵语，经、腑二证均可出现，为热邪上扰神明所致。今因阳明热盛，侵入血室，邪热迫血妄行，故下血。邪热与血相结，熏蒸于上，故发谵语，但头汗出。此属热入血室证，因血室为经水必行之所，而肝主藏血，二者关系密切，故刺期门以泻其实，使邪热从外宣泄，濈然汗出而解。

（六）疏经泻热，宣通郁阳

《伤寒论》第231条："阳明中风，脉弦浮大而短气，腹都满，胁下及心痛，久按之气不通，鼻干不得汗，嗜卧，一身及目悉黄，小便难，有潮热，时时哕，耳前后肿，刺之小差……"本条脉弦为少阳、浮为太阳、大为阳明，即为三阳合病之脉。短气腹满、鼻干、一身及目悉黄、潮热、嗜卧、时时哕，为阳明证候；胁下及心痛，久按之气不通，耳前后肿为少阳之征；病及阳明，法当多汗，然太阳之邪未罢，故为无汗。此三阳见证，病性复杂，太阳宜发汗，少阳宜和解，阳明以清下，但解表必碍其里，攻里复累及表，二者皆非所宜，攻以针刺，泻热邪而宣通郁阳，疏利经脉，以缓病证，然后视其病情变，相机而治。柯韵伯《伤寒来苏集》谓“刺之，是刺足阳明，随其实而泻之”，而钱天来《伤寒溯源集》谓“刺之小差者，刺少阳明明之络，则热邪暂泄，经气稍通，故肿处小差也”。二者之治法可互参。

（七）行血散邪

《伤寒论》第308条：“少阴病，下利脓血者，可刺。”尤在泾《伤寒贯珠集》指出：“用刺法者，以邪陷血中，刺之以行血散邪耳。”本条为针刺治疗少阴下利便脓血证。少阴病，下利便脓血，除可用药物治疗外，亦可采用针刺治疗。针刺具有泄邪泻热作用，若临床上针药并用，则可收到更好的疗效。本条叙证简略，未明言所刺穴位，且对本证的寒热属性亦颇多争论，有谓属实热者，亦有谓属虚寒者。一般来说，针多泻实热，灸多补虚寒，本证云可刺，应属实热。针刺穴位，以足三里、天枢、三阴交、太冲为主，颇有效验。《医宗金鉴》则引常器之云：“刺足少阴之幽门交信。”

（八）引动阳气

《金匮要略·血痹虚劳病脉证并治》：“血痹病……但以脉自微涩，在寸口，关上小紧，宜针引阳气，令脉和紧去则愈。”本条论述以针刺治疗血痹。共中脉微为阳微，涩为血滞，紧为外受风寒。由于受邪较浅，故紧脉仅现于寸口和关上。故此处血痹是由阳气痹阻，血行不畅所致，故用外刺法以引动阳气，阳气行，则邪去病痹除。尤在泾《金匮要略心典》指出：“痹之为病，血既以风入而痹于外，阳亦以血痹而止于中，故必针以引阳使出，阳出而邪去，邪去而脉紧乃和，血乃通。”

（九）发汗散表

《金匮要略·疟病脉证并治》：“疟脉自弦……弦紧者可发汗针

灸也。”本条论述以针刺法治疗疟病兼表者。疟脉自弦，兼紧则有表里之不同，如弦紧是病偏于表，多为兼风寒为患，故可用发汗法，或用针刺治疗，以发汗解表。

（十）舒缓经脉

《金匮要略·趺蹶手指臂肿转筋阴狐疝蛔虫病》“病趺蹶，其人但能前，不能却，刺腨入二寸，此太阳经伤也。”趺蹶，为太阳经脉受伤所致，而出现足背强直，后跟不能落地，但能前行，不能后退，因太阳经脉下贯腨内，出外踝之后故也。因太阳经脉受伤，故以刺腨之法治疗。此处可取腨部承山、合阳等穴位以舒缓经脉。

二、灸法

仲景用灸法，多用于阴证。盖因艾灸长于温阳补虚故，回阳救急故也。仲景使用灸法，有灸穴位，如取关元；有言经络，如灸少阴、厥阴；有示部位，如灸核上、上部等不同。同时对艾炷壮数亦有说明，如灸一壮、七壮等。灸法之应用，在《伤寒论》中有 7 条，《金匮要略》中有 2 条，复出 2 条，实 7 条。据施用艾灸之目的、作用机理及其适应证，可归纳为下列几种。

（一）温阳散寒

《伤寒论》第 117 条：“烧针令其汗，针处被寒，核起而赤者，必发奔豚，气从少腹上冲心者，灸其核上各一壮，与桂枝汤，更加桂枝二两也。”此外用灸法治疗心阳虚致发奔豚证。用烧针的方法迫令患者发汗，外邪不解，针刺的部位被风寒所袭，寒闭阳郁，卫气不行，故局部红肿如核状。同时因烧针强使汗出，损伤心阳，阳虚阴乘，下焦之寒气乘虚上逆，故发奔豚。其治当先以艾炷灸针处之赤核各一壮，用以温阳散寒；再内服桂枝加桂汤平冲降逆，扶心阳之虚。

（二）温阳复脉

《伤寒论》第292条："少阴病，吐利……脉不至者，灸少阴七壮。" 此处用灸法治疗少阴病阳回与吐利脉不至之证。少阴脉不至，是因吐利交作，正气暴虚所致，气血一时不相接续所致。脉既不至，则手足必然逆冷，本属病重，然则此属吐利较甚，正气暴虚，若得恰当治疗，则正气可望恢复，较之久病垂危而脉不至者有别，故可用灸法，灸少阴经穴，以温阳复脉。具体穴位，庞安常主张灸足少阴之太溪穴(内踝高点与跟腱后缘连线的中点凹陷处)，章虚谷主张灸太溪、涌泉[足趾跖屈时，约当足底(去趾)前1/3凹陷处]，柯韵伯主张灸太溪、复溜(太溪穴上2寸，当跟腱的前缘)，这些穴位，皆可作为参考。临床上常以关元(前正中线上，脐下3寸)、气海(前正中线上，脐下1.5寸)为主，亦可同时投四逆汤类方剂，以增强疗效。据承淡安与"有云灸太溪，应加灸气海为是"，可作为参考。

（三）温经散寒

《伤寒论》第304条："少阴病，得之一二日以上，口中和，其背恶寒者，当灸之，附子汤主之。"常器之云："当灸膈俞、关元穴。"论述灸法治疗阳虚寒湿证。病得之一二日，表明病属初起。口中和，是少阴阳虚寒湿内阻的本质反映，因内无邪热，且阳虚寒湿内阻，故口中不苦不燥不渴，此为少阴阳虚寒湿证的审证要点。督脉循行于背部，统督诸阳，今少阴阳衰，寒湿不化，故恶寒以背部为甚，且必不发热，此与太阳表证恶寒不同。在治疗方面，除用附子汤温经散寒除湿外，并兼用灸法，以增强温经散寒除湿疗效。所灸穴位，一般认为可取肾俞、关元、气海等穴。

（四）温阳举陷

《伤寒论》第325条："少阴病，下利，脉微涩，呕而汗出，必数更衣，反少者，当温其上，灸之。"本条论述用灸法治疗少阴下利，阳虚气陷，阴血不足证。少阴下利，脉见微涩，脉微主阳气虚，涩主阴血少，知其为阳虚阴血不足之下利。因阳虚气陷，故大便次数多；阴血虚损，故大便量反少。阳虚而阴寒气逆，胃失和降则呕。阳虚不能固表则汗出。本证阴血不足，缘于阳虚气陷，下利过多，故主用灸法，温阳举陷，俟阳回利止，则阴血可保。同时，阳气充足，始可化生阴血，故本条治法，孜孜于回阳，即是此意。至于穴位之选用，方有执认为是“顶百会穴”。具体运用时可配用关元、气海等穴。

（五）急温回阳

《伤寒论》第 343 条：“伤寒六七日，脉微，手足厥冷，烦躁，灸厥阴，厥不还者，死。”本条论述灸法治疗阴盛阳竭危重证。伤寒六七日，出现脉微、手足厥冷，是阳气衰微，阴寒独盛之证。更见烦躁不宁，为虚阳上扰，心神无主使然。病情虽危，然无大汗、面赤、反不寒恶等症，尚可急温，亦可艾灸，以挽垂危。若灸后阳气得以回复，手足转温者，则疾病尚有转机；否则厥冷依然，表明阳气衰竭，预后多凶，故曰“死”。至于所灸厥阴之穴位，张令韶主张灸“行间”穴和“章门”穴，临床灸关元穴、气海穴，亦有一定效果，若配合回阳救逆之方，可增强疗效。第 362 条“下利手足厥冷，无脉者，灸之不温；若脉不还，反微喘者，死”亦论述灸法治疗厥阴危证。下利、手足厥冷、无脉，乃阴寒邪盛，阳气极度衰微，病情十分危险之候，若用汤药救治，尤恐缓不济急，故用灸法急救。灸后手足能温，脉能自还，病尚可治。所灸之穴，如关元、气海、百会等穴，可供参考。若灸后手足依然不温，脉搏仍然不起，反而增加微喘症状，是肾气竭于下，肺气脱于上之危候。常器之说“当灸关元、气海”。本条在《金匮要略·呕吐哕下利病脉证治》中复出。

（六）温阳散寒通脉

《伤寒论》第 349 条：“伤寒脉促，手足厥逆，可灸之。”本条论述灸法治疗阳衰厥逆脉促者。伤寒病入厥阴，出现手足厥逆、脉促，当为阳衰阴盛所致。阳衰不能温暖四末，故手足厥逆。阳衰心气无力主持，气血运行反常，故脉虽数而无力，且有间歇现象，亦可谓之促，此为阳衰之脉促，可用灸法，以温阳散寒通脉。常器之认为可灸太冲穴。

三、外治法

外治法是将药物直接作用于患处，通过扑于体表，或熏洗患处，或摩于患部，或纳入阴中，或浸入泡洗等方式进行治疗的一种治法。仲景使用外治法主要包括以上方式。其治疗目的又有温粉外扑止汗，外洗除热止渴，熏洗燥湿解毒杀虫，外摩散寒止痛，纳入阴道暖宫散寒、除湿止带，浸泡收敛除湿导邪下行等不同，故从以下几方面分述之。

（一）温涩止汗

该法适用于发汗后汗出过多证，方用温粉外扑，本方见于《伤寒论》第38条大青龙汤证方一注，然未明言是何物。古代所说粉，即米粉，用其扑敷具有爽身止汗之效。大青龙汤为发汗峻剂，其发汗之力犹胜于麻黄汤，故告诫曰：汗出多者，温粉扑之以止汗。然又恐米分冰敛余邪，故炒之而成“温粉”。日本人山田正珍曰：“温粉，熬温之米粉也，同温针，温汤之温。”可见“温粉”乃“白粉”炒温而成。考《肘后备急方》《伤寒总病论》《类证活人书》各载“温粉方”，《肘后备急方》《类证活人书》均以川芎、白芷、藁本、牡蛎、龙骨各二两为末。唐代孙思邈《备急千金要方》记为：煅牡蛎、生黄芪各三钱，粳米粉一两，共研细末，和匀，以稀疏绢包，缓缓扑于肌肤。《孝慈备览》扑身止汗法：麸皮、糯米粉二合，牡蛎、龙骨二两，共研极细末，以疏绢包裹，周身扑之，其汗自止。温粉既为汗出太过者而和，而以川芎、白芷等辛散之品似有欠妥之嫌，故以《考慈备览》扑身止汗法为佳。

（二）除热止渴

该法适用于百合病经久变渴之证。百合病本无口渴之症，便经久不愈，出现口渴之变证，反映出阴虚内热之病机。因此单用百合地黄汤则力量不够，难以收效，故须内服、外洗并用。方用百合洗方。因肺合皮毛，其气相通，所以用百合渍水外洗，具有清热养阴止渴之功。正如尤在泾《金匮要略心典》指出“病久不解而变成渴，邪热留聚在肺也。单用百合渍水洗身，以皮毛为肺之合，其气相通故也”；又如陈修园《金匮方歌括》中所言“皮毛为肺之合，洗其外，亦所以通其内也”。煮饼功能益气养阴，增强除热止渴之功。方后明言“勿以盐豉”，是因咸味有耗津增渴，故当禁用。临床用于治疗精神、神经系统疾病证属心肺阴虚内热者。

（三）清热解毒，祛湿杀虫

该法适用于湿热之邪流注前阴之证。由于足厥阴肝经绕阴器，抵少腹，上通于咽喉，其热毒循经自下而上冲，则咽喉干燥，并可见前阴黏膜蚀烂，或肿或痒，红苔黄，脉数等。方用苦参汤熏洗。苦参苦寒，有清热解毒、祛湿杀虫之功。用其煎汤熏洗前阴患处，杀虫解毒化湿以治本，则疾病痊愈。临床可用于治疗白塞综合征、慢性结肠炎、直肠炎、滴虫性阴道炎等疾病。

（四）杀虫解毒燥湿

该法适用于狐惑病后阴蚀烂证。症见后阴蚀烂，痛痒不止等。方用雄黄熏方。雄黄具有较强的杀虫解毒燥湿作用，《神农本草经》谓其“味苦平寒，主寒热鼠瘘恶疮……杀百虫毒”。本病肛门蚀烂，故可以雄黄熏患处，以就近治之。临床可用于治疗白塞综合征等。

（五）散寒止痛

该法适用于头风病。本病在头部经络，症见头痛时作，遇风进而加重等。方用头风摩散外摩。方中附子味辛大热，可以散经络之风邪，盐味咸微辛，入血分去在皮肤之风毒。两药合用，共奏散风寒、止疼痛之功。正如陈修园《金匮要略浅注》所云："此言偏头风之治法也。附子辛热以劫之，盐之咸寒以清之。内服恐其助火，火动而风愈乘其势矣。兹用外摩之法，法捷而无他弊。"临床可用于治疗偏头痛，亦可治疗口眼歪斜。

（六）暖宫除湿，杀虫止痒

该法适用于阴冷寒湿带下证。以冲任虚寒，湿郁胞宫为主要病机。症见患者自觉阴中寒冷，甚至连及后阴、股腋，还可见有带下绵绵不绝，色白清稀，阴中瘙痒，或腰酸怕冷，舌淡，脉迟等症。方用蛇床子散为坐药。蛇床子具祛寒暖宫，杀虫止痒之功。尤在泾《金匮要略心典》指出"阴寒，阴中进也，寒则生湿，蛇床子温以去寒，合白粉燥以除湿也。此病在阴中而不关脏腑，故但纳药阴中自愈。"因此，用蛇床子散作为坐药，直接温其受邪之处，以暖宫除湿，杀虫止痒。临床可与解毒杀虫之苦参、明矾相配伍，煎汤外洗，或制成坐药外用，用于治疗子宫颈炎、外阴瘙痒及多种阴道炎。若与温肾壮阳之品配伍，则可用于治疗阳痿、宫冷不孕等病证。

（七）清热燥湿杀虫

该法适用于下焦湿热而阴中生疮证。症见阴中蚀烂生疮，伴痒痛糜烂，带下黄稠，或赤白相杂，或小腹疼痛，舌红，苔黄腻，脉滑数等。方用狼牙汤煎水外洗。方中狼牙草味苦性寒，清热杀虫，燥湿止痒。《医宗金鉴·订正仲景全书·金匮要略注》指出："阴中，即前阴也，生疮蚀烂，乃湿热不洁而生慝也。用狼牙汤洗之，以除湿热杀慝也。狼牙非狼之牙，乃狼牙草也，如不得，以狼毒代之亦可。”临床本方多煎汤外洗，用于治疗滴虫性阴道炎，亦可用于治疗其他阴部溃烂湿痒等病证。

（八）收敛除湿，导邪下行

该法适用于脾虚伤湿，湿毒上攻之证。症见腿脚肿痛，挛急上冲，或伴寒热胸闷，泛泛欲吐，心悸，气喘，呕吐等。治以矾石汤。方用矾石煎水浸脚，功能除湿收敛，导湿下行。尤在泾《金匮要略心典》指出矾石“味酸涩性燥，能祛水收湿解毒。毒解湿收，上冲自止”。临床用其注射治疗内痔、脱肛、睾丸鞘膜积液等；治烧伤感染，疗效亦佳；还有用于治疗妇人白带过多等病证。

（九）清热除湿止带

该法适用于内有干血，郁为湿热而下白带之证。本病因经闭或经行不畅，干血内着，郁为湿热，久而化腐所致。因此病因为瘀血，病机关键在湿热。症见经水不利，带下量多，黄稠臭秽，或外阴瘙痒，舌暗，苔黄，脉滑等。方用矾石丸作为坐药，纳入阴中治疗。程云来《金匮要略直解》指出“矾石酸涩，烧则质枯，枯涩之品，故神农经以能止白沃，亦涩以固脱之意也。杏仁者，非以止带，以矾石质枯，佐杏仁一分以润之，使其同蜜易以为丸，滑润易以纳阴中也。此方专治下白物而设，未能攻坚癖，下干血也。”本法为白带之外治法，亦为治标之法，须合用消瘀通经之剂内服以治其本。临床外用主要治疗生殖系统炎症，如滴虫性阴道炎、白带过多等。

第十四节 其他治法

仲景《伤寒杂病论》中治法十分丰富，前已详述了内服、外治及针灸等各种治法。除此之外，仍有难以归纳入上述治法之中者，如寒温并用、安蛔止痛法，杀虫补虚法，发越郁阳法，甘平安胃法等，将从以下几方面分述之。

一、寒温并用，安蛔止痛

该法适用于邪入厥阴，寒热错杂之蛔厥证。本病是由上热下寒、蛔虫内扰而成。因肠道有蛔虫，故病则常自吐蛔。又因病者上焦有热，肠中虚寒，蛔虫不安其位，内扰上窜，故烦。临床还可见剧烈腹痛，呕吐，心烦躁扰等症。若蛔虫内伏不扰，则心烦、腹痛等可自行缓解，诸症自可随之减轻，故原文曰“须臾复止”。进食则蛔虫争食而窜动，则心烦、呕吐、腹痛复作，故称“又烦”。痛剧时，气机受阻，阳气不达四末，故手足厥冷。方用乌梅丸，在《金匮要略·趺蹶手指臂肿转筋阴狐疝蛔虫病脉证治》与《伤寒论·辨厥阴病脉证并治》中均有应用。方中重用乌梅酸敛，更加醋渍，使其更酸，意在安蛔止痛为主。用大辛大热之细辛、干姜、附子、蜀椒、桂枝，既能伏蛔，又祛下寒。取大苦大寒之黄连、黄柏，使蛔虫得下，上热得清。更用人参、当归益气养血，扶助正气。前人云：蛔得甘则动，得酸则静，得苦则下，得辛则伏。本方酸辛苦甘并投，寒温互用，为清上温下、安蛔止痛之要方。本方寒温互用，具辛开苦降之意，故又治寒热错杂之久利。此外《医宗金鉴》云“治厥阴病消渴，气上撞心，心中疼热，饥而不欲食，食则吐蛔”，可供参考。本方不仅对胆道蛔虫证有显著的疗效，而且对蛔虫性肠梗阻、慢性结肠炎、非特异性结肠炎、溃疡性结肠炎，均有较好疗效。又有以本方加血余炭、白芍，或加贯众炭、仙鹤草、生地黄、阿胶治疗寒热错杂之崩漏，取得良效者。

二、杀虫补虚

该法适用于虚劳及瘵虫病。方用獭肝散，方出《肘后方·卷一》。徐忠可《金匮要略论注》指出：“劳无不热，而独言冷者，阴寒之气与邪为类……獭者阴兽也，其肝独应月而增减，是得太阴之正。肝与肝为类，故以此治冷劳，邪遇正而化也。獭肉皆寒，惟肝性独温，故尤宜冷劳。又主鬼疰一门相染，总属阴耶，须以正阳化之耳。”张石顽《医通》指出：“獭肝专杀瘵虫。”故可知獭肝甘温，具有杀虫而治虚劳之功。此法亦后世甘温治劳法之祖。

三、发越郁阳，清上温下

该法适用于上热下寒，正虚阳郁证。本病因伤寒多日，邪气传里，而表里同病而径用攻下所致。误治之后其病不仅不除，反致正气损伤，引邪内陷，形成正虚邪陷，阳郁不伸，上热下寒之证。因邪热内陷胸中，阳气郁而不伸，故寸脉沉而迟；郁阳不达四末，故手足厥冷。因热甚于上，灼伤津液，故咽喉不利；热伤肺络，气血腐败，故唾脓血。大下损伤脾胃，脾虚则寒甚于下，故下部脉不至，泄利不止。此属正虚邪陷，阳郁不伸，阴阳错杂，寒热混淆之证。因证情复杂，治疗颇为棘手。正如尤在泾所说，“阴阳上下并受其病，虚实寒热混淆不清，欲治其阴，必伤其阳，欲补其虚，必碍其实”，故“为难治”。尽管如此，然其病机关键在于邪陷阳郁、上热下寒，故须发越郁阳，清上温下。方用麻黄升麻汤以治之，方出《伤寒论·辨厥阴病脉证并治》。本方以麻黄、升麻为君，重在发越郁阳，且佐以桂枝有通阳发表之力，故方后有“汗出愈”之嘱。此外麻黄尚能发散肺经郁火，升麻擅长解毒，用之使郁阳得伸，邪能外达，则肢厥等症自解。以当归为臣，取其温润养血以滋汗源，且配芍药敛阴和营，以防发越太过。用石膏、黄芩、知田、葳蕤、天冬等清热解毒、养阴润肺，以除上热，则喉咽不利、唾脓血诸证可除。用白术、干姜、甘草、茯苓温中健脾，以除下寒，则泄利自止。本方药味虽多，但不杂乱，且配伍严谨，重点突出。由于本条证情处方复杂，故前人多有不同看法，如尤在泾认为属误下后阳邪传阴的上逆之证；柯韵伯认为是下厥上竭的阴阳离决之候，自柯韵伯疑本方“乃后世粗工之伎，必非仲景方也”。此后注家多有附和，然考《金匮玉函经》、唐代孙思邈《千金翼方》均载有本方，王焘《外台秘要》第一卷不仅载有本方，并引《小品方》注云“此仲景《伤寒论》方”，皆可证明此方并非后人臆造，而属仲景之旧。现代临床可用于治疗自主神经功能紊乱、围绝经期综合征、咽喉及呼吸道疾病、胃肠病等。

四、甘平和胃，安蛔止痛

该法适用于蛔虫病的证治，以蛔虫内扰，气机逆乱为主要病机。症见脘腹疼痛，发作有时，蛔动则痛作，蛔静则痛止，伴呕吐清水痰涎，或便下蛔虫等。方用甘草粉蜜汤，方出《金匮要略·趺蹶手指臂肿转筋阴狐疝蛔虫病脉证治》。方中甘草、蜂蜜缓急止痛，米粉安蛔。全方皆为甘平和胃、安蛔止痛之品，寓“甘以缓之”之意，临床用于治疗蛔虫性腹痛或胆道蛔虫症等。

五、破滞除痹，排脓补虚

该法适用于气郁血滞，瘀腐成脓所致的胃痈、肠痈、肺痈等证。症见胸胁闷胀，疼痛，口舌干燥，吐脓血，脉数等。方用排脓散，方出《金匮要略·疮痈肠痈浸淫病脉证并治》。方中枳实破滞气，芍药除血痹，桔梗排脓，鸡子黄补虚，全方共奏破滞除痹、排脓补虚之功，为排脓之主方。临床用本方治疗内痈脓成将溃者，主要用于胃痈及肠痈等病证。

六、解毒排脓，调和营卫

该法适用于毒热内壅，气血不调，蒸腐成脓所致的肺痈、胃痈等证。症见喉痛咽肿，咳嗽胸痛，吐脓血腥臭，振寒发热，脉滑数等。方用排脓汤，方出《金匮要略·疮痈肠痈浸淫病脉证并治》。方中甘草解毒，桔梗排脓，生姜、大枣调和营卫，促使疮疡愈合。临床可用本方治疗肺痈、胃痈及喉痹等病证。

七、祛痰截疟

该法适用于牝疟证的证治。本证多由素体阳虚，阳气难以外达，或素有痰饮，阳气为饮邪所阻，致使疟邪留于阴分者多，而并于阳分者少所致。临床以寒热交作，寒多热少，发作有时为特征，还可伴见胸闷、身痛少汗、舌苔白腻、脉弦滑等症。方用蜀漆散，方出《金匮要略·疟病脉证并治》。方中蜀漆(即常山苗)，功能祛痰截疟，为方中主药；云母、龙骨以助阳扶正，镇逆安神为佐。全方共奏祛痰截疟之功。本方疗效与服药时间有关，云“临发时服”。临床主要用本方治疗阳邪陷阴，寒多热少之疟病。

八、通阳散结，调和阴阳

该法适用于寒多热少之牝疟证。症状表现与前相似。方用牡蛎汤，方出《金匮要略·疟病脉证并治》。本方即蜀漆散去云母、龙骨，加牡蛎、甘草而成。蜀漆得云毒专升阳邪陷阴，故蜀漆散中配纯阳之龙骨为佐；蜀漆配麻黄专开阴邪之固闭，所牡蛎汤中配牡蛎以通阳散结为辅；甘草甘缓调和药之药性。全方共用，通阳散结，调和阴阳，则寒邪自去，疟病自止。临床用本方治疗阴寒固闭，寒多热少之疟病。

九、祛湿散水

该法适用于暑邪夹湿，阻遏阳气之太阳中暍证。症见暑病初起，发热恶寒，身痛无汗，烦闷欲吐，脉微弱，或见食停胃脘，痞闷欲吐，或见湿热黄疸等。方用一物瓜蒂汤，方出《金匮要略·痉湿暍病脉证》。瓜蒂具有祛湿散水之功。《神农本草经》谓“瓜蒂味苦寒，主大水，人身面目四肢肿，下水”；张志聪《伤寒论集注》中指出“瓜蒂蔓草，延引藤茂，其蒂最苦，其瓜极甜，乃从阴出阳，由里达表，用之主从经脉而散皮中之水，清太阳之热。散为吐剂，内有配伍，汤非吐剂，内无配伍，故加一物二字”。故知瓜蒂以散皮肤水气，水气去则暑无所依，疾病自愈。临床用本方吹鼻可治疗急性传染性黄疸型肝炎；其提取物口服，治疗急性肝炎效果颇佳，亦可用于防治肝硬化等疾病。

第三章　方

“方”是治病的工具，仲景之书乃方书之祖，其中《伤寒论》载方113首，《金匮要略》载方208首(包括附方23首)，总共载方321首。减去43首重复方剂，共计有方剂278首。本章从类方的角度，系统梳理了仲景方剂配伍的思维方法。

一、桂枝剂配伍

桂枝剂主要指桂枝汤及桂枝汤加减之类的方剂，也包括桂枝与他药配伍而成的方剂。桂枝汤之功用，既和营卫以解表，又调阴阳以治里，其经过化裁配伍之后，还可用于治疗太阳中风证及其各种兼证，也用于治疗内伤虚损疾病及多种杂病。

（一）调和营卫，治太阳中风证

桂枝汤治疗腠理疏松，卫气不固，风寒外袭，营卫失调所致太阳中风证，可见恶风、发热、汗出、头项强痛，或鼻鸣干呕、脉浮缓等症。方中主以桂枝之辛温，解肌通阳，祛风散寒；辅以芍药之酸苦微寒，和营血而敛阴液。桂枝得芍药之酸，于解表中寓敛汗之意；芍药得桂枝之辛，于和营中有调卫之功。甘草、生姜、大枣皆佐使之品。生姜辛温宣散，助桂枝以通阳；甘草、大枣甘缓，益气调中，并助芍药和营。诸药合用，有主有从，配伍严谨，共奏调和营卫、解肌祛风之功。

（二）调和营卫，治太阳中风及其兼证

桂枝加厚朴杏子汤治疗风寒之邪内迫于肺致表不解而兼微喘之证或太阳中风而引发宿喘之证，症见恶风寒、发热、汗出气喘、脉浮缓等。方中桂枝汤解肌祛风、调和营卫以解表，加厚朴、杏仁降气定喘以治兼证，诸药共奏调和营卫、降气定喘之功。

栝楼桂枝汤治疗内因津液不足，外感风寒之邪，邪阻太阳筋脉，筋脉失于濡养所致柔痉病。症见太阳中风症状（发热、汗出、恶风、头项强痛等）和痉病主症“身体强几几然”，甚则角弓反张、口噤不开。方中桂枝汤调和营卫，以解太阳卫分之邪；天花粉滋养筋脉，润燥解痉。本方所治，虽不能称之为太阳中风及其兼证，然其临床表现具备太阳中风征象，风寒束表、营卫失调仍为其病理变化之一，故方用桂枝汤；“身体强、几几然”虽不能认为系桂枝汤证之兼证，但其病理变化基础是津液不足而感受外邪，故方用天花粉生津润燥。既属津液不足而受邪，何以不用葛根升津舒筋，以解“身体强、几几然”？盖津亏较重，且风邪化燥，葛根升散之性于其不利故也。

桂枝加芍药汤治疗太阳病误下，邪陷太阴所致表证仍存而中焦气机不和者，除表证未罢之症状外，兼见腹满时痛等症。方用桂枝汤调和营卫，且桂枝、甘草辛甘通阳，生姜、大枣、甘草和中益气；倍用芍药，与甘草相伍，酸甘益阴，和中缓急以止痛。诸药合用，除具解表之功外，又有通阳行阴、和脾缓急之效。

桂枝加大黄汤治疗表病误下，不唯表证不解，且邪入阳明，腑气不通，而致腹部“大实痛”者。此证虽涉及阳明，但无潮热谵语等症，知病变仍偏重于表而兼轻度阳明里实。故方用桂枝汤调和营卫,加重芍药并加大黄,兼治阳明而疗“大实痛”。桂枝加芍药汤、桂枝加大黄汤所治之证,虽涉及太阴与阳明,而非纯属太阴、阳明,故用药亦非建中、承气可比。前方用芍药而不加饴糖,重在和脾止痛;后方用大黄而不加枳实、厚朴、芒硝之类,意在泻实和胃。

桂枝加黄芪汤治疗邪气在表,营卫失调而兼表气虚之证,症见发热、恶寒、脉浮、自汗等。方中桂枝汤调和营卫,解表祛邪;黄芪益气固表,助气托邪。该方用于黄疸病病邪在表而表虚者。黄疸病多与湿邪有关,方用黄芪,其意不但在于助气以祛表邪,而且能益气固表祛湿,有利于黄疸病之向愈。该方尚用于治疗营卫不调,水湿内郁,阳气不宣之黄汗病,症见身重腰痛、上半身汗出、下半身无汗、烦躁、小便不利等。方中桂枝汤调和营卫、解肌祛湿,使心阳下达,以和调上下;黄芪益气固表逐湿。上述可见,桂枝加黄芪汤既治黄疸,又疗黄汗,虽前者有表证,后者无表证,但病理变化均属营卫不和,故同用桂枝汤,此异病同治之例也。此外,二病均与湿邪有关,故均加黄芪益气走表祛湿。

乌头桂枝汤治疗寒气内结,阴寒内盛,兼外邪袭表,营卫不和所致寒疝兼表证,症见腹中痛、手足逆冷而麻痹不仁、身体疼痛等。方中乌头温里散寒止痛,桂枝汤调和营卫以散表寒,共奏表里双解之功。因该方所治病证为里寒兼表,里寒为主因,外寒为诱因,且临床表现腹痛较剧,治当散寒止痛为首要,故不以桂枝加乌头汤命名,而名曰乌头桂枝汤。

竹叶汤治疗产后阳气不足,风邪乘虚而入之中风证,表现为发热、头痛等病邪在表之证和面正赤、气喘等虚阳上越之象。方中竹叶为主,辅以桂枝、葛根、防风、桔梗疏风解表,生姜、大枣、甘草调和营卫,人参、附子温阳益气。诸药合用,共成表里兼治、扶正祛邪之利。本方虽未以桂枝命名,实含桂枝汤之义。因风邪较重,故未用芍药，而用竹叶、葛根、防风，以加强疏风之力。中风而兼阳气虚弱，若但解其表，易致虚阳外脱；若唯补其虚，又易助邪碍表，故方剂配伍，表里兼顾。

桂枝加芍药生姜各一两人参三两新加汤治疗太阳表证因发汗太过伤及营气，或营气不足之人复感外邪所致之身疼痛、脉沉迟等症。方中桂枝汤加重芍药、生姜用量，和营通阳以解未尽之表；再加人参补益气阴而治营气不足。诸药共成表里兼顾、扶正祛邪之剂。

桂枝加附子汤治疗太阳病发汗太过，致阳虚汗漏之证，症见汗漏不止、恶风、小便难、四肢微急、难以屈伸等。方中桂枝汤调和营卫，亦可止汗。如表证未解，仍可解表。加附子温经扶阳，固表止汗。本证阳虚与表证同在，治若单纯解表，则更虚其阳，甚则厥利、呕哕接踵而来；单纯温阳，则外邪不去，易生他变。故解表与温阳并施，桂枝汤与附子汤同用。

桂枝去芍药汤、桂枝去芍药加附子汤治疗桂枝汤证之变证。太阳病误下，表证未解，邪陷胸中，胸阳受损，故除表证外，更增胸满、脉促等症。此时若以桂枝汤解表，则方中芍药酸苦阴柔之性易敛邪不散，有碍胸满，故去而不用（名桂枝去芍药汤）。方中桂枝、甘草辛甘通阳，生姜、大枣调和营卫，且桂枝与生姜为伍，又能通阳解表。诸药合用，既可解未尽之表，更能通胸中之阳。若证如上述而兼恶寒加重，脉不促而微弱者，是不仅胸阳受损，而且阳虚较甚，伤及肾阳，故于前方中加附子（名桂枝去芍药加附子汤）以温经复阳。

（三）调和阴阳，治内伤虚损证

桂枝加龙骨牡蛎汤治疗精耗太过，阴损及阳，阴阳两虚之虚劳失精，症见经常遗精、滑精或梦交，少腹拘急，前阴寒冷，头目晕眩，头发脱落等。方中桂枝汤调和阴阳,加龙骨、牡蛎,潜镇涩精,使阳固阴守,精不外泄。由此可见,桂枝汤不但能调和营卫以解表,而且可调和阴阳以补虚。正如尤怡引徐氏语所云:“桂枝汤外证得之能解肌去邪气,内证得之能补虚调阴阳。”

小建中汤治疗脾胃阴阳两虚虚劳,症见腹中拘急疼痛、心悸、衄血、梦遗失精、四肢酸疼、手足烦热、咽干、口燥等。该方由桂枝汤倍用芍药加饴糖而成。方用饴糖、炙甘草、大枣之甘以建中缓急,三味配桂枝、生姜之辛以化阳,配芍药之酸以化阴,如此一则阴阳得以自调,一则通过建立中气,生化气血,而使阴阳调和。本方虽能调和阴阳,但药物配伍仍以甘温助阳、补脾建中为主。小建中汤与桂枝加龙牡汤,其药物组成均用桂枝汤,同治阴阳两虚虚劳,但前者重在健运中焦脾胃,后者重在固守肾精。

黄芪建中汤治疗气血阴阳俱虚,而以气虚为主之虚劳,症见腹中拘急、自汗或盗汗、身重或不仁、脉虚大等。方中小建中汤调和阴阳,建立中气;加黄芪益气补中,以缓急迫。

当归建中汤治疗产妇血虚有寒之腹痛,症见产后虚羸、少腹拘急挛痛、少气、不能饮食等。方中小建中汤调和阴阳、建立中气,当归养血和血,诸药共奏养血补虚,和营止痛之效。

上述三建中汤以小建中汤为中心,均治阴阳两虚虚劳,主治病证均有腹中拘急疼痛。但黄芪建中汤证以气虚为主,故方以小建中汤加黄芪;当归建中汤证以血虚为主,故方以小建中汤加当归。

炙甘草汤治疗心阴阳气血俱虚所致心动悸、脉结代。《金匮要略·血痹虚劳病脉证并治》云:“治虚劳不足,汗出胸闷,脉结悸……”该方由桂枝汤去芍药倍用炙甘草加味而成。方中生地黄、麦冬、阿胶、麻子仁、大枣,补益心阴心血;炙甘草、桂枝、生姜、人参、清酒,补益心气,温通心阳。该方虽非为桂枝汤原方加味,然仍具调和阴阳之功。所以去芍药者，盖其酸收阴柔之性有碍胸阳，于心阳不振所致胸闷等症不利。因炙甘草能补中益气，使气血生化有源，以复脉之根本，故方中重用炙甘草，且以之作为方名。

黄芪桂枝五物汤治疗营卫气血俱不足所致血痹病。营卫气血不足，感受风寒，血行不畅，阳气痹阻，故出现以局部肌肤麻木不仁，甚或疼痛为特征的病证。本方由桂枝汤去甘草，倍生姜，加黄芪组成。因甘草性缓，有碍血液畅行，故去而不用。方中黄芪甘温益气，倍生姜助桂枝通阳行血，芍药和营理血，生姜、大枣调和营卫。诸药合用，共奏益气通阳、和营行痹之效。

芍药甘草附子汤治疗太阳病发汗后阴阳两虚的变证。太阳病发汗后，恶寒反而加重，且无其他表证症状，这是病情有变，阳虚不能温煦肌表所致。发汗太过，不但伤阳，而且损阴，阴虚不能濡润筋脉，则可见脚挛急等症。方用芍药、甘草，酸甘化阴以养营血；附子辛热，与甘草相合，辛甘化阳以扶阳气。本方中虽无桂枝，然由桂枝汤去桂枝、生姜、大枣加附子而成。因无表证，故去桂枝与生姜；因营阴受损，而用芍药与甘草；因阳虚较重，故用附子。三药合用，共奏阴阳双补之功。

（四）辛甘化阳，治心阳不足证

桂枝甘草汤治疗太阳病发汗过多，损伤心阳所致心悸，临床表现除心中悸动不安外，尚有双手交叉按压于心胸部位，或呕吐，体倦乏力等症。本方即桂枝汤中之桂枝与甘草组成。桂枝辛温，入心通阳；炙甘草甘温，益气和中。二药合用，辛甘化阳，使心阳振奋，则心悸可愈。

桂枝加桂汤治疗发汗后烧针令其汗，过汗损伤心阳，阴寒之气上逆所致奔豚病。症见气从少腹上冲心胸等。本方即桂枝汤加桂二两。方中重用桂枝五两，一则配炙甘草、生姜、大枣辛甘化阳，以振奋心阳，一则取其平冲降逆之功；芍药配甘草酸甘化阴，以柔肝缓急。诸药合用，共奏通阳平冲、降逆缓急之功。

桂枝去芍药加蜀漆牡蛎龙骨救逆汤治疗伤寒脉浮，误用火攻或辛温发汗太过，心阳虚损，心神浮越所致心悸、惊狂、卧起不安等症。方中桂枝、甘草、生姜、大枣相配，辛甘化阳，旨在宣通心阳；龙骨、牡蛎重镇安神；因心阳虚易致痰浊凝聚，故加蜀漆以涤痰；去芍药者，以其阴柔之性不利通阳涤痰之故也。

桂枝甘草龙骨牡蛎汤，治疗因烧针劫汗，损伤心阳，心神失养而出现的烦躁证。本方由桂枝、甘草、龙骨、牡蛎组成。方中桂枝、甘草化阳，温通心阳；龙骨、牡蛎重镇，潜敛心神。

以上四方均用桂枝与甘草，然桂枝用量各不相同，其功效也相应变化。桂枝加桂汤中桂枝五两，取其平冲降逆；桂枝甘草汤中桂枝四两、炙甘草二两，桂枝救逆汤中桂枝三两、炙甘草二两，二方桂枝量均大于甘草，则通阳强于益气；桂甘龙牡汤中桂枝一两、炙甘草二两，甘草量大于桂枝，则益气强于通阳。可见，用药量之大小与证候、治法是密切相关的。

（五）酸甘复阴，治筋脉挛急证

芍药甘草汤治疗阴虚筋脉失于濡润所致“脚挛急”。本方即桂枝汤中的芍药、甘草二味组成，取其酸甘化阴、养血敛阴、和中缓急之义，使阴液得复，筋脉得养，足胫自能伸展自如，脚挛急之证自可缓解或清除。

（六）通阳活血，治瘀血内阻证

温经汤治疗冲任虚寒兼瘀血所致崩漏病。症见下血数十日不止，暮即发热，少腹里急，腹满，手掌烦热，唇口干燥等。本方为桂枝汤去大枣加吴茱萸、当归、川芎、人参、阿胶、牡丹皮、半夏、麦冬组成。其功用与桂枝汤原方大有不同。方中桂枝配吴茱萸、生姜温经散寒暖血，阿胶、当归、川芎、白芍、牡丹皮养血和血散瘀，麦冬、半夏润燥降逆，甘草、人参补中益气。诸药共奏温经散寒、通阳活血、养血补虚之效。本方虽具滋阴养血、益气通阳、阴阳双调之功，但桂枝与他药配伍之主要功用是通阳散瘀。

桂枝茯苓丸治疗妇人宿有癥积引起的漏下病。素有癥病，停经不到三月，漏下紫暗瘀血，脐上似有胎动，这些都是癥积内停，瘀血阻滞所致。本方为桂枝汤去甘草、大枣、生姜加牡丹皮、桃仁、茯苓而成，其功能与桂枝汤原方根本不同。方中桂枝配芍药通调血脉，牡丹皮、桃仁活血化瘀，茯苓益脾气，用蜜为丸意在攻邪而不伤正。诸药合用，共收通阳活血之功。

土瓜根散治疗瘀血内阻引起的月经不畅利之病，症见少腹满痛、按之有硬块、月经一月二潮、量少色暗有块、舌质紫暗、脉涩等。本方为桂枝汤去生姜、大枣、甘草，加土瓜根、土鳖虫而成。其方义与桂枝汤原方迥然不同。方中桂枝、芍药温通血脉，土瓜根、土鳖虫祛瘀破血，加酒以行药势。诸药共奏通阳活血之功。以上三方均以桂枝与活血祛瘀药配伍，其祛瘀之力较单纯用祛瘀药之力更强。此法宜于血瘀有寒或无热之证，若有热象则不宜用或少用桂枝，或用桂枝同时佐以清热之品。

（七）其他

蜘蛛散治疗寒气凝结足厥阴肝经所致阴狐疝病。症见阴囊偏大偏小，疝物时上时下，每因起立或走动时坠入阴囊，平卧时则收入腹内，患者轻则有重坠感，重则阴囊牵引少腹剧痛。本方由蜘蛛与桂枝二味组成，方中蜘蛛破结通利，配桂枝之辛温，引入足厥阴肝经以散寒气。二药共奏温经散寒、破结通利之效。

《千金》桂枝去芍药加皂荚汤治疗肺气虚寒夹痰涎内壅所致“肺痿吐涎沫”等症。方中桂枝汤去芍药辛甘化阳，温复肺气，且可调和营卫，使营卫宣行，肺气振奋，则涎沫可止；芍药收敛之性不利除痰，故去之；加皂荚者，意在涤痰通窍。诸药合用，共奏温肺涤痰、扶正祛邪之功。

芪芍桂酒汤治疗表气虚而水湿内侵，营卫不调，湿热交蒸所致黄汗病。症见发热，口渴，汗出色黄如柏汁，身体肿重，脉沉等。本方由黄芪、芍药、桂枝、苦酒（醋）组成。方中黄芪益气固表祛湿，桂枝、芍药调和营卫，苦酒宣泄营中郁热。诸药合用，通阳固表，调和营卫，宣泄湿热。

桂枝去芍药加麻辛附子汤治疗阳虚阴凝，饮结心下所致心下痞坚，如盘如杯之证，临床表现可兼手足逆冷，或身冷骨痛、恶寒无汗，或麻痹不仁等症。方中桂枝汤去芍药，辛甘化阳，振奋卫阳；麻黄、细辛、附子温发里阳，祛散阴寒。去芍药者，以其苦寒阴柔之性不利通阳之故也。诸药为伍，温阳散寒，通彻表里，使阳气通行，阴凝解散，则水饮自消。

二、麻黄剂配伍

麻黄剂主要指麻黄汤及以麻黄汤为核心加减之类的方剂。麻黄汤功能解表散寒、宣肺平喘，为发汗解表之峻剂，主治伤寒表实证。其经过化裁配伍之后，可用于治疗伤寒表实及其各种兼证、邪热壅肺证和水气夹热证等。兹将麻黄剂配伍用药法分述如下。

（一）治表实证

麻黄汤治疗风寒束表，卫阳被遏，营阴郁滞，肺失宣降所致伤寒表实证，症见恶寒、发热、头痛项强、无汗而喘、脉浮紧等。方中麻黄发汗解表散寒，宣肺降气平喘；桂枝解肌祛风，助麻黄发汗解表；杏仁降肺气，助麻黄平喘之力；炙甘草调和诸药。四药合用，共奏辛温发汗、宣肺平喘之功。

桂枝麻黄各半汤治疗病久邪郁，正气欲抗邪外出而不得汗解，阳气怫郁在表，不能发泄所致之表郁轻证。症见发热，恶寒间断出现，日发二三次，面赤，身痒等。该方由桂枝汤三分之一量与麻黄汤三分之一量合煎而成。因表郁不解，病不得汗出，非桂枝汤所能胜任。但病邪轻微，又不宜麻黄汤峻汗。故将二方大剂小用，合为一方，使解表发汗而不伤正，调和营卫而不留邪。从此方的配伍及剂量来看，其虽具发汗之力，但较麻黄汤明显减弱。

桂枝二麻黄一汤治疗太阳病服桂枝汤后仍邪郁不解之证，但病情较桂麻各半汤证更轻。症见发热恶寒阵发，一日发二次。该方由桂枝汤与麻黄汤二比一的用量相合而成，且与桂麻各半汤比，桂枝汤量略增，麻黄汤量又减。故其发汗力更小，目的在于微发其汗，使祛邪而不伤正。

甘草麻黄汤治疗水气滞留皮中而无郁热的皮水表实证，症见皮肤浮肿、按之没指、无汗而小便不利等。本方由甘草、麻黄二味组成。因水停皮中，肺气不宣，故方以麻黄发汗宣肺利水，甘草和中补脾。本病之表实是水停肌表而无汗，临床表现一般无恶寒、发热和气喘等症，故治疗无须用麻黄汤辛温发汗解表，只用麻黄为主（四两），辅以甘草（二两），发汗宣肺利水。

《千金》麻黄醇酒汤治疗外感风寒，湿热在表的黄疸，症见发热无汗、身黄脉浮等。本方由麻黄、清酒组成，麻黄走表发汗，辅以美清酒助其辛温出汗，使黄疸从汗而解。

（二）治表实证及其兼证

麻黄加术汤治疗风寒表实兼湿伤肌表之证，症见恶寒、发热、无汗、身体烦疼而沉重等。该方由麻黄汤加白术而成。病因寒湿在表，当从汗而解，但不可大汗，以防风寒去而湿仍存，应使阳气缓缓蒸发于内，风寒湿邪微汗而解。故方用麻黄汤发汗解表散寒，加白术以行表里之湿，且白术益气固表之力，可防麻黄汤发汗而不致过汗。诸药合用，共奏解表散寒、祛风除湿之效。

麻黄杏仁薏苡甘草汤治疗风湿在表而属表实兼湿邪化热化燥者。症见一身尽疼，且疼痛呈游走性，发热，日晡增剧等。该方由麻黄、杏仁、薏苡仁、甘草四味组成，即麻黄汤中桂枝易薏苡仁。因表实较麻黄加术汤证轻，故无须麻黄、桂枝同用，而将麻黄与甘淡微寒之薏苡仁同用。方中麻黄、甘草微发其汗，杏仁、薏苡仁利气祛湿，诸药共奏解表祛湿、轻清宣化之功。

大青龙汤治疗风寒束表，里兼郁热之证，症见发热、恶寒、身疼、无汗而烦躁、脉浮紧等。本方由麻黄汤加石膏、生姜、大枣而成。麻黄汤重用麻黄加生姜，辛温发汗，以解表寒；石膏兼清在里之郁热而除烦躁；大枣和中，以资汗源。诸药合用，共奏发汗解表、兼清里热之功。

小青龙汤治疗伤寒表实兼里有寒饮之证，症见恶寒、发热、无汗、身疼痛、浮肿、胸痞、干呕、喘咳等。本方由麻黄汤去杏仁加干姜、细辛、白芍、五味子、半夏而成。方中麻黄发汗、平喘、利水，配桂枝通阳解表散寒；且桂枝与白芍相配，调和营卫；干姜、细辛温化里饮；五味子敛肺止咳；半夏降逆化痰；炙甘草和中，调和诸药。诸药合用，解表化饮，表里同治。

小青龙加石膏汤治疗风寒表实兼内有水饮，饮郁化热之咳喘，症见咳嗽、喘逆、烦躁、发热、恶寒、无汗等。因外有风寒客表，内有水饮停肺，故用小青龙汤解表散寒，温肺化饮；饮郁化热而烦躁不安，故加石膏清热除烦，且石膏与麻黄相协，又具发越水气之功，以增化水除饮之力。

射干麻黄汤治疗寒饮郁肺、肺失宣降所致哮喘，症见咳重胸闷、痰多清稀、喉中有水鸣声、喘不得卧或恶寒无汗等。本方由麻黄与射干、生姜、细辛、紫菀、款冬花、五味子、半夏、大枣组成。方中麻黄宣肺平喘，配生姜、细辛散寒化饮；射干消痰利咽；款冬花、紫菀、半夏降逆化痰；五味子敛肺止咳；大枣和中。本方治表实里饮，但里饮为甚。其与小青龙汤所治均为表实里饮，然彼证表寒重，故以麻黄配桂枝发汗解表；此证表寒轻，故以麻黄配生姜宣肺散寒。彼证里寒较甚，故以细辛伍干姜温肺散寒；此证里寒相对较轻，而痰饮阻肺较甚，咳喘痰鸣突出，故以细辛配射干、款冬花、紫菀、半夏降气消痰。

麻黄细辛附子汤治疗少阴虚寒兼表实之证，症见发热、恶寒、无汗、脉沉等。本方由麻黄与细辛、附子三味组成。方中细辛、附子温经复阳为主，麻黄发汗解表为次，共成温经解表之剂。此证虽有表实，但不可峻汗，因其少阴阳虚，过汗反伤其阳。故不以麻黄、桂枝相伍而仅用麻黄发表，且与温阳散寒之品同用，使解表而不伤阳气。

麻黄附子甘草汤治疗少阴虚寒兼表实之证，其临床表现与麻黄细辛附子汤相似。因病势较缓，故不用麻黄细辛附子汤，而用麻黄附子甘草汤。本方由麻黄与甘草、附子三味组成。方中附子温经复阳，麻黄、炙甘草微汗解表。此方与麻黄细辛附子汤相比，虽证候类似，但病变有别。此证病势缓，表寒轻，故将麻黄与甘草相配，以微发其汗；里虽虚而寒不甚，故不将附子与细辛同用，而仅用附子温复少阴之阳。

麻黄附子汤治疗正水而表有水气者，症见水肿、腹满、小便不利、无汗而喘、脉沉细等。本方由麻黄、甘草、附子组成。方中附子温经复阳，化气利水；麻黄、甘草微汗发表，宣肺散水。诸药合用，扶正祛邪，表里兼顾，发汗而不伤阳气。该方与麻黄附子甘草汤，虽药物组成相同，但麻黄用量有别，前者三两，后者二两，说明麻黄附子汤中麻黄、甘草相伍，虽能微汗发表，但重用麻黄，其意不仅在于解表，而在宣肺以散水气，因本证非但表实无汗，而且水滞肌表，浮肿较甚。

麻黄连轺赤小豆汤治疗湿热发黄兼表实之证，症见全身发黄、发热、恶寒、无汗、身痒、小便不利等。该方由麻黄汤去桂枝，加连翘（即连轺）、赤小豆、生姜、大枣、生梓白皮而成。方中麻黄、杏仁、生姜辛温宣发，解表散邪；连翘、赤小豆、生梓白皮苦寒清热，利湿退黄；甘草、大枣和中。诸药合用，共成表里双解之剂。本证属表实，理应以麻黄汤发表，但虑其里有瘀热，故去桂枝，以防助其热邪也。

（三）治太阳邪郁兼里热轻证

桂枝二越婢一汤治疗太阳邪郁不得汗解兼里有轻度郁热之证，症见发热、恶寒、热多寒少、口渴、心烦等。本方由桂枝汤与越婢汤（麻黄、石膏、生姜、大枣、炙甘草）二比一用量组成。本证虽表里同病，但表里俱轻，故方用桂枝汤外散表邪，越婢汤发越郁热，共为表里双解之轻剂。

（四）治邪热壅肺证

麻黄杏仁甘草石膏汤治疗表邪已解，热壅迫肺之喘病，症见发热、汗出而喘等。本方即麻黄汤桂枝易石膏。此喘伴汗出，而不恶寒，说明无表寒，故不用桂枝加厚朴杏子汤；汗出而喘，并非“汗出而渴”，故不用白虎汤。方用麻黄配石膏，清宣肺中郁热而平喘；杏仁宣降肺气，协麻黄以治喘；甘草和中缓急，调和诸药。

（五）治水饮夹热证

越婢汤治疗风水相搏，内有郁热之水气病，症见一身悉肿、恶风、发热、汗出而渴、脉浮等。本方由麻黄、石膏、生姜、大枣、甘草组成。方中麻黄配生姜发汗散水；重用石膏之辛凉，清宣肺胃之郁热；甘草、大枣和中益气，使去邪而不伤正。

越婢加术汤治疗脾肺功能失常，水湿内停，郁而化热之皮水，症见一身悉肿、面目肿大、口渴、小便不利、脉沉等。本方由越婢汤加白术而成。本证虽无恶风、发热之表证，但病势趋于表，水湿主要停滞于肌表、皮肤，故治疗仍用越婢汤发汗散水，兼清肺胃之郁热。该方既治风水，又治皮水，此异病同治也。因水湿过盛，故加白术健脾除湿，同时，麻黄与白术配伍，既能行表里之湿，又可防麻黄发散太过。

越婢加半夏汤治疗外感风热，水饮内作，饮热迫肺所致之肺胀病。症见咳嗽上气，咳急甚至目睛胀突，脉浮大有力等。方中麻黄配石膏，且石膏量大于麻黄，以监制麻黄辛温之性而共为辛凉宣泄水气、兼清里热之用；生姜、半夏散水降逆；甘草、大枣安中调和诸药。诸药共奏宣肺泻热、发越水气、降逆平喘之功。以上三方均以越婢汤为中心发越水气，兼清郁热，若水湿太盛，则加白术健脾燥湿，以加强祛除水湿之功；饮热迫肺，气逆喘急，则加半夏化饮降逆而平喘。越婢汤与麻杏甘石汤均将麻黄与石膏配伍，且石膏量大于麻黄，共成辛凉清热之用。然麻黄与石膏用量之比，二者明显不同，前者为六两比半斤，后者为四两比半斤。因前者主治病证病邪偏重于表，故麻黄用量较大；后者为邪热在里而无表证，故麻黄用量较小，且石膏量多其一倍，其意重在清宣肺热，而不在发汗解表。可见，药味配伍相同，而药物剂量有别，则功效迥异。

厚朴麻黄汤治疗寒饮夹热，上迫肺系之咳喘，其证为邪盛于上而近于表，临床表现有咳嗽喘逆、胸满烦躁、咽喉不利、痰声辘辘、但头汗出、倚息不得卧、脉浮苔滑等。本方由厚朴、麻黄、石膏、杏仁、半夏、干姜、细辛、小麦、五味子组成。方中厚朴、麻黄、杏仁宣肺利气降逆；细辛、干姜、半夏温肺化饮止咳；石膏清热除烦；小麦安中养正；五味子收敛肺气。诸药合用，共奏散饮降逆清热、止咳化痰平喘之功。本方即小青龙加石膏汤之变方，以厚朴、杏仁、小麦易桂枝、芍药、甘草。因本证不一定有表证，或表寒较轻，故于小青龙汤中去桂枝；本证饮邪滞肺，胸满突出，故去芍药、甘草，以免其酸甘之性有碍饮邪胸满；加厚朴、杏仁助麻黄宣利肺气而降逆；加小麦之意，一则养正安中，一则助石膏以清热除烦。本方与小青龙加石膏汤均治寒饮郁热之咳喘，但前者病机无表寒，或表寒较轻，里饮郁热迫肺之势较甚；后者表寒较重，里饮郁热而不甚，方药配伍随机应变。

（六）其他

《古今录验》续命汤治疗气血不足，外风侵入人体所致“中风痱，身体不能自收持，口不能言，冒昧不知痛处，或拘急不得转侧。”本方由麻黄汤加石膏、当归、人参、干姜、川芎组成。方中人参、甘草补中益气；当归、川芎养血调营；麻黄、桂枝疏风散邪；石膏、杏仁清热宣肺；干姜和胃温中。诸药合用，共奏扶正祛邪之功，使气血渐旺，风邪外出，则风痱自愈。

《千金》三黄汤治疗卫气不足，风邪外中，郁而化热所致“中风手足拘急，百节疼痛，烦热心乱，恶寒，终日不欲饮食”。该方由麻黄与独活、细辛、黄芪、黄芩组成。方中麻黄、羌活、细辛解表疏风，黄芩清热降火，黄芪补气固表。诸药共奏固卫祛风、解表清热之效。

麻黄升麻汤治疗上热下寒（肺热脾寒），正虚阳郁之证。症见寸脉沉迟，尺脉及趺阳，太溪脉不至，手足厥冷，喉咽不利，唾脓血，泄利不止等。本方由麻黄、升麻、当归、知母、黄芩、葳蕤、芍药、天冬、桂枝、茯苓、甘草、石膏、白术、干姜组成。方中麻黄、升麻发越郁阳；当归温润养血，以助汗源，且防发越之弊；知母、黄芩、葳蕤、天冬、石膏、芍药、甘草清肺滋阴；白术、干姜、茯苓、桂枝温阳理脾。诸药合用，共奏发越郁阳，清上温下之功。本证寒热错杂，虚实混淆，非小剂所能兼顾，故方中药味较多。从用药量来看，因麻黄、升麻、当归为主药，故用量特重；他药为辅药，故用量极小。可见，药味虽多，而不杂乱，主次分明，重点突出。

三、葛根剂配伍

（一）治太阳病本证兼太阳经气不舒证

此类方剂包括桂枝加葛根汤和葛根汤。桂枝加葛根汤治疗太阳中风兼太阳经气不舒证，症见汗出、恶风、项背强几几等。本方即桂枝汤加葛根。桂枝汤解肌祛风，调和营卫；葛根升津舒经，以解项背强几几，并助桂枝汤解表。葛根汤治疗太阳伤寒兼太阳经气不舒证，症见无汗、恶风和项背强几几等。本方由桂枝汤加麻黄、葛根组成。桂枝汤加麻黄辛温发汗，解表祛邪；葛根升津舒经，以除项背强几几，并助麻黄、桂枝解表。以上二方均以葛根升津舒经，治疗项背强几几，但前者用于中风表虚证，后者用于伤寒表实证。伤寒表实，何以不用麻黄汤？因“项背强几几”本属太阳经脉失于津液之濡养，而麻黄汤发汗峻猛，过汗更伤津液，故不用麻黄汤而用桂枝汤加麻黄，使发汗而不致过汗伤津。

（二）治表里同病

此类方剂包括上述葛根汤、葛根加半夏汤、葛根芩连汤三方。葛根汤除治疗上述病证外，还治疗太阳阳明合病而见下利等症，此属表里同病，故当表里兼治。因葛根既能解表，又能止利，故仍用葛根汤发汗解表，兼以止剂。葛根加半夏汤治疗太阳阳明合病，外感风寒为主兼表邪入里犯胃，胃气上逆之证，症见恶寒、发热、无汗、身疼、呕逆等。方中葛根汤解表舒经，兼用半夏和胃降逆止呕。

葛根芩连汤治疗表证误下后，里热夹表邪下利。其证除表未尽解外，见下利不止、喘而汗出等症。方中葛根既可解肌表之邪，又能升津液而治下利；黄芩、黄连苦寒清热，厚胃肠而治利；甘草和中缓急，调和诸药。四药配伍，解表清里，表里同治。以上三方均用葛根，同治表里兼病，但前二者以治表证为主，其症无汗，故以桂枝汤加麻黄发汗解表；后者以治里证为主，其症汗出，故用黄芩、黄连以清里热。

四、桂枝附子剂配伍

桂枝附子汤治疗风湿阳虚且风重于湿所致的身体疼烦、不能自转侧、不呕不渴、脉浮虚而涩等症。重用桂枝祛风，附子温经助阳，甘草、生姜、大枣调和营卫。五药合用，组成温经助阳、祛风化湿治法。

桂枝去桂加白术汤，又名白术附子汤。治疗风湿表阳虚证服桂枝附子汤后，风邪虽去，湿留肌表，故身体尚疼、转侧未便。说明风湿在表，湿重于风，故上方去祛风之桂枝，改用白术以除湿；白术伍附子，逐皮间湿邪，温经复阳；余药调和营卫。五药合用，组成祛湿温经治法。

甘草附子汤治疗风湿表里阳气俱虚所致的骨节疼烦掣痛，不得屈伸，近之则痛剧，汗出短气，小便不利，恶风不欲去衣，或身微肿等症。方中桂枝、附子相合以祛风，白术、附子相伍以除湿，兼走表里，扶正达邪。以甘草名方，意在缓急扶脾。四药合用，组成祛风除湿、扶正缓急治法。

上述桂枝附子汤、白术附子汤、甘草附子汤同治风湿相搏的阳虚证，故皆用附子以温经助阳，但又各有特性：桂枝附子汤证是风湿在表，风重于湿，故无白术，用桂枝以祛风；白术附子汤证是风湿在表，湿重于风，故无桂枝，用白术以除湿；甘草附子汤证是风湿两盛，且为表里阳气皆虚，故桂枝、白术并用，并君以甘草之甘缓以顾里。由此可见，治疗外湿固应发汗，但在发汗时必须助阳益气，并适可而止。

桂枝芍药知母汤治疗风湿历节且化热伤阴所致的肢节疼痛、身体魁羸、脚肿如脱、头眩短气、温温欲吐等症。方中桂枝配附子，通阳宣痹、温经散寒；桂枝配麻黄、防风，祛风而温散表湿；白术配附子，助阳除湿；知母、芍药益阴清热；生姜、甘草和胃调中。九药合用，组成祛风除湿、温经散寒、滋阴清热治法。

五、五苓剂配伍

五苓散治疗外感表证，内停水湿所致的头痛发热、小便不利、烦渴欲饮或水入即吐、苔白脉浮等症，以及水湿内停所致之水肿、泄泻、小便不利、霍乱吐泻等症，还有痰饮所致脐下动悸、吐涎沫而头眩，或短气而咳者等症。用猪苓、茯苓、泽泻利水，白术崇土制水，桂枝温阳化气以行水。诸药配伍，为阳虚、三焦气化不利而设专剂。

茵陈五苓散治疗湿重于热所致黄疸病：身目俱黄，恶寒发热，食欲减退，恶心，纳呆，便溏，少腹满，小便不利，头痛，不渴，苔腻脉浮。其中五苓散通阳制水，渗利小便，加茵陈苦寒清热，活血利湿退黄。

猪苓汤治疗水热互结伤阴所致的小便不利，或小便黄热或见尿血，渴欲饮水，或心烦不寐，或兼有咳嗽，呕恶下利，少腹满痛，发热，舌质红苔少乏津，脉浮数或细数等症。故于五苓散中减桂枝、白术，加阿胶滋养阴液、滑石泻热利水，不同于五苓散外邪初入与水结而阴未伤。

猪苓散治疗停饮所致呕吐，口渴喜饮，小便不利等症。该方由五苓散去泽泻、桂枝而成，重在健脾利水以止呕。

泽泻汤治疗饮停心下，心阳被遏，脾胃阳气升降受阻，清阳不能上走于头目，浊阴不能下行为小便所致头目沉重、眩晕、双目紧闭、不欲视物、动则呕吐清水，或头痛、鼻塞、耳鸣、面色黧黑、大便素溏、多寐、舌体胖大宽厚、苔白腻、脉沉滑等症。该方由五苓散去茯苓、猪苓、桂枝而成，以奏补脾制水、利水除饮之功。

茯苓泽泻汤治疗饮阻气逆所致反复呕吐，渴欲饮水，兼有头眩，心下悸等症。由五苓散去猪苓、白术，加生姜以加强降逆和胃，加甘草以健脾补中、培土制水。该方重点在于胃有停饮，中阳不运，故以呕渴不已为主症，故重用茯苓配生姜、甘草以温胃化饮止呕，不同于五苓散重点在于膀胱气化不行，故以小便不利为主症，故重用泽泻，配以猪苓、茯苓、桂枝以通利小便。

苓桂术甘汤治疗中阳不足，饮停心下所致胸胁支满、目眩心悸，或短气而咳、舌苔白滑、脉弦滑，或心下逆满、气上冲胸、咽喉不利、起则头眩、身振振摇、小便不利、呕恶咳喘、甚至咳而遗尿、舌淡嫩苔白润甚则水滑、脉弦等症。由五苓散去猪苓、泽泻加甘草以调和诸药，使该方温而不热，利而不峻，为治痰饮之和剂。

茯苓甘草汤治疗胃阳素虚，水停胃脘所致手足厥冷、心下悸、口不渴等症。由五苓散去猪苓、泽泻、白术，加生姜以宣散水气，加炙甘草补虚和中，兼调诸药，合为温中化饮、通阳利水之剂。该方与五苓散虽均治水饮内停证，但该方以茯苓、生姜为主以和胃化水，而五苓散以茯苓、白术为主以健脾利水，二者有别。

苓桂甘枣汤治疗下焦素有水饮内停，气化不利，加之发汗伤及心阳，上虚不能制下，水饮内动，以致患者自觉脐下筑筑而动，有欲作奔豚之势。因是汗后阳虚，水停内动，所以重用茯苓。由五苓散去猪苓、泽泻、白术，加甘草、大枣以培土制水，制其上逆之水饮。

苓桂术甘汤与茯苓甘草汤、苓桂甘枣汤三方仅一味药之差，所治之证有所不同。茯苓、桂枝、甘草为三方所共有，有通阳化气行水的作用，均治水饮内停证。但苓桂术甘汤选用白术，重在健脾，以治脾虚而水停于脾证；茯苓甘草汤选用生姜，长于温胃散水，以治胃虚而水停于胃证；苓桂甘枣汤选用大枣，意在缓其冲逆，以治心阳虚而水停于下焦的欲作奔豚证。

六、抵当剂配伍

抵当剂大致可分为三类：一是治疗血蓄下焦的桃核承气汤、抵当汤和抵当丸；二是治疗瘀血内结、虚中夹实的大黄䗪虫丸；三是治疗产后瘀血内结的下瘀血汤。前者以桃核承气汤为代表，后二者则各有所主。而三类之中，桃核承气汤、抵当汤、抵当丸、下瘀血汤均用有大黄、水蛭、虻虫；上列各方都用有大黄。其主治证候、病机等皆各有所不同，但活血化瘀为主的治法则一。

桃核承气汤治疗邪热循经入里，深入下焦与体内瘀血互相搏结所致少腹急结、神志如狂、小便自利或下瘀块的蓄血轻证。方取调胃承气汤润燥软坚，荡涤肠胃，泻热去实；加桂枝温经通脉，散下焦蓄血；加桃仁破蓄血，治瘀血血闭。合而用之，泻实热，化瘀凝，不但能驱散少腹(下焦)的蓄血，并能诱导地消除身半以上的充血和郁血。抵当汤则治疗“太阳随经、瘀热在里”，血蓄下焦所致的少腹硬满甚或疼痛、如狂发狂，或喜忘、小便自利的蓄血重证。其较桃核承气汤所主，邪深瘀重，蓄血久积，故以虫药为之向导，用水蛭、虻虫攻坚而破瘀，佐桃仁之甘苦而推陈至新，大黄之苦寒荡涤邪热兼破无情之血结。名之曰抵当者，直抵其当攻之处也。抵当丸治疗邪热与瘀血结于下焦病虽重而势较缓，症见少腹硬满、小便反利，或兼表证者。其与抵当汤药味完全相同，功用亦同。前贤认为汤的药力峻而丸的药力缓，重证可用汤，轻证可用丸。其实汤是去滓服，丸是连渣服，服丸一周时能下血，可见丸剂的作用亦未必逊于汤剂。学者思之。以上三方，皆用有大黄、桃仁，以去实热而逐瘀血。然桃核承气汤所主为蓄血轻证，故方以桃仁为主治血化瘀；桂枝辛温，通经活血，以助桃仁；大黄苦寒，荡实除热，亦助桃仁；芒硝咸寒，软坚去实；炙甘草调和诸药，且防伤正。抵当汤所主则为蓄血重证，故以虫类药水蛭、虻虫直入血络，破血逐瘀；伍桃仁活血化瘀，大黄泻热导瘀。是攻逐瘀血之峻剂。抵当丸与抵当汤药物相同，但方中水蛭、虻虫的剂量减少三分之一，桃仁减少五分之一，且改汤作丸，有取峻药缓攻之义。

大黄䗪虫丸是治疗干血劳病之专方。干血劳病多由七情或饮食房劳所伤，正气虚衰，血脉凝积，致干血内积，临床以羸瘦腹满、不能饮食、肌肤甲错、两目暗黑为典型证候特征，故治疗特点在于“缓中补虚”，扶正去瘀。方取大黄荡下逐瘀为君；土鳖虫破血通络，力专而缓，合大黄则更能引药直达下焦逐干血为臣；桃仁、干漆、水蛭、虻虫、蛴螬等消癥散瘕，合大黄、土鳖虫更能增强去瘀通闭之力；地黄、甘草、芍药滋阴补肾，养血濡脉，和中缓急；伍以黄芩、杏仁清宣肺气而解郁热。用酒送服，以行药势，共为佐使。诸药合用，共奏扶正去瘀、通经消癥之功。由于其用药破血逐瘀性情较猛，故一般多作丸剂，用时以小量为宜，以取“峻药缓攻”之义。大黄䗪虫丸用有水蛭、虻虫、大黄、桃仁，是药味与抵当汤（丸）同，但抵当汤（丸）证在于血蓄下焦，纯实无虚，则直以水蛭、虻虫、大黄、桃仁破血逐瘀，荡涤实热；大黄䗪虫丸为劳证日久，正气大伤，干血蓄积，是以临床用药，既用水蛭、虻虫、大黄、桃仁，并加土鳖虫、干漆、蛴螬等破坚通络，去瘀行闭，消癥化积，又用生地黄、芍药、甘草、杏仁、黄芩等补肝滋肾，和脾润燥。

下瘀血汤治疗产后瘀血蓄积脐下而致少腹疼痛拒按，或经水不利之证。方用桃仁、土鳖虫破血行瘀；大黄引血下行，则瘀去痛止。其用蜜和丸，缓其药性而不使骤发，更以酒煎则取其辛温助阳引入血分，合奏破血散积、下瘀通络之效。本方与大黄䗪虫丸相比，主药同用大黄、土鳖虫，并有桃仁。但大黄䗪虫丸主治五劳七伤，干血内积见羸瘦腹满、不能饮食、肌肤甲错、两目暗黑者，故用土鳖虫、水蛭、虻虫等蠕动吸血之物攻逐干血；以芍药、生地黄养血敛阴，使之不致伐之太过；黄芩、杏仁、甘草润肺清热、缓中补虚。而下瘀血汤主治产后腹中有干血蓄于脐下，腹部疼痛，经水不利，服枳实芍药散不效者，则取土鳖虫软坚攻破为君，大黄下瘀，桃仁活血，三味相伍，则功专效宏。

七、陷胸剂配伍

陷胸剂大致分为两大类：一是治疗热实结胸的大陷胸汤、大陷胸丸、小陷胸汤及治疗悬饮癖结的十枣汤；二是治疗寒实结胸的三物白散及秽邪壅塞肠胃的走马汤。前者以大陷胸汤为中心；后者以三物白散为代表。

大陷胸汤治疗水热互结胸胁心下，气机阻滞所致心下或胸膈硬满疼痛拒按，甚者从心下至小腹硬满而痛，手不可近，心烦懊侬，短气躁烦，日晡所小有潮热，大便不通，舌上燥而渴，脉沉紧等症。用甘遂苦寒，泻水逐饮，直达病所，本品为攻下胸腹积水峻药；大黄苦寒，荡涤实邪，推陈致新；芒硝咸寒，软坚散结。三药合用，共奏泻热逐水破结之功。此病证重势急，用药峻猛，故方后云“得快利，止后服”是恐其过剂，伤人正气，用时小心为宜。大陷胸丸主治水热互结之结胸证，但病位偏高，且津液凝聚，不能濡润经脉，出现胸膈、心下硬满疼痛，并伴见项强如柔痉状者，用大黄、芒硝、甘遂泻热逐水破结，另加葶苈子、杏仁泻肺导滞，以驱在上之水结。本方虽为峻下逐水之剂，但变汤作丸，又制小其服，并用白蜜同煎，实变峻泻为缓攻之意，正符合“补上治上，制宜缓”之原则。小陷胸汤主治痰热互结心下的小结胸证，虽曰结胸，然较大结胸证轻热浅，病位局限，其症仅见“正在心下，按之则痛，脉浮滑”。小陷胸汤用黄连苦寒，清心下邪热；半夏辛温，涤痰化饮；瓜蒌甘寒，清热涤痰开结而兼润下。本方与大陷胸汤虽都用三味药以组方，然黄连清热较大黄泻热破结力缓；半夏化痰较甘遂峻泻水饮力弱；瓜蒌涤痰滑肠较芒硝破结软坚泻下力轻，故二方功能有大小缓急之分，不可等同视之。十枣汤治疗水饮癖结胸胁所致心下痞硬满，引胁下痛，干呕短气，汗出，发作有时，头痛，不恶寒，下利，苔白，脉沉弦等证。用辛苦气寒之甘遂、芫花、大戟三味，相须相济，峻逐水饮，一举而平水患；毒药攻邪，必伤正气，故选肥大枣为君煎汤调服，顾护胃气，预培脾土之虚，而制水气之横。仲景利水之剂，种种不同，唯此方最猛，故用量尤当慎重，中病即止，服药后得畅利，糜粥自养不可小视。本方与陷胸汤类比较，此方逐水之力更宏，而彼方泻热之力见长。

三物白散主治水寒内结，津液不布，气机不利所致胸胁或心下硬满疼痛、大便不通、喘咳气逆、短气、畏寒喜暖等寒实结胸证。用巴豆大辛大热之品，散寒逐水，泻下冷积为君，佐贝母解郁散结去痰，使桔梗开提肺气载药上行，搜逐胸胁之邪。三药同用，共奏温寒逐水、涤痰破结之效。此外巴豆不仅有剧烈的攻下作用，而且还有较强的催吐功能。若病在膈上，寒实邪气，可因其高而吐之；若病在膈下，寒实之邪可随其势而泻之。由于吐泻之剂，极易损伤胃气，故用白饮和服以顾护胃气。不仅如此，还应配合服用热粥或冷粥以调节药物的泻下作用,并借水谷之养以保胃存津之效。走马汤治疗秽寒邪气壅塞肠胃,正气抑伏所致突然心痛腹胀,大便不通之中恶证。用大辛大热峻烈之巴豆,攻坚破结,开通闭塞;佐苦温之杏仁,利肺与大肠之气机,使毒从下泻。二药合用,共奏温通泻下、开肺利气之功。走马者,以其泻下之力迅猛,有如走马之势,故得名。

八、泻心剂配伍

泻心剂大致可分为两类:一是治疗寒热错杂于中致痞的半夏、生姜、甘草三泻心汤及其衍生化裁而用于治疗上热下寒证的黄连汤和干姜黄芩黄连人参汤;二是治疗热痞的大黄黄连泻心汤和附子泻心汤。前者以半夏泻心汤为中心;后者以大黄黄连泻心汤为主干。

半夏泻心汤治疗脾胃不和,寒热错杂,升降失常所致心下痞、呕吐、下利、肠鸣等症。用半夏、干姜辛温散寒,降逆和胃;黄芩、黄连苦寒泻热消痞。四药组成辛开苦降之法,更加人参、甘草、大枣甘温补益脾胃,助其健运,合而形成辛开苦降、甘温益气之复合法。该方寒温并投,消补兼施,共奏和中降逆消痞之功。生姜泻心汤治疗脾胃不和较甚、寒热错杂、升降失常,又兼水饮食滞所致心下痞硬、干噫食臭、腹中雷鸣、下利等症,故用半夏泻心汤减干姜用量,另加生姜而成方。重用生姜,取其宣散水气、和胃降逆而止呕,更与半夏相配,以增强和胃降逆化饮之功。黄芩、黄连与生姜、半夏相伍,仍属辛开苦降、寒温并调之法,更佐以人参、甘草、大枣补益脾胃,共奏和胃降逆、宣散水气之效。甘草泻心汤则治疗中虚最甚、脾胃不和、寒热错杂、升降失常所致痞、利俱甚,腹中雷鸣,谷不化,干呕,心烦不得安等症。方即半夏泻心汤重用炙甘草而成。重用炙甘草调中补虚亦是针对本方证脾胃虚弱最甚而设，余义与半夏泻心汤相同，仍属辛开苦降、甘温益气的复合法，但因重用炙甘草而成和胃补中、消痞止痢之方。黄连汤治疗上热下寒所致的呕吐、腹痛证。方乃半夏泻心汤去黄芩加桂枝而成。重用黄连清邪热于上；干姜以温在下之寒。配半夏降逆止呕，桂枝通阳散寒，佐以人参、甘草、大枣益胃和中，合为辛开苦降、调和脾胃、恢复中焦升降之剂。是方与半夏泻心汤方仅一味药之异，而主治病证迥然有别。半夏泻心汤证为寒热错杂于中，以心下痞、呕吐、下利、肠鸣为主症，故黄芩、黄连、干姜、半夏并用，以解寒热互结之势。黄连汤证寒热上下相阻，以呕吐、腹痛为特征，故去黄芩加桂枝，则取其宣通上下阴阳之气。干姜黄芩黄连人参汤亦治上热与下寒相格拒之证，但以呕吐(甚或进食即吐)、下利为特点，方为半夏泻心汤去半夏、甘草、大枣而成。重用黄芩、黄连以清上热；配干姜以祛下寒；佐人参补中益气，共奏清上温下、辛开苦降、调和脾胃之功。是方与黄连汤均可治疗上热下寒证，但本方以呕吐为主而兼下利，是上热偏重的阴阳格拒证，故黄芩、黄连并用，不用半夏的辛燥，重在苦以降气，辅以干姜、人参温补以治下寒，不用甘草、大枣，亦恐甘壅之品不利于降逆止呕之故。黄连汤治疗腹痛、呕吐为主，病变以下寒偏重，故干姜、桂枝、半夏同用，重在散寒止痛、降逆止呕，辅以人参、甘草、大枣健中，仅用黄连一味以清上热。

大黄黄连泻心汤治疗邪热壅聚心下，气机阻滞所致心下痞、按之濡、关脉浮等热痞证，《金匮要略·惊悸吐衄下血胸满瘀血病脉证治》亦治胃热浮盛所致吐血、衄血。方中大黄、黄连、黄芩三味苦寒药同用，集中兵力，泻热消痞，且采用开水泡服的方法，是取其气之轻扬，不欲其味之重浊，从而有利于清上部无形之邪热。邪热得除，则痞气自消。其治疗血证则是取其降火即是降气，降气则能降血而止血之理。附子泻心汤治疗邪热壅聚心下而兼表阳虚者,其证多在热痞的基础上而兼恶寒、汗出。方即大黄黄连泻心汤加熟附子而成。大黄、黄芩、黄连三味仍用开水浸泡,义同上述;别煮附子取汁,合和与服,则寒热异其气,生熟异其性,药虽同行,而功则各奏泻热消痞和扶阳固表之效。

九、白虎剂配伍

白虎剂大致可分为两类:一是用来治疗阳明胃热津伤而致身热、汗出、口渴,脉大诸症,其衍生化裁而用于治疗热燥阳明、津气两伤而兼表阳虚证的白虎加人参汤和兼风邪袭表、留着关节的白虎加桂枝汤;二是用来治疗热病后期,肺胃余热未清,气阴不足,痰阻气逆证的竹叶石膏汤。前者以白虎汤为中心;后者以竹叶石膏汤为主干。

白虎汤治疗胃燥津伤而致身大热,汗大出,口大渴,脉洪大等症。用石膏大辛大寒之品直清阳明独胜之热;知母咸寒上清肺火,中退胃热,下滋肾燥,协石膏清阳明胃热由三焦而解;甘草配粳米甘淡扶脾和胃,益气生津,以除燥热,合而形成辛寒清热、甘淡益气生津之复合法。该方辛寒甘淡并投,清养兼施,共奏和中滋养、润燥清热之功。白虎加人参汤治疗热燥阳明,津气两伤而致之身热、汗自出、口渴甚、脉洪大,兼见时时恶风、背微恶寒等症。故用白虎加人参汤。方中白虎汤辛寒,直清阳明胃热,加人参甘温补中,益气生津。该方仍属辛寒清热、甘温益气生津之法。诸药合用,寒凉甘温并投,清补兼施,共奏清热益气生津之效。白虎加桂枝汤治疗阳明热盛,风寒客于肌表而致之身热、汗自出、口渴、微恶寒、骨节疼烦、脉浮数等症。故用白虎加桂枝汤。方中白虎汤辛寒清热,热退津复,烦渴必自止;加桂枝辛温,通营卫解肌表。风去,骨节疼烦、恶寒必自止。该方辛寒辛温并投，清温兼施，共奏辛寒清热兼以辛温解肌通阳达表之功。

竹叶石膏汤治疗热病后期，肺胃余热未清，气阴不足，痰阻气逆所致虚羸少气、气逆欲吐、汗出、身热烦渴不止、舌红少苔、脉细数等症。用竹叶、石膏辛寒清肺胃之热，热退身必凉，汗出必自止；麦冬、粳米甘凉益胃，胃和津必复，口渴必自除；人参、甘草甘温益气生津，扶正祛邪；半夏苦温降逆止呕，且能制石膏寒凉之弊，合而形成辛寒清热、甘凉益胃、苦温降逆之复合法。该方寒温并用，清补兼施，共奏养阴清热、益气和胃之功。

十、承气剂配伍

承气剂大致可分为四种类别：一是治疗阳明腑实燥结证的大承气汤、小承气汤、厚朴三物汤、麻子仁丸、厚朴七物汤、调胃承气汤、大黄甘草汤；二是治疗湿热发黄证的栀子大黄汤、大黄硝石汤；三是治疗水热互结血室的大黄甘遂汤；四是治疗肠痈的大黄牡丹汤。因上述方剂都用大黄，并具有承顺胃气、泻热逐实之特点，故皆列为承气剂讨论。

大承气汤治疗阳明腑实重证，痞满燥实俱盛所致发热汗多，日晡所发潮热，手足濈然汗出，心烦甚则谵语，喘冒不得卧，目中不了了睛不和，循衣摸床，惕而不安，腹满硬痛或绕脐痛，拒按，大便不通或热结旁流，舌质红，苔老黄焦燥起刺，脉沉实有力；或阳明邪热内闭，化燥成实所致四肢挛急，角弓反张，口噤，龂齿之痉病。用大黄苦寒，泻热去实，推陈致新；芒硝咸寒，软坚润燥，通利大便；枳实辛、微寒，破气消痞；厚朴苦、辛温，行气消满。四药合用，为攻下热实、荡涤燥结之峻剂。小承气汤主治阳明腑实，痞满偏甚所致发热汗多，潮热心烦，甚则谵语，腹大满，大便秘结，或热结旁流下利，舌红苔黄厚而干等症及用于腑实成与未成的试探。小承气汤方由大承气汤去芒硝，减枳实、厚朴量组成，用大黄泻热去实；用厚朴配枳实，行气消痞除满。不用芒硝，说明燥实不甚，减实枳、厚朴药量，证明痞满较轻，不仅如此，而且煎服法亦有差别，大承气汤先煎枳实、厚朴，再纳大黄，最后纳芒硝，分温再服，其泻下燥实之力峻猛；而小承气汤三药同煎，分温二服，其通下之力自当缓和。厚朴三物汤、厚朴大黄汤用药与小承气汤同，但因药量有别，炮制有异，煎法不同，故功能各有侧重。厚朴三物汤中厚朴八两为君，配枳实四枚重在破气，故用于“痛而闭”以腹部胀满疼痛、大便秘结，且以腹胀痛为甚、拒按、得矢气稍舒等阳明腑实气滞为主的腹满证极为恰当。并且先煎枳实、厚朴，后下大黄，温服一升，自当较小承气汤行气导滞之力更优。厚朴大黄汤以厚朴一尺为君，配合大黄六两，用于支饮停于胸膈而致咳逆倚息不得卧，其形如肿并伴见腹满，甚则腹痛，大便秘结，如此痼疾，肺邪壅实，移热大肠，形成阳明腑实，闭结较甚之证。故重用厚朴、大黄行气荡实，侧重攻下，以通其腑而利其肺，使上逆之肺气得以下降。虽为治标之法，确寓有治本之意，自当较小承气汤降气通下之力更优。麻子仁丸治疗阳明燥热约束脾不能为胃行其津液而出现小便数，大便硬或腹微满不痛，不更衣十日，无所苦，舌淡红，苔薄黄少津，脉细涩的脾约证。方由小承气汤加麻子仁、杏仁、芍药、白蜜组成。取麻子仁润肠滋燥通利大便为主药；配杏仁润肺肃降，使气下行，并具有润肠道，通大便之功；芍药养血敛阴而缓急；小承气汤泻热去实，行气导滞；以蜜和丸，取其滑肠滋燥，缓通大便之意。麻子仁丸虽为小承气汤加味而成，然治疗便结用意各有侧重，小承气汤意在速除阳明腑实，泻热通便，故用汤；而麻子仁丸意在滋阴润燥，缓泻阳明燥热，故用丸。厚朴七物汤主治阳明太阳同病，而见腹满痛拒按、大便秘结、发热、脉浮而数等症。权衡病情，其重心已趋向于里，是里证重于表证。厚朴七物汤即小承气汤、桂枝汤去芍药合方而成，用小承气汤通腑导滞，以治阳明热结，用桂枝汤去芍药，解肌祛风，调和营卫，以解太阳之表。二方合用共奏解肌发表、行气除满之功。本方与小承气汤比较，除具解表功能外，其枳实、厚朴用量较大，可见其消滞除满之功必优。调胃承气汤主治阳明腑实，燥实偏重所致之蒸蒸发热、汗出口渴、心烦甚则谵语、腹胀满不大便、舌质红苔黄燥、脉滑数或沉实等症。用大黄苦寒泻热，推陈致新；芒硝咸寒润燥软坚，泻热通便；甘草甘平和中，顾护胃气，使下不伤正。三药为伍，合奏泻热润燥、软坚通便之功，用于腑实初结为主，气滞痞满次之患者，极为恰当。本方与大承气汤比较，未用枳实、厚朴，说明破气消痞力弱。芒硝用量尤重，说明润燥软坚力宏。加甘草缓诸药之峻，故攻下之力偏逊。本方服法有两种，若以泻热为主，则“少少温服之”；若以通便为急，则“温顿服之”。大黄甘草汤主治胃热上冲，食已即吐的胃反证。用大黄苦寒，泻火通便，大便得通，胃气得降，呕吐自止；甘草甘缓，顾护胃气。证候单纯，且无腹满，故不用枳实、厚朴，自与小承气汤不同；燥坚不甚，无须芒硝，又与调胃承气汤有别。

栀子大黄汤、大黄硝石汤皆主治中焦湿热郁滞，热邪偏甚，肝胆疏泄失常之黄疸病。只是栀子大黄汤偏于治疗湿热壅滞中上焦所致之身目尿黄，黄色鲜明，心烦懊侬不宁，胸脘痞满，发热作痛，不思饮食，时欲呕吐，足下发热，小便不利，大便溏或不畅，舌质红苔黄腻等症。用栀子苦寒，泻热利湿除烦；配豆豉辛寒，清轻宣散，合为清宣上焦郁热之佳品；大黄苦寒，泻热导滞；枳实苦辛微寒，破气消痞，合用以除肠胃积滞。四药并投，共奏清心除烦、泻热消积、祛湿退黄之功。大黄硝石汤偏于治疗湿热壅滞中下焦所致身目尽黄，黄色鲜明，小便深黄而不利，腹满便秘，潮热汗出，舌质红苔黄，脉数有力等症。用栀子、黄柏苦寒清热燥湿;大黄、硝石攻下湿热宿滞。四药合用,以奏清热通便、利湿退黄之效。

大黄甘遂汤用于妇人产后,水与血结于血室所致小腹满痛特甚,有块拒按,小便微难而不渴,或下肢浮肿,甚则二便不通,舌质紫暗,苔黄或黄腻,脉沉而涩。用大黄泻下瘀热蓄血;甘遂峻逐水饮;阿胶补虚养血,使邪去而正气即复。三药合奏破瘀逐水、养血扶正之效。

大黄牡丹汤用治肠痈,热毒内聚,营血瘀结肠中所致少腹肿痞,拘急拒按,按之则痛剧如小便淋痛之状,腹肌紧张,反跳痛,发热恶寒汗出,小便正常,舌质红苔黄或黄腻,脉迟紧等症。用大黄、芒硝荡涤实热,通腑导滞,以牡丹皮、桃仁凉血逐瘀,瓜蒌散痈消肿,五药同用,共为荡热解毒、消肿排脓、逐瘀攻下之效,故方后云:"顿服之,有脓当下,如无脓,当下血。"

十一、栀子豉剂配伍

栀子豉剂可分为两类:一类是治疗热扰胸膈致身热、心烦不得眠、卧起不安证的栀子豉汤及其衍生化裁而用于治疗热郁胸膈、胃失和降证的栀子生姜豉汤,以及热郁胸膈、津气耗伤证的栀子甘草豉汤和热郁胸膈、气机阻滞证的栀子厚朴汤及枳实栀子豉汤;二是治疗热郁胸膈,寒伤脾胃证的栀子干姜汤。前者以栀子豉汤为中心;后者以栀子干姜汤为主干。

栀子豉汤治疗热扰胸膈所致身热,心烦不得眠,卧起不安,胸中懊恼,甚则心中窒塞,或心下结痛等症。用栀子苦寒清泄三焦,宣透胸膈郁热于上,豆豉甘淡色黑入肾,起肾水上潮于心,这样水升火降,寒温协调,热去身必凉,诸证得解。药虽两味,苦寒清热,甘淡滋润,共奏清宣透解郁热之功。栀子生姜豉汤治疗热郁胸膈又兼见胃失和降所致心烦,呕吐等症。用栀子豉汤寒凉苦降,清宣胸膈之郁热,加生姜辛温和胃降逆止呕。药虽三味,组成寒凉清热、辛开苦降之复合法,共奏清热和胃、降逆上呕之功。栀子甘草豉汤治疗热郁胸膈兼见津气耗伤所致身热心烦,短气少气等症。故用栀子、豆豉苦寒甘淡,清宣透解胸膈之郁热,加甘草之甘平益气和中。栀子、豆豉与甘草配伍,苦寒复甘淡之法,共奏清热除烦,益气和中之效。栀子厚朴汤治疗热郁胸膈兼见气机阻滞所致身热心烦,腹部胀满等症。故用栀子、豆豉苦寒,清热除烦,厚朴枳实宽中行气以除胀满。且栀子、豆豉与厚朴枳实配伍,苦甘寒凉复辛温芳香之法,共奏寒凉清热、苦降辛开,行气破滞之功。枳实栀子豉汤治疗低热不去,痞满纳呆等症。故用栀子、豆豉苦寒清热除烦,枳实破滞,行气除满。栀子、豆豉与枳实配伍,苦寒甘淡复苦辛之法,共奏甘寒清热、苦降辛开、破滞行气除满之效。

栀子干姜汤治疗热郁胸膈,寒伤脾胃所致身热不去,大便微溏等症。故用栀子苦寒清宣透解郁热于上,干姜辛温,温能守中,以温脾胃之寒而止便溏。且栀子配干姜,辛开苦降,寒温并用,共奏清上温下之功。上热去烦热得解,下寒除便溏必自止。

十二、茵陈蒿剂配伍

茵陈蒿剂均为治疗黄疸病之阳黄证。根据黄疸病湿热的多少及是否兼表证,而分别用不同清热利湿之剂。茵陈蒿汤治疗湿热郁结在里,肝胆疏泄失职,胆汁外溢所致之阳黄,如身黄,目黄,黄色鲜明如橘子色,小便黄赤短少,发热,口渴,心烦,脘腹痞满不适,大便秘结或大便溏,汗出不彻,舌苔黄腻,脉滑数或弦数等症。方中重用茵陈为君药,以其善能清热利湿退黄,为黄疸之主药;臣以栀子清热降火,通利三焦,引湿热自小便而出;佐以大黄泻热逐瘀通黄，导肠胃瘀热由大小便而排泄。三药合用，以利湿与泻热相伍，使二便通利，前后分消，湿热得行，瘀热得下，则黄疸自退。其特点是病位在中焦，湿热俱盛。

栀子柏皮汤治疗内有湿热，热多于湿，肝胆疏泄失职，胆汁外溢所致阳黄证，身目俱黄，黄色鲜明如橘子色，小便短少，色如浓茶样，身热，口渴，心烦较甚，舌红苔黄脉数等症。方中栀子苦寒清泄三焦而通水道，使湿热从小便而出；黄柏苦寒清热燥湿退黄；炙甘草甘温和中，以防栀子、黄柏苦伤寒胃。三药相合以清泄里热为主，兼以祛湿。其病位偏上，热重于湿为其特点。以上两方均能清热利湿，而治湿热黄疸，前者茵陈配以栀子，清热利湿并重，故主治湿热俱盛之黄疸；后者栀子伍以黄柏，清热之力大于利湿，故适用于热重于湿之黄疸。

麻黄连翘赤小豆汤治疗湿热壅遏在里兼表不解，肝胆失疏，胆汁外溢所致身目俱黄，黄色鲜明如橘子色，小便黄而短少，发热恶寒，无汗身痒，苔白或黄腻，脉浮数等症。方中麻黄、杏仁、生姜以辛散表邪，宣发郁热；连翘、赤小豆、桑白皮清泄湿热以退黄；炙甘草、大枣调和脾胃。如此则表里宣通，湿热有外泄之路，表解里和，其病自愈。

十三、柴胡剂配伍

柴胡剂是指以小柴胡汤为中心的一类加减方。其中有小柴胡汤与他方加减而成新方者，如大柴胡汤、柴胡桂枝汤等；亦有小柴胡汤与他药加减而成新方者，如柴胡加芒硝汤、柴胡桂姜汤、柴胡加龙牡汤、柴胡去半夏加栝楼根汤、四逆散等。

小柴胡汤治疗邪郁少阳，枢机不利，正邪分争所致往来寒热、胸胁苦满、嘿嘿不欲饮食、心烦喜呕、舌苔白、脉弦细等症。用柴胡、黄芩解少阳半表半里之邪；生姜、半夏调理胃气、降逆止呕；甘草、大枣、人参益气和中，扶正祛邪。全方寒热并用，攻补兼施，有疏利三焦、调达上下、宣通内外、和畅气机的作用。这个作用简称为和解少阳。大柴胡汤治疗少阳病兼阳明里实，其症除往来寒热、胸胁满等少阳证外，还有心下急结或痞硬，呕不止，郁郁微烦，便秘或下利臭秽等症，故用小柴胡汤与小承气汤合方加减而成。用小柴胡汤和解少阳，但因里实已成，故去人参、甘草，以免补中留邪。因实热壅滞，故取小承气汤意，去苦温的厚朴，用大黄、枳实攻下热结，加芍药敛阴和营，缓腹中急痛，合为少阳兼里实两解之剂。柴胡桂枝汤治疗少阳兼表之证，其症除心下支结、微呕等少阳证外，还有发热、微恶寒、肢节烦疼等太阳桂枝证。“微呕”“微恶寒”说明太少之证俱轻，故取小柴胡汤、桂枝汤各用半量，合剂而成。以桂枝汤调和营卫，解肌祛风，以治太阳之表；以小柴胡汤和解少阳，宣展枢机，以治半表半里，合为太少表里双解之轻剂。

柴胡加芒硝汤治疗大柴胡汤证误用丸药下后，而见胸胁满、呕吐、潮热、下利等症，其病机除邪犯少阳，阳明里实与大柴胡汤证相同外，尚有正气偏虚的一面，故方用小柴胡汤以和解少阳，加芒硝泻热去实，软坚通便。因正气较虚，里实未甚，故较之大柴胡方，不取大黄、枳实之荡涤破滞，而用人参、炙甘草以益气和中，但药量较轻，为和解少阳兼通下实热之轻剂。可用于大柴胡汤证邪微正虚者。柴胡桂枝干姜汤治疗少阳病兼水饮内结之证，其症除往来寒热、心烦、胸胁满微结等少阳证外，还有小便不利、渴而不呕、但头汗出等水饮内结证，故方用小柴胡汤化裁而成。方中柴胡、黄芩同用，能和解少阳之邪；天花粉、牡蛎同用，能逐饮开结；桂枝、干姜、炙甘草合用能振奋中阳，温化寒饮；因不呕，故去半夏、生姜；因水饮内结，故去人参、大枣之甘温壅补。此是和解少阳、温化水饮之剂，故初服正邪相争而见微烦，复服则表里之阳气通，即汗出而愈。柴胡加龙骨牡蛎汤治疗伤寒误下，病入少阳，邪气弥漫而形成表里俱病，虚实互见的变证。其症除胸满、小便不利、一身尽重、不可转侧等邪陷少阳、枢机不利、决渎失职、阳气内陷等症之外，还有烦惊、谵语等痰火扰心之症，故方用小柴胡汤加味而成。因病入少阳，故治以小柴胡汤以和解枢机、扶正祛邪为主，加桂枝通阳和表，大黄泻热清里，龙骨、牡蛎、铅丹重镇安神，茯苓宁心安神并可通利小便。因邪热弥漫，故去甘草之缓，以专除热之力，使表里错杂之邪得以速解。柴胡去半夏加栝楼根汤治疗疟病发渴者，亦治劳疟。因病邪“每伏藏于半表半里”，用小柴胡汤和解达邪为其正治，但口渴为热盛津伤之象，故去半夏之辛燥，加天花粉甘苦凉润，以清热生津，其法与小柴胡汤证第二个加减法略同。四逆散治疗肝胃气滞，阳郁致厥之证，以手足厥逆、胸胁胀满为主症，病虽涉及少阳，但与小柴胡汤证已绝然不同，小柴胡汤治疗邪郁少阳、枢机不利之证，以和解少阳表里之半为法；此方治疗肝（胆）胃（脾）气滞，木郁克土之证，以和解肝胃为治。方中柴胡疏肝解郁，枳实行气散结而宣通胃络，芍药、甘草制肝和脾而益阴缓急，合而成方使肝脾调和，则诸症自愈。

十四、黄芩剂配伍

黄芩剂大致可分为两类：一是治疗热迫大肠，胆火逆于胃致下利、呕吐的黄芩汤，黄芩加半夏生姜汤及其衍生化裁而用于治疗阴虚热毒证的黄连阿胶汤和《千金》三物黄芩汤；二是治疗上热下寒呕利腹痛证的《外台》黄芩汤。前者以黄芩汤为中心；后者以《外台》黄芩汤为主干。

黄芩汤治疗热迫大肠，津液下趋所致腹痛，里急后重，利下赤白冻子等症。用黄芩苦寒清热，坚阴止利，芍药、甘草酸甘化阴，缓急止痛，更用大枣甘淡补脾，助其健运，合而形成苦寒清热、酸甘化阴之复合法。该方酸苦甘寒，补泻兼施，共奏清热止利之功。黄芩加半夏生姜汤治疗热迫大肠兼胆火上逆于胃所致腹痛，下利，呕吐等症。故用黄芩汤苦寒清热、坚阴止利，加半夏、生姜和胃降逆止呕，合而形成酸甘、苦辛寒之复合法。该方酸甘缓急，苦寒坚阴，辛开苦降，共奏清热止利、降逆止呕之功。黄连阿胶汤治疗阴虚火旺所致身热心烦不得卧，心悸失眠，口燥咽干，舌红少苔，脉细数等症。故用黄芩、黄连苦寒清热除烦，泻心火于上，芍药、阿胶、滋肾水，柔肝木育阴于下，鸡子黄甘淡，滋阴液养血脉而润燥，合而形成苦寒清热、酸甘化阴之复合法。该方苦寒清热于上，酸甘化阴于下，其奏育阴清热之功。《千金》三物黄芩汤治疗正气不足，血虚兼有湿热所致身热，四肢烦疼，恶露未尽，赤白带下，阴部瘙痒等症。故用黄芩、苦参苦寒清热、燥湿杀虫，干地黄甘寒、滋阴凉血，合而形成苦寒清热、甘寒滋阴凉血之复合法，共奏清热凉血、燥湿杀虫止痒之功。

《外台》黄芩汤治疗上热下寒，寒热错杂所致腹痛、呕吐、下利、胃脘不舒等症。故用黄芩配半夏辛开苦降，清上热而止呕吐；桂枝配干姜温下寒，通阳气而止腹痛下利；人参配大枣甘温益气补虚，健运脾阳。诸药合而形成苦降温通、辛开苦降之复合法。该方寒温并用，清补兼施，共奏温胃补虚、清肠止利之功。

十五、理中剂配伍

理中汤、理中丸，亦名人参汤，用于治疗脾胃虚寒，寒湿内盛，运化失职，升降失常所致的霍乱、头痛、发热、身疼痛及口不渴等症；或中焦阳气虚衰，寒凝气滞所致的胸痹、心中痞塞、胸满、胁下气逆上冲心胸，兼见四肢不温、倦怠少气、语声低微、大便溏泻等症。方中用人参、甘草健脾益气，干姜温中散寒，白术健脾燥湿。四药合用，组成温中散寒、健脾燥湿治法。因其具有温运中阳、调理中焦的作用，故取名“理中”。且一方二法，可根据病情之缓急，而决定汤、丸之用。缓则用丸，急则用汤。服药之后，可进热粥，以助药力，温养中气。若因肾虚水气冲动而症见脐上悸动者，当去白术之壅滞，加桂枝以温肾降冲；若因胃寒气逆而症见“吐多者”，减去白术，以防补脾而使气壅，再加生姜以温胃散饮，下气止呕；若因脾阳不升，水湿下趋而症见下利严重者，还需用白术健脾燥湿以止泻利；若因水气凌心而症见心下悸者，当加茯苓以淡渗利水，宁心定律；若因脾不散津，水津不布而症见渴欲饮水者，则重用白术健脾气、助运化以行津液；若因中气虚而症见腹中痛者，宜加重人参用量，以补中益气；若中阳虚里寒较甚而症见腹中冷不解，始终不欲饮水者，应重用干姜以温中祛寒；若因阳虚寒凝，气滞不行而症见腹中胀满者，当去白术之壅滞，加附子辛温通阳以破阴。服药后若腹中由冷转为温热，说明有效，可以续服。

桂枝人参汤治疗因表证误下后，脾气虚寒而表邪不解所致的“协热而利、利下不止，心下痞硬”等症。本方是由理中汤加桂枝而成。方中理中汤温中散寒止利，桂枝（后下）解太阳之表，为表里两解之治法。

甘草干姜汤《伤寒论》治疗中焦阳虚，阴寒内盛所致的手足厥逆、烦躁、呕逆等症；《金匮要略》治疗上焦阳虚，肺中虚冷所致的肺痿频吐涎沫、遗尿、小便频数、头眩等症。甘草均炙用，以补中益气；干姜一不炮一炮，前者以回升逆之阳，后者温肺通脉；甘草用量倍于干姜。二药配伍又能辛甘化阳，组成温中复阳治法。尽管证情一偏于中焦，一偏于上焦，但俱能通过温脾胃之阳气以达到温肺扶脾之目的，故后者亦称补土生金之法。

大建中汤治疗脾胃虚寒所致的“心胸中大寒痛，呕不能饮食”，上腹部剧痛，腹壁包块“上下痛而不可触近”等症。方中蜀椒、干姜温中散寒，人参、饴糖温补脾胃。药虽四味，乃辛热与甘温合用，组成温中散寒、缓急止痛治法。

甘姜苓术汤治疗寒湿痹着腰部所致的腰部沉重冷痛的肾著病。方中重用干姜配甘草以温中散寒，茯苓配白术以健脾除湿。四药合用，组成温中散寒、健脾除湿治法，使寒散阳通，湿浊运行，则肾著可愈。

吴茱萸汤治疗阴寒内盛，胃气不降，浊阴上逆所致的“食谷欲呕”“吐利”“烦躁欲死”“吐涎沫”“头痛”“呕而胸满”等症。方中用吴茱萸之辛苦大温，温肝暖胃，散寒降浊以治阴寒上逆；重用生姜之辛温，散寒暖胃止呕；用人参甘温，大枣甘平，补脾胃以扶助元气。四药合用，组成温胃暖肝、降逆止呕治法，亦是《素问·至真要大论》“寒淫于内，治以甘热，佐以苦辛”理论的具体应用。

薯蓣丸治疗脾胃虚弱，阴阳气血不足所致的虚劳风气病。“风气百疾”指虚劳夹风的头眩、瘾疹、体虚或麻木等症。方中以山药专理脾胃，培土厚肠，益气扶正；人参、白术、茯苓、甘草、大枣、干姜、豆黄卷、曲，益气调中；当归、川芎、芍药、地黄、麦冬、阿胶，养血滋阴；桂枝，柴胡、防风，疏风祛邪；杏仁、桔梗，白蔹理气开郁。诸药合用，组成健脾益气、扶正祛邪治法。

柏叶汤治疗中气虚寒，气不摄血所致的吐血日久不止之症。方中取侧柏叶之清降，折其上逆之势而收敛止血；马通汁之微温，引血下行以止血；干姜辛热，温中止血；艾叶苦辛温，温经止血。四药合用，组成温中止血治法。

半夏干姜散治疗中阳不足、寒饮上逆所致的干呕、吐逆、吐涎沫等症。方中半夏味辛性温,降逆止呕;干姜味辛性热,温中散寒;浆水甘酸,调中止呕。诸药组成温中散寒、降逆止呕治法。

干姜半夏人参丸治疗胃虚寒饮所致的“妊娠呕吐不止”的恶阻证。方中干姜温中散寒,人参扶正补虚,半夏、生姜汁蠲饮降逆、和胃止呕。四药合用,丸药缓服,组成温中散寒、补虚降逆治法。

侯氏黑散治疗心脾两虚、气血不足、湿痰夹风所致的“四肢烦重、心中恶寒不足”等症。方中用当归、川芎养血活血;白术、茯苓、人参、干姜补脾益气;防风、菊花、细辛、桂枝祛风散邪;矾石、桔梗化痰降逆;黄芩、牡蛎清热敛阴。诸药合用,组成养血补脾、化痰祛风治法。

天雄散治疗脾肾阳虚所致的男子失精、腰膝冷痛等症。方用天雄以壮命门之阳而补先天之本;白术以健脾而培精气之源;桂枝助天雄以壮阳补虚;龙骨收敛浮阳,固摄阴精。四药合用,组成补益脾肾、摄精除痛治法。

十六、四逆剂配伍

四逆汤治疗少阴病阴盛阳虚的四肢厥冷,恶寒蜷卧,神疲欲寐;或太阳病误汗亡阳的大汗出;太阴脾阳虚的呕吐腹痛,下利清谷,脉微细或脉沉微细等症。方中炙甘草甘温,温养阳气;干姜、生附子辛温,助阳散寒。三药合用,组成回阳救逆治法。

通脉四逆汤治疗阴盛格阳的真寒假热证。如因阳气大衰,阴寒内盛所致的少阴病,下利清谷,手足厥逆,脉微欲绝等症;因阴盛于内,虚阳被格于外所致的身反不恶寒;虚阳被格于上所致的面色赤等症。方中生附子大辛大热,专补命门之火,通行十二经,走而不守,为回阳救逆之要药;干姜亦大辛大热,守而不走,善祛里寒。

干姜、附子相伍，温阳逐寒之力更强，能速破在内之阴寒，而除阴阳之格拒。炙甘草甘温，益气温阳，且能缓和生附子、干姜燥烈之性。三药合用，组成破阴回阳、通达内外治法。若因虚阳被格于上而致面色赤者，加葱白以通格上之阳；若因脾肾阳虚，气血凝滞而致腹中痛者，加芍药以活血和络；若因阴寒犯胃，胃气上逆而致干呕者，加生姜以和胃降逆；若因虚阳上浮，郁于咽嗌而致咽痛者，加桔梗以利咽开结；若因阳气大虚，阴液内竭而致利止脉不出者，加人参以益气生津，固脱复脉。

通脉四逆加猪胆汁汤治疗阳亡阴竭所致的"吐已下断，汗出而厥，四肢拘急不解、脉微欲绝"等症。本方由通脉四逆汤加猪胆汁而成。用通脉四逆汤破阴回阳，通达内外以救逆；加猪胆汁以益阴和阳。猪胆汁苦寒性滑，一可借其性寒，引干姜、附子大辛大热药物入阴，以制盛阴对辛热药物之格拒不受，具有"甚者从之"之意；二则借其苦润以润燥滋液，既可补益吐下后之液竭，又可制约干姜、附子辛热伤阴劫液之弊。四药合用，组成回阳救逆、益阴和阳治法。

白通汤治疗少阴阴盛戴阳证，即由脾肾阳衰，阴寒偏盛所致的下利、但欲寐、手足厥逆、面色赤、脉微细或沉微等症。方中用葱白以通被格于上之阳下交于肾；用生附子启下焦之阳上承于心；用干姜温中土之阳以通上下。三药合用，组成破阴回阳、宣通上下治法。张路玉说："故于四逆汤中去甘草之缓，而加葱白于姜附之中，以通其阳而消其阴，遂名其方为白通，取葱白通阳之义也。"

白通加猪胆汁汤治疗阴盛戴阳，服热药发生格拒所致的"利不止，厥逆无脉，干呕，烦者"。本方即白通汤加人尿、猪胆汁而成。方中白通汤破阴回阳，通达上下；加人尿、猪胆汁之咸苦寒，导引阳药入阴，使阴阳交通，热药不被寒邪所格拒，以利于发挥回阳救逆作用。五药合用，组成破阴回阳、宣通上下、兼咸苦反佐治法。

四逆加人参汤治疗亡阳液脱所致的霍乱吐利、利止、恶寒脉微等症。方中四逆汤回阳救逆；加人参以益气固脱、生津滋液。四药合用，组成回阳救逆、益气生津治法。

干姜附子汤治疗因“下之后，复发汗”所致肾阳虚而症见“昼日烦躁不得眠……脉沉微，身无热”。方中生附子、干姜大辛大热，以复先后天脾肾之阳。附子生用，则破阴回阳之力更强，顿服则使药力集中，回阳效果迅速。二药合用，组成急救回阳治法。

茯苓四逆汤治疗因汗下后阴阳俱虚所致的烦躁不宁，兼有恶寒、四肢逆冷、下利、脉微细等症。本方由四逆汤加茯苓、人参而成。方中用干姜、生附子回阳以救逆；人参益气生津，安精神，定魂魄；且干姜、附子与人参配伍，回阳之中有益阴之效，益阴之中有助阳之功；茯苓健脾，宁心安神；甘草益气和中，且能调和诸药。五药合用，组成回阳益阴治法。

十七、附子剂配伍

附子汤治疗因阳虚寒湿所致的“少阴病，身体痛，手足寒，骨节痛，脉弦”“口中和，其背恶寒”，或因阳虚寒盛所致的妊娠“六七月，脉弦发热……腹痛恶寒者，少腹如扇”等症。方中重用炮附子，温经祛寒镇痛；与人参相伍，温补以壮元阳；与白术、茯苓相伍，健脾以除寒湿；佐以芍药，和营血而通血痹，又可加强温经止痛的效果。五药合用，组成温经散寒、除湿止痛治法。

真武汤治疗因阳虚水泛所致的“太阳病，发汗，汗出不解，其人仍发热，心下悸，头眩，身瞤动，振振欲擗地”，或因少阴阳虚水泛所致的“少阴病，二三日不已，至四五日，腹痛，小便不利，四肢沉重疼痛，自下利者……其人或咳，或小便利，或下利，或呕”等症。方中用炮附子之辛热以壮肾阳，使水有所主；白术燥湿健脾，使水有所制；生姜宣散，佐附子之助阳，是于主水中有散水之意；茯苓淡渗，佐白术健脾，是于制水中有利水之用；芍药既可敛阴和营，又可制附子刚燥之性。五药合用，组成温肾阳、利水气治法。若咳者，是水寒犯肺，加干姜、细辛以散水寒，加五味子以敛肺气；小便利者，则不需利水，故去茯苓；下利甚者，是阴盛阳衰，故去芍药之苦泄，加干姜以温里；若呕者，是水寒犯胃，加重生姜用量以和胃降逆。

上述附子汤证与真武汤证，同属肾阳虚兼水湿为患，但附子汤证阳虚较重，寒湿之邪凝滞于骨节之间，以身体痛、骨节痛为主；真武汤证为阳虚而水气浸渍内外，以头眩、心悸、身瞤动为主。两方的药味大部相同，皆用附子、白术、茯苓、芍药。所不同处，附子汤中附子、白术倍用，并伍人参，重在温补元阳；真武汤中附子、白术半量，更佐生姜，重在温散水气。

肾气丸治疗因肾气不足所致的“脚气上入，少腹不仁”“虚劳腰痛、少腹拘急，小便不利”“短气有微软”“男子消渴，小便反多，以饮一斗，小便一斗”“妇人病……转胞，不得溺”等症。方中用附子、桂枝以壮阳益火，化气行水，蒸津上润；干地黄滋补肾阴，益髓填精，壮水之主；山萸肉补肝阴；山药滋补脾阴；泽泻渗湿泻肾；牡丹皮清火泻肝；茯苓淡渗泻脾。八药合用，能助阳之弱以化水，滋阴之虚以生气，组成益肾化气治法。

薏苡附子败酱散治疗寒湿瘀血互结，腐败成脓所致的肠痈，症见身无热、肌肤甲错、腹皮急、按之濡、如肿状、脉数等。方中重用薏苡仁排脓开壅，利湿消肿；轻用附子振奋阳气，辛热散结，助薏苡仁以散寒湿，并借以行郁滞之气；败酱草破瘀排脓。三药合用，组成排脓消痈、通阳散结治法，使湿瘀分化，脓排肿消，则肠痈可愈。

黄土汤治疗脾气虚寒、统摄无权所致的“下血，先便后血”之症。方中灶心黄土（又名伏龙肝），温中涩肠止血；附子、白术温阳健脾以摄血；干地黄、阿胶滋阴养血以止血，并制约附子、白术温燥之性；黄芩苦寒坚阴，亦可防附子、白术温燥动血之弊，还寓清肝止血之义；甘草甘缓以和中，并调和诸药。七药合用，组成温脾摄血治法，具有寒热并用、标本兼治、刚柔相济、温阳而不伤阴、滋阴而不碍阳的特点。

大黄附子汤治疗寒实内结所致的“胁下偏痛，发热，其脉紧弦”及大便不通、恶寒、肢冷、舌苔黏腻等症。方中大黄苦寒，泻下通便；附子温散阴凝寒结；细辛温经通阳，兼散浮热。附子、细辛同用，温经散寒止痛；且大黄之苦寒为附子、细辛之大热所制而保存其走泄之功。三药合用，寒温并用，组成温里攻下治法。

薏苡附子散治疗寒湿壅塞，胸阳被遏所致的胸痹急证，症见喘息咳唾、心痛彻背、其胸痛剧烈、筋脉拘挛等。方中重用炮附子以温里祛寒，通阳止痛；薏苡仁以除湿宣痹，缓解筋脉拘挛。二药合用为散，以应急用，组成散寒除湿、通阳行痹治法。

附子粳米汤治疗脾胃虚寒，水湿内停所致的腹满痛、肠鸣、胸胁逆满、呕吐等症。方中用附子温中散寒以止腹痛；半夏蠲饮降逆以止呕吐；粳米、甘草、大枣扶益脾胃以缓急迫。五药合用，组成散寒降逆、温中止痛治法。

《近效方》术附汤治疗脾肾阳虚兼夹风寒所致的“风虚头重眩、苦极、不知食味”等症。方中用炮附子温肾阳；白术、炙甘草补脾胃;生姜、大枣调和营卫。五药合用,组成温肾补脾、调和营卫治法。

九痛丸治疗属于积聚、痰饮、结血、虫注、寒冷等原因所引起的心痛。仲景原文“治九种心痛”“卒中恶、腹胀痛、口不能言”“连年积冷、流注心胸痛”“冷冲上气、落马坠车血疾”等症。方中用炮附子、干姜祛寒散结;吴茱萸开郁、杀虫、止痛;人参补中益气;巴豆温通杀虫、破坚积、逐痰饮;狼牙杀虫。六药炼蜜为丸,组成祛寒散结、杀虫温通治法。

十八、茯苓剂配伍

茯苓剂配伍包括以治疗支饮及其变证的桂苓五味甘草汤、苓甘五味姜辛汤、苓甘五味姜辛半夏汤、苓甘五味姜辛夏杏汤、苓甘五味姜辛半杏汤,以及治疗胸痹轻证的茯苓杏仁甘草汤、治疗子肿的葵子茯苓散和治疗中焦脾虚且下焦湿甚的小便不利的茯苓戎盐汤。

桂苓五味甘草汤治疗阳虚水饮随冲气上下妄动,吐稠痰较多,气从小腹上冲胸部、咽部,手足麻痹,面部微微发热似酒醉,接着冲气下流两腿内侧,小便难,时常昏晕,当此之时,治其冲气为当务之急。方中桂枝辛温通阳以化饮,炙甘草甘温扶中以缓冲,二味辛甘化阳以平冲气;茯苓健脾利饮,导水邪从小便而去;五味子酸温,收敛散漫浮逆之阳气,使虚阳不致上越。服用该方后,冲气即见下降而支饮复动致咳嗽、胸满,治以散寒蠲饮、止咳平喘,用苓甘五味姜辛汤。该方于桂苓五味甘草汤去桂枝(功擅平冲降逆,因冲气已平,故不再用),加干姜温阳散寒以治胸满,加细辛祛散伏匿寒饮以治咳逆,加此二味,即“药随证转”之意;方中干姜、细辛、五味子同用,为后世治寒饮咳喘所本。其配伍极具特色,化饮而无麻黄、桂枝之燥，祛邪确无伤正之弊，较小青龙汤缓和得宜，乃治体虚支饮的基础方剂。

苓甘五味姜辛半夏汤（即桂苓五味甘草去桂加姜辛夏汤）治疗因服苓甘五味姜辛汤后复呕吐、眩晕等症，是苓甘五味姜辛汤尚未能控制其发作之势，仍为支饮饮邪无疑，可用原方（即桂苓五味甘草汤去桂枝加干姜、细辛汤）加半夏去胃中水饮而降逆止呕，共收温阳散寒、祛饮降逆之效。须注意方中干姜、细辛已由苓甘五味姜辛汤中的三两减至二两，既有散寒化饮之功，且无燥动冲气之弊。本方应与桂苓五味甘草汤区别，桂苓五味甘草汤治疗心肾阳虚的气冲而致渴而不呕证，而本方（即苓甘五味姜辛半夏汤）治疗支饮饮气上逆的冲气，常口不渴而必呕。患者服用苓甘五味姜辛半夏汤（即上方）后，脾胃调和，水去呕止，但由于反复咳喘，表气未宣，肺失通调，水溢皮肤而见身肿，其治疗可由上方（苓甘五味姜辛半夏汤）中加味杏仁一味，辛开苦泄，宣降肺气，令气降水行，寒饮得散而形肿自消，共奏温阳散寒、利肺涤饮之效。以形肿一证而论，本可应用麻黄发汗消肿，但由于患者本有尺脉微、手足痹等气血虚痹之证，故不能用。因血汗同源，麻黄既能散泄阳气，亦能伤耗阴血，误用必有厥逆之变。

苓甘五味姜辛半杏大黄汤（即苓甘五味加姜辛半杏大黄汤）治疗支饮未尽，兼胃热上冲而致咳嗽、胸满、眩冒、呕吐、形肿诸症未尽，兼面热如醉、腹满便秘、舌苔黄腻，脉沉弦或沉数等症，以温脾蠲饮，清泄胃热。在上方（苓甘五味姜辛半夏杏仁汤）的基础上加一味苦寒大黄以泄胃热。方中虽有干姜、细辛、半夏之温热，然功在温脾阳而去水饮，全方虽辛苦寒热兼用，但各自为功，并行不悖。

以上各方加减法变化如下。

时气诱发→散寒逐饮→小青龙汤

↓

下焦冲逆→降逆平冲→桂苓五味甘草汤

↓　　　　　　　　↓去桂，加干姜、细辛

肺饮复动→蠲饮散寒→苓甘五味姜辛汤

↓　　　　　　　　↓加半夏

水饮上逆→蠲饮止呕→苓甘五味姜辛半夏汤

↓　　　　　　　　↓加杏仁

水饮外溢→宣肺化饮→苓甘五味姜辛夏杏汤

↓　　　　　　　　↓加大黄

扶热上冲→泄其胃热→苓甘五味姜辛半夏大黄汤

以上各方加减，可视为一份支饮典型病案，记载了服小青龙汤后证情的复杂变化。初诊服小青龙汤，其后的五变：一是服小青龙汤后，水停未散，而阳气衰，阴血亦虚；再变饮邪未去而更咳胸满；三变胃中停饮止逆；四变水饮行散外溢，其人形肿；五变胃中有热，循脉上冲于面。这说明了仲景运用辨证施治的原则性和灵活性，既要治病求本（阳虚寒饮），又要兼顾其标，证变法变，药随证转，随机（病机）应变。正如《金匮要略浅注补正》所论张仲景用药之法，“全凭乎证，添一证则添一药，易一证亦易一药”。

茯苓戎盐汤治疗脾肾虚弱，湿重热轻的劳淋或膏淋：尿后余沥不尽，小便不黄，刺痛不显，饮食减少，身体瘦弱，心下悸，腰膝酸软，四肢无力，舌淡苔白等。用戎盐（青盐而非食盐），因其性味咸寒能疗溺血、吐血，助水脏，益精气，长于利水，消瘀热；茯苓、白术健脾利湿。诸药合用，有健脾益肾、清热利湿作用。

葵子茯苓散治疗妊娠水气，身重，小便不利，洒淅恶寒，起即头眩，全身浮肿等症。方中葵子可滑利通窍，茯苓淡渗利水，两药合用利水通窍，渗湿通阳，使小便通利而水湿去，水有去路而气化阳通，则诸症自除。

茯苓杏仁甘草汤治疗饮邪阻滞所致的胸中气塞，短气，咳逆，吐涎沫，痰液清稀，小便不利等症。方中茯苓利水除湿，杏仁宣肺降逆，甘草缓中健脾，使水饮去而肺气利，其证可除。

十九、栝楼剂配伍

栝楼薤白白酒汤治疗因阳虚邪闭、痰饮气滞所致的胸痹病“喘息咳唾，胸背痛，短气，寸口脉沉而迟，关上小紧数”等症。方中用瓜蒌宽胸开结，利气涤痰；薤白通阳宣痹，行气散结；白酒助药上行，温开肺气，辅助心阳。三药合用，组成通阳散结、豁痰下气治法。

栝楼薤白桂枝汤治疗因阳虚邪闭，饮逆胸胁所致的胸痹偏实证，即“胸痹心中痞，留气结在胸，胸满，胁下逆抢心”。方中用桂枝通阳化气、平冲降逆；枳实消痞除满；厚朴宽胸下气；薤白疏滞散结；瓜蒌开胸中痰结；且桂枝、薤白能通阳宣痹。五药合用，组成通阳开结、泄满降逆治法。

栝楼瞿麦丸治疗下寒上燥所致的小便不利、口渴等。方中用天花粉、山药以润燥生津，治其口渴；瞿麦、茯苓以渗泄行水而利小便；炮附子以温阳化气，使津液上蒸，水气下行。五药蜜丸，组成温阳化气、利水润燥治法。

栝楼牡蛎散治疗因心肺阴虚内热津伤所致的百合病口渴不解之症。方中用天花粉苦寒清养肺胃、生津止渴，牡蛎咸寒益阴潜阳、引热下行，使津液得生，虚热得清，口渴自解。三药合用，组成清解肺胃、引热下行治法。

二十、半夏剂配伍

小半夏汤治疗因饮停胃脘所致的呕吐、不渴、谷不得下，或因脾胃虚寒之寒湿发黄的黄疸病，误用苦寒清热除湿，伤及中阳，胃失和降所致的呃逆等症。方中用半夏之辛燥，和胃降逆以止呕；生姜助半夏温散水饮。二药合用，组成温胃止呕、散饮降逆治法。

大半夏汤治疗脾胃阴阳两虚所致的朝食暮吐，暮食朝吐，宿谷不化之胃反证。方中重用半夏和胃降逆，以治其标；人参益气补虚；白蜜养血润燥，以治其本。三药合用，组成和胃润燥、补虚降逆治法。

小半夏加茯苓汤治疗因饮停膈间所致的呕吐、心下痞满、头目昏眩、心下悸等症。方中小半夏汤温胃止呕，散饮降逆；加茯苓引水下行。三药合用，组成温胃止呕、引水下行治法。

甘遂半夏汤治疗因留饮阻遏胃肠之阳所致的“脉伏，其人欲自利，利反快，虽利，心下续坚满”等症。方中用甘遂攻逐心下留饮，驱水从大便而出；半夏散结除痰，降浊下行；芍药和阴散结；甘草护液调中；白蜜缓中解毒。但甘遂与甘草相反而同用，是取其相反相成，俾激发留饮得以尽去。并遵从《备急千金要方》的煮药法，即甘遂与半夏同煮，芍药与甘草同煮，最后将二药汁加白蜜合煮，顿服，较为安全。五药合用，组成攻逐水饮、相反相成治法。

半夏麻黄丸治疗因饮盛阳郁，饮凌心肺所致的心下悸动兼咳唾清痰涎沫、胸脘痞闷及或喘或呕等症。方中麻黄宣通阳气；半夏蠲饮降逆。二药蜜丸，小量服用，缓缓图治。诸药组成宣通阳气、蠲饮降逆治法，使心肺之阳得宣，饮邪得降，心悸得除。

生姜半夏汤治疗寒饮搏结胸胃所致的“胸中似喘不喘，似呕不呕，似哕不哕”，心中极度烦闷不适等症。方中重用生姜汁以辛散寒饮，佐以半夏开结降逆。二药合用，组成辛散寒饮、舒展胸阳治法，使饮去结开阳通，胸胃气机得以舒展，则病获痊愈。

半夏厚朴汤治疗因咽中痰凝气滞所致的“妇人咽中如有炙脔”的梅核气病。方中半夏味辛，化痰散结，降逆和胃；厚朴苦温，下气除满，助半夏宣通郁气，散结降逆；生姜辛温散结，助半夏降逆和胃。此三药辛以散结，苦以降逆，温以化痰。茯苓甘淡，利饮化痰；紫苏叶辛温芳香，升降并行，宣气解郁。五药合用，组成开结化痰、顺气降逆治法，能使气顺、痰消、结散、郁解。

奔豚汤治疗因肝郁化热，随冲气上逆所致的“气上冲胸、腹痛，往来寒热”的肝气奔豚病证。方中甘李根白皮味甘性寒，清热降逆平冲，专治奔豚气；当归、川芎、芍药养血柔肝，行血止痛；半夏、生姜和胃降逆，以防肝邪乘之；黄芩、葛根清肝泻火；甘草调和诸药。九药合用，组成养血平肝、和胃降逆平冲治法，使逆气降，冲脉通，肝胆和，肝脾调，则气冲腹痛，往来寒热等症自除。

旋覆代赭汤治疗因痰气交阻所致的“心下痞硬，噫气不除”等症。方中旋覆花性味咸温，消痰下气散结，以软痞硬，能升能降，而疏肝利肺；赭石质重坠，能重镇降逆；配半夏、生姜之辛温而散，以涤痰散饮、开心下之痞结；配人参、大枣、甘草之甘温益气，以补脾胃之虚。七药合用，组成燥湿化痰、和胃降逆治法。

二十一、乌头剂配伍

乌头汤治疗因寒湿痹阻关节，气血运行阻滞而导致关节疼痛剧烈、屈伸活动不利等症。方中川乌大辛大热、温经散寒、除湿止痛；麻黄宣散透表，以祛寒湿于外；芍药宣痹行血，并配甘草以缓急止痛；黄芪益气固卫，助麻黄、乌头温经止痛，亦制麻黄过散之性；白蜜甘缓，以解乌头之毒。六药相伍，组成祛寒除湿、温经止痛治法，使寒湿祛除，阳气宣通，则寒湿历节之病可愈。

乌头煎治疗因阴寒痼结所致的“寒疝绕脐痛，若发则白汗出，手足厥冷，其脉沉紧”等症。乌头性大热，以治沉寒痼冷；用蜜煎煮，令水尽而成膏状，乌头气味尽入蜜中，变辛为甘，变急为缓，既减轻药毒，又延长药效。诸药组成温阳散寒、缓急止痛治法。

乌头赤石脂丸治疗因阴寒痼结、寒气攻冲所致的“心痛彻背，背痛彻心”之心痛重证。方中用炮乌头、炮附子、蜀椒、干姜大辛大热之品协同作用，逐寒止痛之力极强；赤石脂温涩调中，收敛阳气，以免辛热之品散而无制。五药蜜丸，组成温阳逐阴、散寒止痛治法。

赤丸治疗因脾肾虚寒、水饮上逆所致的腹痛、手足逆冷，或呕吐、心下动悸等症。方中乌头与细辛相伍，温经散寒、通阳止痛，以治沉寒痼冷之腹痛、肢冷；茯苓与半夏相伍，健脾燥湿、化饮止呕；朱砂为衣，重镇安神定悸。诸药炼蜜为丸，组成散寒止痛、化饮降逆治法，且相反的乌头与半夏组方是其特点之一。

二十二、百合剂配伍

百合地黄汤治疗因心肺阴虚内热所致的“意欲食复不能食，常默默，欲卧不能卧，欲行不能行，欲饮食，或有美时，或有不用闻食臭时，如寒无寒，如热无热，口苦，小便赤……其脉微数”等症。方中百合润肺清心，益气安神；生地黄汁滋肾水，益心阴兼清热；泉水下热气，利小便，用以煎百合，纳入地黄汁，组成润养心肺、凉血清热治法。

百合知母汤治疗因百合病误汗后，阴虚内热，气血失和所致的心烦、口燥等症。方中知母养阴清热而除心烦，泉水清气热，利小便，用以煎药，与清润心肺、益气安神的百合，组成养阴清热、润燥补虚治法。

百合鸡子汤因百合病误吐后,更伤胃阴、燥热愈增所致的虚烦不安、胃中不和等症。方中鸡子黄养阴润燥以滋胃阴、安宁心神,泉水清气热用以煎百合。三者组成清养肺胃、安宁心神治法,使阴复胃和,热除心安而诸症自解。

百合洗方治疗因百合病经久不解、阴愈虚而热愈重所致的口渴症。仲景设百合洗方用百合渍水洗身,洗其外可通其内,以滋肺润燥,并食用麦粉煮饼以益气生津,组成除热止渴的外治法。

滑石代赭汤治疗因百合病误下后伐胃伤津导致的呕吐、呃逆、小便短赤涩少等症。方中滑石、泉水利小便兼以清热,赭石和胃降逆,与百合组成养阴清热、利水降逆治法。

百合滑石散治疗因百合病里热较盛,外达肌肤导致的发热之症。方中百合滋养肺阴以治本;滑石清里热而利小便,使热从小便而去。诸药组成滋阴润燥,清热利水治法。

二十三、桔梗剂配伍

桔梗汤治疗因少阴客热所致的"咽痛……不差者",或因肺痈成脓所致的"咳而胸满,振寒脉数,咽干不渴,时出浊唾腥臭,久久吐脓如米粥"等症。方中用生甘草清热解毒,可治客热咽痛;桔梗开肺利咽,又能排脓除痰。二药合用,组成清热解毒、利咽止痛、排脓除痰治法。

排脓散治疗胃痈或肠痈等病。方中重用枳实之苦寒,理气破滞而除郁热;桔梗开提肺气而排脓;芍药除血痹,凉血止痛;鸡子黄之甘润护阴而滋血分之虚。四药合用,组成破滞除痹、排脓补虚治法。

桔梗白散即三物白散,治疗因寒痰冷饮结聚于胸膈所致的胸胁或心下硬满疼痛的寒实结胸证；或“咳而胸满、振寒脉数、咽干不渴、时出浊唾腥臭、久久吐脓如米粥”的肺痈重证。方中巴豆之大辛大热，泻下冷积，散寒逐水，破结搜邪，且研如脂，不去油，则泻下破结之力更猛；贝母解郁散结化痰；桔梗开提肺气，载药上行，散结去痰，有助于水饮泻下，亦能宣肺排脓。三药为散，小量服用，组成温寒逐水、涤痰破结治法或下寒泻结、宣肺排脓治法，分别适用于结胸与肺痈。

排脓汤治疗胃痈或肺痈等病。方中用甘草清热泻火解毒而缓急迫；桔梗宣肺利气排脓；生姜、大枣固胃气而调和营卫。四药合用，组成解毒排脓、调和营卫治法。

二十四、当归剂配伍

当归剂大致可分为三类：一是治疗血虚寒凝致手足厥寒的当归四逆汤及其衍生加味汤用于血虚寒凝兼胃中有寒的当归四逆加吴茱萸生姜汤；二是治疗妇人妊娠或腹痛，或下血，或胎动，或小便不利的当归散、当归芍药散，芎归胶艾汤，当归贝母苦参丸；另一类则为以运用当归为主而治疗湿热毒蕴狐惑酿脓或肠风下血的赤小豆当归散及寒疝腹中痛的当归生姜羊肉汤。一类以当归四逆汤为中心；二类以当归散为代表；另类则以运用当归为主药而为特点。当然以上各方的主药都是用有当归。

当归四逆汤治疗血虚寒凝、血脉不畅而致手足厥寒、脉细欲绝的证候。用当归、芍药养血和营；桂枝、细辛温经散寒；甘草、大枣补益中气；通草通行血脉。全方有和厥阴以散寒邪之功，调营卫以通阳气之效。当归四逆加吴茱萸生姜汤治疗血虚寒凝兼内有久寒所致手足厥寒、脉细欲绝、呕吐、下利、脘腹冷痛等症。因其是在当归四逆汤证的基础上兼内有久寒，故方用当归四逆汤加吴茱萸、生姜温中散寒，用清酒和水煎药，则更能增强活血祛寒之功。

当归散治疗血虚湿热所致妊娠下血，或胎动不安，或小腹疼痛，或伴口苦尿黄等症。方取当归、白芍补肝养血，合川芎以舒血气之源。白术用意有三：一者益胃，致安气以养胎；二者胎系于肾，肾恶燥，能燥湿以生津；三者能致中焦所化新血，去腰脐间之陈瘀。黄芩坚阴清热，减壮火汤而反于少火，则可以生气于脾土。当归芍药散治疗妇人怀妊肝脾不和所致之腹痛或小便不利等症。本方重用芍药敛肝和营止痛，佐以当归、川芎调肝和血，配以茯苓、白术、泽泻健脾渗湿。本方即当归散去黄芩加茯苓、泽泻而成。因当归散证重在血虚而生湿热，胎动不安，故于川芎、当归、芍药养血之中用白术除湿，黄芩除热、养胎安胎；当归芍药散则重在肝脾失调，气血郁滞，妊娠腹痛，小便不利，或足跗浮肿，故以当归散去黄芩以养血舒肝，缓急止痛，健脾祛湿，又因脾湿较盛，恐白术之力不足，则另加茯苓、泽泻以利湿消肿，组方之妙可谓至也。芎归胶艾汤治疗阴血亏虚、冲任损伤所致的崩漏、胞阻或胎动不安等症。方用芎归芍药加干地黄（即后世四物汤）养血和血，阿胶养阴止血，艾叶温经暖宫，甘草调和诸药，清酒以行药力，诸药合奏和血止血、暖宫调经之功，是历代妇科常用之要方。其与当归散、当归芍药散同为妇科用方，但因机证治不同。当归散证在于肝血虚而生内热，脾不运而生湿，湿热内阻，胎动不安，故治在养血健脾、除湿清热。当归芍药散在于肝虚气郁，脾虚气弱，湿邪较盛，腹中拘急，绵绵作痛，或小便不利，足跗浮肿，故治在养血疏肝、健脾利湿。芎归胶艾汤则重在冲任脉虚，阴气不能内守，以致阴血下漏、腹中疼痛，故取四物汤加阿胶、艾叶、甘草、清酒以调补冲任，固经养血。因无湿滞，则不用茯苓、白术、泽泻；又无邪热，则不需黄芩。

赤小豆当归散治疗湿热毒邪蕴结所致的无热、微烦、默默但欲卧、目赤如鸠眼、目四眦黑、痈脓已成或大便下血等症。方取赤小豆清热利湿，消肿排脓；当归主恶疮，活血解毒；更配以浆水调理脏腑。三药合奏清热排脓、镇痛止血之功。当归生姜羊肉汤治疗血虚有寒所致的寒疝腹中痛、胁痛里急及产后腹中绞痛等症。方用当归、羊肉辛甘重浊温暖下元而不伤阴，佐生姜随血肉有情之品，引入下焦，温散其寒，则血虚得补，虚寒得温。《素问·阴阳应象大论》云："形不足者，温之以气；精不足者，补之以味。"此之谓也。赤小豆当归散与当归生姜羊肉汤有别。前者所主乃湿热毒蕴之狐惑虫酿脓或大便下血等症，故治在清热解毒、活血排脓，方以赤小豆为主，辅以当归、浆水；后者所主乃血虚寒盛之腹胁痛里急等症，则治在温中散寒、补血缓痛，以当归、羊肉兼补兼温，生姜宣散其寒。当归生姜羊肉汤与当归芍药散证，主症皆为"腹中㽲痛"，然前者为血虚有寒，筋脉失养，以腹中冷痛及胁、时有拘急为主，故以当归养血行血滞，生姜散寒行气滞，又以羊肉补气而生血；后者为妇人妊娠肝虚血郁，脾虚湿滞，以暖腹中胀痛拘急较轻、小便不利、下肢略肿为主，则用当归散内加茯苓、泽泻泻其水湿。

二十五、防己剂配伍

防己地黄汤治疗血虚生热，外邪乘虚侵袭，热扰心神所致之如狂、妄行、独语不休、无热脉浮等症。方中重用生地黄两斤之多，又蒸绞浓汁，是侧重养血之大剂，是为君药，以养血清热；其余防己、防风、桂枝、甘草四味，分量极轻，又系渍取清汁，是轻而又轻，将祛风药置于养血药之中，意在养血以息风，而防己、防风、桂枝疏风祛邪，甘草和中补气。但须注意无外感风邪而见狂妄谵语者，此方当禁止使用。

防己黄芪汤治疗风水、风湿之表虚所致身重、汗出恶风、脉浮。如风水在表,以面目肿、按手足凹陷而不起为特征;风湿在表,是以关节疼痛为主症。方中黄芪益气固表,木防己、白术除风湿,甘草、生姜、大枣调和营卫,以顾表虚。“服后当如虫行皮中”,此即卫阳振奋,风湿欲解之征,属微汗之剂,但表虚发汗必基于托阳益气、调和荣卫之上,使卫阳振奋,祛邪外出,宜加注意。四药合用,补卫固表,利水除湿,若腹痛加芍药以通血脉,产痛即止。

防己茯苓汤治疗阳气失宣,水气不行所致之皮水,四肢浮肿,其肿处时有轻微跳动之感等症。方中防己、黄芪走表祛湿,使皮下之水从表而散,为行皮中水气主药;桂枝茯苓通阳化水,使水气从小便而去;桂枝与黄芪相协,又能通阳行痹,鼓舞卫阳;甘草调和诸药,协黄芪以健脾,脾旺则可制水,预防肾水泛滥,以免加重水肿。该方为防己黄芪汤去白术加桂枝、茯苓而成,比较两方中药物的含量,防己黄芪汤中防己一两、黄芪一两一分,而防己茯苓汤的防己、黄芪各三两,它们虽均治水气在表,同用防己、黄芪、甘草以走表行水、制水,但显然本方肌表之水特重,其祛除皮水作用甚强。

木防己汤治疗膈间有支饮所致之气喘胀满,心下痞硬,面色黧黑,小便不利,上气而渴,甚则其形如肿,脉象沉紧等症。方中防己擅行膈间水饮;桂枝通阳化气;石膏辛凉重坠,既能清解郁热,又能降逆定喘;人参益气补虚。患者服木防己汤之后,心下痞坚变为虚软,说明饮热互结渐散,水去气行,病即可愈。若心下痞坚仍在,说明水饮重又凝结,即“实者三日复发”,再用此方试探不愈,则知病情发生变化,断为饮盛热轻而兼气虚,治当通阳利水、软坚补虚,用木防己去石膏加茯苓芒硝汤治疗,即于木防己汤去石膏之辛凉(因不利于除饮),再加茯苓淡渗以导水下行,芒硝寒咸软坚破结,如此随症加减,共奏扶正通阳、软坚逐软之功,更合病情。

己椒苈黄丸治疗饮热交结于肠，气机不利所致之腹满，口干舌燥，大便秘结，小便短黄，浮肿，舌苔黄腻，脉沉弦有力等症。方中防己“苦以泄之”，渗透肠间水气；椒目“辛以散之”，并除“心腹留饮”，令水津上承。二味导水气从小便而去。葶苈子入肺与膀胱经，而肺与大肠相表里，它“破坚逐邪，通利水道”（《神农本草经》），与大黄相伍，攻坚决壅，直泻痰热水气从二便而出。用蜜为丸值得，脾气得升，津液上潮，故方后云“口有津液”，是饮去病解之兆。若服药后反加口渴，则为饮阻热结，热滞于肠，故再加芒硝软坚破结，促其下泄。此即《内经》“热淫于内，治以咸寒”之义。

二十六、白头翁剂配伍

白头翁剂是治疗湿热下迫，腐败气血致热利下重及其衍生化裁而用于治疗阴虚血少，湿热未清之下利证的白头翁加甘草阿胶汤。

白头翁汤治疗湿热下迫，腐败气血，或肝热移于大肠，气机阻滞所致腹痛，里急后重，下利便脓血，肛门灼热，口渴欲饮，或阴痒，白带过多，苔黄，脉数等症。故用白头翁、秦皮配黄连、黄柏大苦大寒之品，寒能胜热，苦能燥湿，湿热去，下重必自除。该方四味相配，一派苦寒，共奏清热燥湿、凉血止痢之功。

白头翁加甘草阿胶汤治疗阴虚血少、湿热未清所致之发热腹痛，里急后重，下利便脓血，舌红少苔，脉细数等症。故用白头翁苦寒清热，坚阴止利，加阿胶滋阴养血，甘草甘平和中缓急，合而形成苦寒清热、甘缓滋阴养血之复合法。该方甘苦寒凉，清养兼施，共奏清热止利、养血缓中之效。

二十七、橘皮剂配伍

橘皮汤用于治疗胃寒气逆而致干呕、哕逆之症，其症还见有手足厥冷等。其病因为寒邪犯胃，胃阳被遏，阳气不能达于四末，故手足厥冷；胃气因寒邪所阻，则失其和降而上逆，故干呕、哕逆。本证与手足厥冷与阴盛阳微之四逆汤证在病变程度有明显的区别，本证仅表现为轻度的寒冷，故用橘皮汤通阳散寒，和胃降逆。方中橘皮理气和胃，生姜散寒止呕，二者合用，使阳通寒去，胃气和降而诸症消失。

橘枳姜汤则是在橘皮汤基础上增加橘皮用量，另加枳实组成，主治胸痹轻证。病由气滞偏盛而水饮停蓄所致。因气滞不通，故胸中气塞，短气；水饮而上逆于胃，胃气上逆，故可见心下痞满、呕吐气逆等症。治宜行气化饮，和胃降逆。方用橘枳姜汤。方中橘皮理气和胃，宣通气机；枳实下气消痰；生姜化饮和胃降逆。三药合用，使气行饮除，而疾病痊愈。与橘皮汤相比，二者均见胃寒气逆之证，故均用橘皮、生姜，然后者更兼气机痞塞为患，故加重橘皮用量，更加枳实以加强行气导滞之功。

橘皮竹茹汤主治胃虚有热而见呃逆者。病由胃中虚热，气逆上冲所致，其症当伴有虚烦不安、少气、口干、手足心热、脉虚数等。故治用橘皮竹茹汤补虚清热，和胃降逆。方中橘皮、生姜理气和胃降逆。竹茹清热安中；人参、甘草、大枣补虚。诸药合用，虚热得除，胃气和降，哕逆自愈。本方是在橘皮汤增加上加用人参、竹茹、大枣而成。人参、大枣有补虚之功，竹茹有清热之效，经过加减，将理气和胃散寒之方变为理气和胃、补虚清热之剂，因此也反映了仲景因证立法、随法变方的灵活辨证用药思想。

二十八、鳖甲剂配伍

鳖甲煎丸为治疗疟母之主方。疟病迁延过久，反复发作必致正气渐衰，疟邪则可假血依痰，深伏经隧，以致正气日衰，气血运行不畅，疟邪与寒热痰湿之邪及气血相搏结，结成痞块，聚于胁下而成疟母。疟母不消则寒热难除，故应“急治”，主用鳖甲煎丸。方中鳖甲化癥块，除寒热，入肝络而搜邪；佐以射干（即乌扇）、桃仁、牡丹皮、芍药、紫葳、赤硝、大黄破血逐瘀，通滞散结；协以鼠妇、土鳖虫、露蜂房、蜣螂，以消坚杀虫，更增祛疟之力；葶苈子、石韦、瞿麦利水道；柴胡、桂枝、半夏、厚朴、黄芩、干姜宣畅气机，平调寒热；人参、阿胶补益气血之不足；灶中灰则具有消癥瘕，祛坚积之功；更加清酒以行药势。诸药合用具有寒热并和、攻补兼施、行气化瘀、除痰消癥之用，因而能起到破瘀消痞、杀虫止疟之效。

升麻鳖甲汤是治疗阴阳毒之主方。阴阳毒为感受疫毒所致。其面赤斑斑如锦纹，咽喉痛，唾脓血，是阳毒的主症。血分热盛，故面部起红斑如锦纹；热灼咽喉故而疼痛；热盛肉腐，肉腐则成脓，故吐脓血。疾病早期邪毒未盛，正气未衰，易于治疗，故主以升麻鳖甲汤清热解毒散瘀。方中升麻、甘草清热解毒；鳖甲、当归滋阴散瘀；雄黄、蜀椒解毒。若出现面目青，身痛如被杖，咽喉痛，则为阴毒之主症。邪犯血脉，瘀血凝滞，阻塞不通所致，故仍以升麻鳖甲汤为主方解毒散瘀，而去雄黄、蜀椒，以防损其阴气。

上述二方均用鳖甲，是以同归为鳖甲剂范畴。用鳖甲者，均在于取其散瘀消癥、滋养阴液之功。虽疟母与阴阳毒均有瘀血及阴伤为患，但病因病机、证候表现截然不同，故虽均用鳖甲，而组方配伍各不同。

二十九、滑石剂配伍

蒲灰散主治小便不利之证。因水湿内停，郁而化热，湿热下注而形成本证，可见小便不利、溲时茎中痛或小腹急痛等症。故以蒲灰散凉血消瘀，利水消肿。方由蒲灰、滑石二味药组成。蒲灰生用功有凉血化瘀、消肿，滑石清热利湿，二药合用，有化瘀利尿泻热之功。本方亦用于治疗内有郁热，外有水肿之皮水证。病因阳气被郁，不能达于上末，故还可见手足逆冷一症。仍治以蒲灰散以清湿热，利小便。水去则阳气得伸，而逆冷可除，此亦取法“通阳不在温，而在利小便”之意。

滑石白鱼散亦用于治疗小便不利之证。其证因湿热，下注膀胱，迫血妄行所致。可见小便不利，小腹胀痛，或有血尿，茎中刺痛等症。故治以滑石白鱼散以凉血止血，消瘀利小便。方由滑石、乱发、白鱼组成。方中滑石清热利湿，白鱼消瘀行血，《神农本草经》言其可治“小便不利”；乱发止血消瘀。诸药合用，是为治疗血淋之要药。

上述二方中均用滑石，因其有清热利湿故也。二方均用于治疗小便不利之证，功能清热利湿消瘀。然前者反映出未至络脉受损或受损不重，故滑石仅与蒲灰相配伍；而后者，湿热内停较重，亦伤及阴络，故加用乱发、白鱼以增加消瘀止血行血之功。

三十、矾石剂配伍

硝石矾石散主治肾虚夹有瘀血湿热之黄疸。可见腹部胀大，甚至腹中有水，小便不利，大便色黑，时作溏泄，面色晦暗等症。治以硝石矾石散以消瘀化湿。方中硝石即火硝，能入血分消瘀活血；矾石烧后名为枯矾，可入气分清热化湿利水。二药有伤胃耗血之弊，故以大麦粥汁调服，以养胃气。

矾石丸主治内有干血，郁为湿热而下白带之证。证由经闭或经行不畅，干血内丰，郁为湿热，久而化腐所致。故以矾石丸作为坐药，纳入阴中治疗。方中矾石烧用能清热除湿以止带，佐以杏仁以润矾石之质枯，同时以蜜为丸，滑润易纳阴中。诸药共用，有除湿热以止带之功。

二方均用矾石，前者为湿热兼瘀，故配硝石以消瘀；后者质枯，故佐以少量杏仁以润之。二者均有湿热之病机，故均以矾石利湿清热。

三十一、大枣剂配伍

甘麦大枣汤主治脏躁。此病多由情志不舒或思虑过度，肝郁化火，伤阴耗液，心脾两虚所致。故治用甘麦大枣汤方用小麦养心安神，甘草、大枣甘润补中肝急。三药相配伍，有补益心脾、安神宁心之功。

葶苈大枣泻肺汤主治肺痈初起，痰热壅肺，邪实气闭之证。方中葶苈子苦寒，能开泄肺气，具有泻上逐痰之功；然又恐其峻逐伤及正气，故佐以大枣之甘温安中而缓和药性，使泻邪而不伤正。

二方中皆用大枣，然其作用各异，前者是取大枣甘温补益脾气之功，是为臣药；后者是用来防葶苈子逐损伤正气，以之甘温安中而缓和药性，是为佐药。

三十二、枳实剂配伍

枳术汤主治脾虚饮停，气滞不行，饮气搏结于心下之证。症见胃脘痞满，或按之坚硬如盘，或小便不利等。方用枳术汤。方中枳实下气散结消痞，白术健脾燥湿利水。二者相配伍，具有行气散结、健脾利水之功。

枳实芍药散主治产后气血郁滞成实之腹痛。症见小腹部胀满疼痛，痛甚可累及心胸烦闷，不得安卧等。方用枳实芍药散。方中枳实破气散结，炒黑并能行血中之气；芍药和血止痛；大麦粥和胃安中。三药合用，共奏行血活血之功，使气血宣通，腹痛烦闷诸症自除。

二方均用枳实以行气散结，然前者为脾虚饮停气滞所致，故兼用白术以健脾燥湿；后者因气血郁滞而成，故枳实炒黑，更能行血中气，并加用芍药以和血止痛。

三十三、蜀漆剂配伍

蜀漆散主治牝疟证，其病机为素体阳虚，阳气难以外达，或素有痰邪，阳气为饮邪所阻，致使疟邪阴分者多，而并于阳分者少所致。故治以祛痰止疟之法。方用蜀漆散。方中祛痰截疟，配云母、龙骨以助阳扶正，镇逆安神。牡蛎汤亦主治牝疟证，然其病机为阴邪固闭所致。故用蜀漆配以麻黄，佐以牡蛎以开阴邪之固闭，并用甘草调和诸药，诸药共用，寒去而疟自止。二方主治牝疟，均以蜀漆为主药，其配伍不同之原因在病机之区别。前者为阳邪陷阴，后者为阴寒闭固。故蜀漆散中配云母专升阳邪，更配纯阳之龙骨佐之；而牡蛎汤中，蜀漆配麻黄专开阴邪之闭固，更佐以散结之牡蛎，用甘草则在于取其调和之功。

三十四、乌梅剂配伍

乌梅在《伤寒杂病论》中出自乌梅丸一方，主治邪入厥阴，寒热错杂之蛔厥证。病由上热下寒、蛔虫内扰而成。因肠道有蛔虫，故病则常自吐蛔。又因病者上焦有热，肠中虚寒，蛔虫不安其位，内扰上窜，故烦。临床还可见剧烈腹痛、呕吐、心烦躁扰等症。若蛔虫内伏不扰，则心烦、腹痛等症可自行缓解，诸症自可随之减轻，故原文曰“须臾复止”。进食则蛔虫争食而窜动，则心烦、呕吐、腹痛复作，故称“又烦”。痛剧时，气机受阻，阳气不达四末，故手足厥冷。方用乌梅丸。方中重用乌梅酸敛，更加醋渍，使其更酸，意在安蛔止痛为主。用大辛大热之细辛、干姜、附子、蜀椒、桂枝，其辛则可以伏蛔，温则可以祛下寒；用大苦大寒之黄连、黄柏，取其苦以下蛔，寒以清上热之功。方中更用人参、当归益气养血，扶助正气。前人云："蛔得甘则动，得酸则静，得苦则下，得辛则伏。"本方酸辛苦甘并投，寒温互用，为清上温下、安蛔止痛之要方。本方寒温互用，具辛开苦降之意，故又治寒热错杂之久利。

第四章　药

正确和灵活地应用药物，是保证和提高临床疗效的前提。本章从药症对应、药机对应、性味配伍、相反相成等方面，总结分析了仲景用药的习惯和规律。

第一节　药 症 对 应

药症对应，指张仲景在《伤寒杂病论》中专门针对某个症状而经常使用的药物，体现了张仲景对症用药的独到经验，是仲景学术中重要的组成部分，具有极大的临床指导意义。虽然从大的角度讲，仲景用某药治疗某症立足的仍然是病机，但专症专药痕迹也是非常明显的。

桂枝：一以平冲降逆，治疗气上冲胸或奔豚气。如苓桂术甘汤、桂枝加桂汤，以及理中丸方后加减云，“若脐上筑者，肾气动也，去术，加桂四两”。一以温通心阳，治疗心悸，如四逆散方后加减云“悸者，加桂枝五分”，以及桂枝甘草汤中的桂枝应用等。

白芍：缓急止痛，治疗腹痛。如仲景在小柴胡汤方后加减中云“腹痛加芍药三两”；在通脉四逆汤的方后加减中云“腹中痛者……加芍药二两”；《金匮要略》防己黄芪汤条文中云“腹痛加芍药”。

葛根：升津舒筋。治疗项背强直。如葛根汤、桂枝加葛根汤。

杏仁：宣利肺气，止咳平喘。治疗咳嗽气喘。如桂枝加厚朴杏子汤、苓甘五味加姜辛半夏杏仁汤，以及小青龙汤后加减云“若喘……加杏仁半升”。

附子：一以温阳散寒止痛，治疗疼痛尤其是寒凝疼痛，如附子汤的温经散寒止痛。一以温补卫阳，治疗卫阳虚的畏寒汗出，如桂枝加附子汤的温补卫阳，以及《金匮要略》越婢汤方后加减云“恶风加附子一枚炮”。一以回阳救逆，如四逆汤类方等。前两者多用炮附子，后者多用生附子。

人参：益气生津止渴。治疗少气口渴欲饮。如白虎加人参汤，以及小柴胡汤方后加减的“若渴，去半夏，加人参合前成四两半”。

麻黄：发汗、宣肺平喘。治疗咳嗽气喘、无汗等症。

半夏：降逆止呕。治疗呕吐。如葛根加半夏汤、小半夏汤等。

石膏：辛凉清热。治疗发热。如白虎汤、大青龙汤、小青龙加石膏汤等。

天花粉：生津止渴。治疗口渴症。如小青龙汤方后加减云，“若渴，去半夏，加栝楼根三两”；小柴胡汤方后加减云，“若渴……加人参合前成四两半，栝楼根四两”。

茯苓：一以健脾利水。治疗小便不利。如五苓散，以及小青龙汤方后加减云“若小便不利……加茯苓四两”，小柴胡汤后加减云“若心下悸，小便不利者……加茯苓四两”，四逆散方后加减云“小便不利者，加茯苓五分”。一以安神定悸，如理中丸方后加减云

“悸者，加茯苓二两”。

炙甘草：健脾益气。治疗气短。如《伤寒论》第76条：“若少气者，栀子甘草汤主之。”以炙甘草益气补虚。

生姜：和胃化饮止呕。治疗呕吐。如《伤寒论》第76条：“若呕者，栀子生姜汤主之。”以生姜止呕。又如在通脉四逆汤的方后加减中云“呕者，加生姜二两”，理中丸方后加减云“呕多者……加生姜三两”。

厚朴：消胀除满。治疗腹部胀满、大便不畅。如厚朴生姜半夏人参汤、栀子厚朴汤、厚朴三物汤等。

旋覆花：理气降逆。治疗胸满、嗳气或呃逆。如旋覆代赭汤、旋覆花汤等。

茵陈：退黄利湿。治疗黄疸。如茵陈蒿汤、茵陈五苓散等。

桔梗：利咽止痛。治疗咽痛。如通脉四逆汤的方后加减中云，“咽痛者，去芍药，加桔梗一两”。

薤白：通阳行滞。治疗泄利下重。如四逆散方后加减云，“泄利下重者，先以水五升，煮薤白三升，煮取三升，去滓……分温再服”。

生甘草：清热解毒利咽。治疗咽痛。如《伤寒论》第311条：“少阴病二三日，咽痛者，可与甘草汤。”

大黄：通下大便。治疗阳明胃热及便秘。如三承气汤、麻子仁丸，以及枳实栀子豉汤方后加减云“若有宿食，内大黄如博棋子五六枚，服之愈”，《金匮要略·痰饮咳嗽病脉证并治》云“若面热如醉，此为胃热上冲熏其面，加大黄以和之”。

苦参：清热化湿。治疗湿热下注，前阴溃烂。如《金匮要略·百合狐惑阴阳毒病脉证治》云，“蚀于下部则咽干，苦参汤洗之”。

雄黄：杀虫解毒燥湿。治疗湿热下注，前阴溃烂。如《金匮要略·百合狐惑阴阳毒病脉证治》云，“蚀于肛者，雄黄熏之”。

文蛤：咸凉润下，生津止渴。治疗口渴。如《金匮要略》云：“渴欲饮水不止者，文蛤散主之。”一味文蛤专以生津止渴。

诃子：涩肠止利固脱。治疗泄泻。

黄连：清热解毒燥湿。治疗皮肤疮疡或浸淫疮等。

鸡屎白：针对湿浊化热伤阴而设，具有利便通淋的作用。

第二节 药机对应

药机对应，指张仲景在用药上针对病机的遣方用药方法。严格意义上讲，仲景的每首方剂都是针对病机而设，但方有合群之优势，药有单用之奥妙。本节主要论述仲景方剂中专门针对病机治疗的某个单味药物或配伍独到的一组药物。

桂枝、白芍：针对营卫不和病机而设，具有解肌调和营卫作用。用于营卫不调所致的自汗出、发热等症。如桂枝汤。

麻黄、桂枝：针对卫闭营郁病机而设，具有发汗解表作用。用于风寒郁闭所致的恶寒无汗、身体疼痛等症。如麻黄汤。

干姜、细辛、五味子：针对水饮内停，肺气失宣而设，具有温肺化饮、止咳喘作用。如小柴胡汤后加减云：“若咳者……加五味子半升、干姜二两。”《伤寒论》第316条真武汤方后加减云：“如咳者，加五味子半升，细辛一两，干姜一两。”四逆散方后加减云：“咳者，加五味子、干姜各五分。”

干姜：针对中阳不足而设，具有温补中阳作用。如《伤寒论》第316条真武汤方后加减云：“若下利……加干姜二两。”理中丸方后加减云，“寒者，加干姜，足前成四两半。”

麻黄、石膏：针对内有郁热而设，具有发越郁阳作用。如麻杏石甘汤、越婢汤、大青龙汤。

黄连：针对热邪下迫肠道而设，具有清热止利作用。如葛根芩连汤、白头翁汤等。

桂枝、炙甘草：针对心阳不足而设，具有温补心阳作用。如桂枝甘草汤、桂枝甘草龙骨牡蛎汤、炙甘草汤等。

龙骨、牡蛎：针对心神不宁而设，具有镇惊安神作用。如桂枝去芍药加蜀漆龙骨牡蛎汤、柴胡加龙骨牡蛎汤等。

芍药、甘草：针对阴虚筋脉失养而设，具有缓急止痛作用。

旋覆花、赭石：针对痰阻气逆而设，具有和胃化痰、行气降逆作用。如旋覆代赭汤。

桂枝：针对膀胱气化不利而见小便不畅而设，具有通阳化气作用。如《伤寒论》第 174 条方后加减云："以大便硬，小便自利，去桂也；以大便不硬，小便不利，当加桂。"

栀子、淡豆豉：针对无形热邪扰神而设，具有清热除烦作用。栀子豉类方均为此用。

猪苓、茯苓、泽泻：针对水饮内停而设，具有利水作用。如五苓散、猪苓汤等。

大黄、芒硝：针对燥屎内结，热邪结滞而设，具有泻热通便作用。如大承气汤。

附子、干姜：针对少阴阳衰而设，具有回阳救逆作用。如四逆汤类方。

附子、白术：针对湿邪在表而设，具有攻逐表湿之邪作用。如《金匮要略》白术附子汤方后注云："一服觉身痹，半日许再服，三服都尽，其人如冒状，勿怪，即是术、附并走皮中，逐水气。"

桔梗、甘草：针对热郁肺咽而设，具有清热解毒、宣肺利咽作用。如桔梗汤治疗少阴客热咽痛和肺痈等。

白术：针对脾虚大便稀溏或大便秘结而设，具有健脾助运作用。如理中丸方后加减云“下多者，还用术”，是治疗脾虚便溏；而《伤寒论》第174条“若其人大便硬，小便自利者，去桂加白术汤主之”，则是治疗脾虚不运的便秘。

芒硝：针对饮阻气结而设，具有软解散结作用，治疗水饮结滞的口渴。如《金匮要略》己椒苈黄丸方后加减云：“渴者加芒硝半两”

黄连：清热解毒燥湿。治疗皮肤疮疡或浸淫疮等。

鸡屎白：针对湿浊化热伤阴而设，具有利便通淋作用。治疗霍乱转筋等。

第三节　性味配伍

中药的性味，即四气五味，是中药性能的重要标志。药性，主要是寒、热、温、凉四种药性，也称为四气。虽有四气之名，因温次于热，凉次于寒，实际上只有寒凉药、温热药二种区别，其间不过程度上有差别而已。五味，就是辛、甘、酸、苦、咸五种味。凡运用中药性味理论概括方药配伍，从而指导临床用药的方法，称为性味配伍法。仲景在著作中已经广泛运用性味配伍，如《伤寒论》中论述太阴病的治则时指出“当温之，宜服四逆辈”和《金匮要略》中说“以温药下之，宜大黄附子汤”都堪称典范。综观大论在性味配伍法方面的运用，大约有辛甘化阳、辛开苦降、辛散酸收、酸甘化阴、酸苦涌泄、甘淡利湿、甘补苦泻，咸寒反佐、寒热并用等法。

一、辛甘化阳

辛有发散、行气、行血的作用，具有“走散”之性。这种作用可以祛除病邪，恢复脏腑的功能，但使用太过，则能损伤人的正气。若配伍甘味药即是“辛甘化合”，辛甘同用则甘能益气，使散不伤正，且甘能缓急，又有延长辛味药的作用。又因辛、甘味在属性上均属阳，故辛甘化合尤能化生阳气。如心阳虚心悸证，心阳不足，空虚无主，而见心悸不宁，治宜桂枝甘草汤。该方桂枝辛温，入心而通阳；甘草甘平益气，辛甘合化，阳气乃生，心阳得复，悸动自安。方中桂枝用量两倍于甘草，更侧重于温通心阳。该方即辛甘化阳的典型配伍。

二、辛开苦降

辛属阳，苦属阴。辛能散，苦能泄（降）。以辛温之半夏、干姜等与苦寒之黄连、黄芩等配伍，一般称为“辛开苦降（泄）”法。用于治疗脾胃不和、寒热错杂、升降失常所致心下痞、呕吐、下利、肠鸣等症。用苦味通降、辛味宣开作用，达到宣畅气机，开通痞塞，运化中焦的目的。半夏、生姜、甘草三泻心汤是其代表方。

三、辛散酸收

辛散、酸收，其作用是相反的，但相辅相成，达到散中有收、收中有散的目的，从而更好地发挥药物的作用。

辛与酸的配伍，大致可分三种情况：其一是以辛为主，佐以酸味药。如小青龙汤治疗外寒内饮之证，方中麻黄、桂枝辛温发散外邪，再加细辛、干姜、半夏之大辛大温，散寒温肺，燥湿化痰，全方辛散之力较强，故配芍药之酸以防麻黄、桂枝的发散太过，再配五味子之酸收，以敛肺止咳，共为散中有收之剂，可防止肺气耗散和过汗之弊。其二是以酸为主，配以辛味。如桃花汤治疗下焦不固、便脓血之证，方中以赤石脂（原剂量为一斤）之酸以涩肠止泻固脱为主药，配以干姜（原剂量为一两）辛温温中散寒，其酸涩与辛散相配之义，正如《成方切用》所说："非固脱如石脂不可，且石性最沉，味涩易滞，故稍用干姜之辛散佐之。"其三为辛酸并调。辛味药与酸味药并重，如桂枝汤，其主药以桂枝之辛，配芍药之酸来调和营卫，治疗太阳表虚证。二药同用，一散一收，使桂枝辛散而不伤阴，芍药酸收而不碍邪，是于解表发汗中寓敛汗养阴之意，和营之中有调卫散邪作用。但剂量上，二药必须相等，若有偏重偏轻，则失去调和营卫的作用。

四、酸甘化阴

酸能收、能敛，甘能补、能和、能缓，酸甘同用可以化阴。其代表方为芍药甘草汤，主治筋脉失养的脚挛急。方中芍药之酸，养营和血；甘草之甘，补中缓急；二药合用，酸甘化阴，阴复而筋得所养则脚挛急自解。

五、酸苦涌泄

《内经》有"酸苦涌泄为阴"之说，体现这一原则的代表方为瓜蒂散。该方主治胸膈痰实证和痰厥证。方中瓜蒂味极苦，性升而催吐，赤小豆味酸苦而泄，两药配合，有酸苦涌泄作用；更配淡豆豉取其升散之性，宣解胸中气滞，助瓜蒂、赤小豆以催吐。三药合用，共成涌吐痰涎、宿食的方剂。

六、甘淡利湿

甘可入脾运湿，淡可渗湿利水，甘淡利湿药能使湿邪有去路，从小便而出。其代表方为五苓散。该方主治太阳蓄水证，其以发热，烦渴，小便不利为主症。方中猪苓、茯苓、泽泻均属淡渗之品，有导水下行、通行小便作用；更配白术甘淡渗湿，化气行水；佐以桂枝通阳温经，以利气化；使膀胱津液得以通调，外则输津于皮毛，内则通行于上下，自然小便利，口渴除。五药合用，共为甘淡利湿之剂。

七、甘补苦泻

苦能泄、能降，甘能补、能缓。甘补苦泻的配合可奏下不伤正，补不助邪作用。其代表方为大黄甘草汤。该方主治胃肠实热，大便秘结所引起的呕吐。方中大黄之苦，直泻胃肠实热，使热去则胃气得和，呕吐自止。伍以甘草之甘，既可使大黄泻不伤胃，且可延缓大黄之性而留连于胃中，令热去而胃气恢复和降作用。

八、咸寒反佐

在大队热药中佐以咸寒药称为咸寒反佐，是病情严重，疾病的现象与本质不一致的时候采用的一种反治法，即所谓"甚者从之""从者反治"的原则。其代表方为白通加猪胆汁汤。主治下利不止，厥逆无脉，干呕，心烦的少阴阴盛戴阳证。方用白通汤（葱白、干姜、附子）大辛大热，破阴回阳，通达上下，加人尿、猪胆汁的咸寒苦降，引阳入阴，使热药不致被阴寒所格拒，更好地发挥回阳救逆的作用。

第四节 相反相成

相反相成是中医遣方用药过程中重要的药物配伍方法之一，即取性味相反、功效不同的两类药物并用，以相反之用而达相成之效，临床常用于治疗病因纷繁、病机复杂的疾病。在《伤寒杂病论》的方剂中，相反相成配伍方法已得到了淋漓尽致的运用，主要包括寒热并用、升降相因、补泻兼施、敛散结合、刚柔相济等几方面。

一、寒热并用

寒凉药物与温热药物并用称之为寒热并用，常用于治疗寒热两种病机属性兼见的疾病。有人统计《伤寒论》中方剂的寒热配伍，发现在 113 首方剂中就有 57 首。全书 88 味药物有寒热配伍关系者 47 味，可见仲景寒热药物并用之频繁。就仲景学术中寒热并用所适应的具体病证而言，包括表寒里热证（如大青龙汤、厚朴七物汤）、上热下寒证（如黄连汤、栀子干姜汤、麻黄升麻汤、干姜黄芩黄连人参汤）、寒热错杂证（如半夏、生姜、甘草三泻心汤，乌梅丸）、饮热互杂证（如小青龙加石膏汤）、阳虚夹热证（如附子泻心汤）、寒湿郁久化热证（如桂枝芍药知母汤）等。在真寒假热证中，也会在使用温热药物的基础上，少佐寒冷之品，如白通加猪胆汁汤。

寒热并用必须根据寒热所在部位及临床特点不同而恰当选药，决非无条件地将寒热药物无序杂投。如同是上热，但热在胸膈，以心烦懊恼为主者，仲景则多用栀子；热在胃脘，以烦热呕吐为主者，则多用黄连；热在肺部，症见“喉咽不利，唾脓血”者（《伤寒论》第 357 条），则用石膏、知母、黄芩；若“消渴，气上撞心，心中疼热”（《伤寒论》第 326 条），则用乌梅配黄连。而同是下寒，若大下之后中阳骤伤，干姜即可；若素体脾虚“本自寒下”（《伤寒论》第 359 条），则需伍以人参；若下寒较甚，则又要加用附子、细辛、蜀椒、桂枝等温热之品。

寒热并用还必须根据体质的不同、寒热病性的偏颇，注意寒热药物用量和药味的多寡。或以温热为主兼以寒凉(如大黄附子汤、黄土汤),或以寒凉为先兼以温热(干姜黄芩黄连人参汤)。这正是寒热药物有机配伍发挥作用的奥妙所在。

将寒热迥别的两类药物熔为一炉,是否会出现药性抵触甚至降低整个方剂的治疗效果?答案是否定的。首先,与自然界中的寒热相比,中医学中的寒热只是一个形而上的东西,只是借用了自然界中的寒热概念,将临床上两种不同的症状或药物的两种不同作用概括为寒热两类,显然这与我们人体能够感知的自然界的寒热温凉截然不同。作为客观实在的自然界中的寒热可以相互抵消,但作为抽象而概念化了的中医学中的寒热却不存在抵消的条件。其次,根据中医学理论,药有寒热之性,人有寒热之病,根据"寒者热之,热者寒之"的治病用药原则,用热治寒,以寒疗热,相机遣药,药性虽反,却各行其道,并行而不悖。第三,中医学治疗疾病强调"有是证便用是药",既然寒热不同病机存于一体,又表现出寒热两种不同的证候,则需用热寒不同的药物以解决之。这些药物发挥作用,无非是寒凉药清解热所在之部位,温热药温暖寒所处之器官罢了。正因为如此,才能使寒热之药有机相伍,发挥疗病愈疾之效。

二、升降相因

气机的升和降是一对矛盾的统一体。无升则无以降,无降则无以升。升不能独升,升以降为基;降不可独降,降以升为用。正常的升为降提供了空间,正常的降为升提供了保障。升降相因,气机得以正常斡旋,以维持人体的生理功能。否则,升浮不能,则沉降之路壅塞;沉降乖戾,则升浮之门关闭。气机升降失序,疾病生焉。所以仲景在遣方用药中非常重视气机的升降调节,每于降逆方中配入升提之药，或于升提剂中伍入降逆之品。《伤寒论》里的四逆散为治疗气滞阳郁厥逆之方，方中除使用柴胡升发阳气、疏肝解郁外，更用枳实下气破结。柴胡、枳实相伍，一升一降，协调气机之升降，俾逆降陷升，郁遏之气得舒，则疾病自愈。大柴胡汤为治疗少阳阳明同病之方，其中使用柴胡之升，枳实、大黄之降，升降结合，以利病愈。旋覆代赭汤为治疗胃虚痰阻的痰气痞而设，方中用理气化痰以降浊的旋覆花、赭石、半夏、生姜，用健脾养胃升清的人参、炙甘草、大枣，诸药相和，降中有升，升中有降，升降相因，使清升浊降，气机调畅，则诸症悉除。吴茱萸汤为治疗寒邪犯胃，浊阴上逆之方，方中以吴茱萸降肝胃之寒逆，又用人参、大枣补脾益气以升清阳，加生姜以散中寒。如此配伍，使阴寒去，中焦补，浊逆平，升降复，则诸症自除。《金匮要略》里的枳术汤，一以白术健运脾气以升清，一以枳实通降胃腑而泄浊，一升一降，使升降复常，纳运协调，则疾病自消。后世李东垣常常使用柴胡、天麻、羌活、防风等配合枳实、厚朴、泽泻、茯苓、黄连、黄柏，升清阳而鼓舞胃气上行，除湿邪而降泄浊气，理气机而消除阴火，终使升降得宜而恢复机体健康。李东垣开甘温除热之先河，实为对仲景学术的继承和发展。

三、补泻兼施

疾病在发生发展过程中虚实互见、正虚邪实之证俱多，此时单纯祛邪或扶正都不利于疾病的痊愈，应当采用补泻兼施之法。在仲景学术中体现补泻兼施方法的主要包括以下三个方面。

（一）攻补同用

《伤寒论》第 66 条："发汗后，腹胀满者，厚朴生姜半夏甘草人参汤主之。"该证乃发汗过多损伤脾阳，气滞于腹所致。脾司运化转输而主大腹，脾阳不足，运化无力，气机失于正常输化，滞于腹中则腹胀满。本证以气滞腹胀为主，脾虚次之，故仲景用厚朴、半夏行气宽中除满，而用人参、生姜、甘草健脾温运以补中。方中攻补之法兼施，补泻法则有度。再如十枣汤，本为峻下逐水之剂，以芫花、甘遂、大戟峻泻逐水，但方中特加大枣以摄持胃津，并减缓芫花、甘遂、大戟之毒性，攻中寓补，使邪去而正不伤，始终为患者留一分生机。柯琴在《伤寒附翼》中谓："邪之所凑，其气已虚，而毒药攻邪，脾胃必弱，使无健脾胃之品主宰其间，邪气尽而元气亦随之尽，故选枣……预培脾土之虚，且制水势之横，又和诸药之毒，既不使邪气之盛不制，又不使元气之虚而不支，此仲景立法之尽善也。"《金匮要略·疟病脉证并治》篇治疗疟母的鳖甲煎丸，在大量祛邪之品(活血化瘀、软坚消瘕、理气消痰)如鳖甲、赤硝、大黄、蜣螂、鼠妇、葶苈子、半夏基础上，配以扶正的人参、阿胶，攻补兼施，相得益彰，更为攻补兼施之典范。另外诚如徐灵胎在《伤寒论类方》中所说："若纯用补，则邪气益固，纯用攻，则正气随脱，此病未愈，彼病益深，古方所以攻补同用之法。"

（二）清补同用

《伤寒论》第 26 条："服桂枝汤，大汗出后，大烦渴不解，脉洪大者，白虎加人参汤主之。"该方证所治为阳明热盛，气津两伤。如单纯清热，则正不足而不利祛邪，甚至导致气津更损；如单纯益气生津，则又有碍邪留寇之弊。故仲景选清补兼施之法，以白虎汤辛寒清热以祛邪，伍人参益气生津而扶正。《伤寒论》第 305 条："少阴病，得之二三日以上，心中烦，不得卧，黄连阿胶汤主之。"此为少阴病阴虚阳亢之证，所治黄连阿胶汤方中以黄连、黄芩清心火而除烦热，阿胶、鸡子黄滋肾水而扶正。第 76 条："若少气者，栀子甘草豉汤主之。"为热扰胸膈兼少气之证，仲景用栀子与豆豉清宣郁热而除烦,配炙甘草益气和中以补虚,清中寓补,补中寓清,清补和合,使邪去而正安。第319条:“少阴病,下利六七日,咳而呕渴,心烦,不得眠者,猪苓汤主之。”为阴虚水热互结之证,方中以茯苓、猪苓、滑石以清热利水,伍阿胶滋阴润燥而补阴之不足。

(三)通补同用

《伤寒论》第247条中的麻子仁丸,专治胃肠燥热、脾津不足之脾约证。方中重用麻子仁滋脾润肠,与白芍、蜜相配,益阴润燥,以补肠道阴液之不足。而以大黄、枳壳、厚朴泻热导滞,实以通结滞胃肠之实热。全方通补并用,使腑气通顺,津液得充,燥屎得下,下而不伤其正。再如《伤寒论》第351条中的当归四逆汤,专为血虚寒凝厥逆而设,方中既以当归、白芍补血和营,又用细辛温通血脉,亦为通补并用之法。

此外,扶正解表之方如桂枝加附子汤、桂枝新加汤、麻黄细辛附子汤、麻黄附子甘草汤,和解之剂如小柴胡汤,温中解表之桂枝人参汤等方剂,也均为攻补兼施之法的具体体现。

四、敛散结合

敛散结合是指将具有疏散和收敛截然不同功能的两种药物配伍应用,一方面发散病邪,一方面收敛正气,以达祛邪不伤正、敛正不留邪目的的一种药物配伍方法。在仲景学术中,敛散结合配伍用药方法比比皆是。桂枝汤有调和营卫的作用,被后世称为“众方之祖”。本方就是敛散结合配伍的典型代表方。营主内守而属阴,卫主卫外而属阳,营行脉中而卫行脉外,营卫二气相互依存,互根为用,协调运营,不失常度,从而发挥其正常的生理作用。若营卫失调,协调失度,则疾病由生。若治疗营卫失调,就必须营卫并调。方中桂枝辛温发散,温经通脉,通阳化气,长于助阳扶卫以散邪;芍药酸寒，敛阴和血，长于养血和营而敛阴。桂枝虽辛散得芍药则无伤阴之害，芍药虽收敛得桂枝而无留邪之弊。桂枝、芍药相配，敛散结合，助卫散邪而不伤营阴，和营敛阴而不敛邪气，相反相成，相得益彰，发挥调和营卫之效。恰如《医宗金鉴》所谓："桂枝君芍药，是于发汗中寓敛汗之旨；芍药臣桂枝，是于和营中寓调卫作用。"再如射干麻黄汤、小青龙汤、厚朴麻黄汤、苓甘五味姜辛汤等类方，皆以辛散之细辛、干姜与酸敛的五味子相伍。干姜、细辛配五味子，干姜、细辛温肺化饮，五味子敛肺止咳，合而用之，既可除痰饮之因，又可治喘咳之证；且干姜、细辛配五味子，一散一收，散不伤正，收不留邪，是互纠偏弊。恰如张锡纯所说："肺脏具有阖辟之机，治肺之药，过于散则有碍于阖，过于敛则有碍于辟。"故三药合用，散中有收，开中有合，敛散结合，标本兼顾，故对寒饮咳喘取效甚捷。而对于病久体虚，正虚邪恋的表证，或正虚而感外邪者，仲景常用麻黄、桂枝等发散之品，配以人参、附子等药，一能疏散表邪，一可扶助正气，方如桂枝如附子汤、桂枝人参汤、麻黄附子细辛汤、竹叶汤等，也均寓有敛散结合用药之义。

五、刚柔相济

刚柔相济的药物配伍方法具有两方面的含义，一是指温阳药与补阴药合用，如附子配芍药。真武汤为少阴阳虚水泛之证而设，方中附子辛热燥烈，为纯阳之品，功专温阳；芍药酸寒阴柔，为滋腻之物，擅于养阴。两者相伍，有扶阳益阴之效。且阴阳有互根之用，孤阴不生，独阳不长。阳虚之人要顾及其阴损之变，阴伤之体需提防其耗阳之虞。故补阳之时，如一味温燥，过于辛热，纯阳无阴，恐致其阳未复而阴已竭；以附子与芍药合用，则可达扶阳不耗阴，益阴不损阳，阳复阴固之效。附子汤中的附子与芍药配伍运用,其意与上同。正如陈亦人教授在《伤寒论译释》中所谓:“一派刚燥之药中,伍以芍药,不但可收刚柔相济之效,而且可以引阳药入阴散寒。”二是指辛香苦燥之药与阴柔滋润之品配伍,如半夏配麦冬,苦参伍当归等。麦门冬汤主治阴虚喘嗽,方中以大量麦冬润肺养胃,以复肺胃之阴;用少许半夏燥湿化痰,以降其逆。两药相合,则半夏能防麦冬滋腻助邪之弊,麦冬可抑半夏温燥之性。当归贝母苦参丸主治妊娠血虚热郁小便难之证,方中用温润之当归益阴血而补虚,取苦燥之苦参除湿热以去邪。刚柔相济,润燥并举,使血虚复,湿热除,诸症自瘥。

综上所述,仲景使用相反相成药物配伍方法有其使用的规律和立论的依据:一是病性相左,病机复杂,相互矛盾的致病因素或病机同时存在于机体,这是相反相成法应用的立论依据之一。由于并存的两种或两种以上因素常相互影响,使病情表现得错综复杂,单纯针对某一方面进行治疗,不足以祛除病邪,恢复正气,则应相反相成,同时治疗。二是由于体质的差异,或素体阳虚,或素来阴亏,或素有宿食停痰,或禀赋脾胃不足。感邪之后,在疾病的发展过程中就呈现出不同的反应,表现出不同的病机,这就决定了临证立法必须针对不同情况分别予以治疗。三是中药所具有的独特性味功用所决定。中药四气有寒热温凉之别,“以寒治热,以热治寒”是中医基本的用药原则,寒热并用配伍方法就是据药物的四气而来。五味有酸苦甘辛咸之分,辛能散,甘能补,酸能收,苦能泻、能燥,咸能软坚、能下。药之味多与药之性合参,共同反映了药物的作用和性能。敛散结合配伍方法的就是据药物性味而来。中药存升降浮沉之性,并有不同归经之别。升降浮沉反映的是药物的作用趋向,而气机升降出入是人体生命活动的基础,气机升降出入正常则人体健康无病,反之疾病丛生。临床治病就是要使用药物调节病体乖逆之气机,使降者升,逆者降,以恢复升降之常度。所以仲景升降相因立论之基础在于药物升降浮沉作用能。可以说,相反相成法就是根据病机和药性的特点,有目的、有选择地将药性或作用相反的药物配合应用,所选两类相反药物的疗效并不会受对方的干扰或破坏。而相成效果的取得,又往往依赖相反药物的制约和协同作用,最终取得良好的治疗效果。如升降相因针对气机升降出入特性而采用,敛散并用为了达到散不伤正、敛不留邪目的而应用,刚柔相济是为了防止过燥伤阴而配伍,寒热并用是为了祛除相应的热寒之病邪,补泻兼施则为得到最好的扶正祛邪效果而设。